生物材料科学与工程丛书

王迎军　总主编

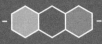

生物医用心血管材料及器械

王云兵　著

科学出版社

北　京

内 容 简 介

本书为"生物材料科学与工程丛书"之一。心血管疾病是一种严重威胁人类健康的疾病，具有高患病率、高致残率和高死亡率的特点，即使应用目前最先进、完善的治疗手段，全世界每年死于心血管疾病的人数仍居各种死因首位。在众多治疗手段中，血管支架和瓣膜植入术均为临床普遍开展的治疗手段之一。经过数十年的发展，已经设计和制备了各种材料和类型的血管支架和瓣膜及产品，并对其进行了大量的实验研究和临床评价，发展出一大批支架和瓣膜相关材料及产品的基础理论研究成果和实践应用关键技术。研究心血管材料和器械的制备技术及其生物相容性、血液相容性、力学性能、生物可吸收性等性能，具有非常重要的研究意义和临床价值。

本书以此为背景，在分类介绍各类心血管支架和瓣膜材料及器械的研究进展的基础上，概述当前存在的问题与面临的挑战，展望该领域的未来发展前沿，为后续科研工作者进行系统性的学习和研究提供有学术价值的资料。

图书在版编目（CIP）数据

生物医用心血管材料及器械/王云兵著. —北京：科学出版社，2022.2

（生物材料科学与工程丛书/王迎军总主编）

国家出版基金项目

ISBN 978-7-03-071441-1

Ⅰ. 生… Ⅱ. ①王… Ⅲ. ①心脏血管疾病—生物材料—医用高分子材料 Ⅳ. ①R318.08

中国版本图书馆 CIP 数据核字（2022）第 025545 号

丛书策划：翁靖一

责任编辑：翁靖一 宁 倩/责任校对：杜子昂
责任印制：吴兆东/封面设计：东方人华

科 学 出 版 社 出版

北京东黄城根北街 16 号
邮政编码：100717
http://www.sciencep.com

北京建宏印刷有限公司 印刷

科学出版社发行 各地新华书店经销

*

2022 年 2 月第 一 版 开本：B5（720 × 1000）
2023 年 6 月第二次印刷 印张：17 1/2
字数：326 000

定价：168.00 元

（如有印装质量问题，我社负责调换）

总　序

生物材料科学与工程是与人类大健康息息相关的学科领域，随着社会发展和人们对健康水平要求的不断提高，作为整个医疗器械行业基础的生物材料，愈来愈受到各国政府、科学界、产业界的高度关注。

生物材料及其制品在临床上的应用不仅显著降低了心血管疾病、重大创伤等的死亡率，也大大改善了人类的健康状况和生活质量。因此，以医治疾病、增进健康、提高生命质量、造福人类为宗旨的生物材料也是各国竞争的热点领域之一。我国政府高度重视生物材料发展，制定了一系列生物材料发展战略规划。2017 年科技部印发的《"十三五"医疗器械科技创新专项规划》将生物材料领域列为国家前沿和颠覆性技术重点发展方向之一，并将骨科修复与植入材料及器械、口腔种植修复材料与系统、新型心脑血管植介入器械及神经修复与再生材料列为重大产品研发重点发展方向，要求重点开展生物材料的细胞组织相互作用机制、不同尺度特别是纳米尺度与不同物理因子的生物学效应等基础研究，加快发展生物医用材料表面改性、生物医用材料基因组学、植入材料及组织工程支架的个性化 3D 打印等新技术，促进生物材料的临床应用，并从国家政策层面和各种形式的经费投入为生物材料的大力发展保驾护航。

生物材料的发展经历了从二十世纪的传统生物材料到基于细胞和分子水平的新型生物材料，以及即将突破的如生物 3D 打印、材料基因组等关键技术的新一代生物材料，其科学内容、研究范围和应用效果都发生了很大的变化。在科技快速迭代的今天，生物材料领域现有的重要专著，已经很难满足我国生物材料科学与工程领域科研工作者、教师、医生、学生和企业家的最新需求。因此，对生物材料科学与工程这一国际重点关注领域的科学基础、研究进展、最新技术、行业发展以及未来展望等进行系统而全面地梳理、总结和思考，形成完整的知识体系，对了解我国生物材料从基础到应用发展的全貌，推动我国生物材料研究与医疗器械行业发展，促进其在生命健康领域的应用，都具有重要的指导意义和社会价值。

为此，我接受科学出版社的邀请，组织活跃在科研第一线的生物材料领域刘昌胜、陈学思、顾宁等院士，教育部"长江学者"特聘教授、国家杰出青年科学基金获得者等近四十位优秀科学家撰写了这套"生物材料科学与工程丛书"。丛书内容涵盖了纳米生物材料、可降解医用高分子材料、自适应性生物材料、生物医用金属材料、生物医用高分子材料、生物材料三维打印技术及应用、生物材料表界面与表面改性、生物医用材料力学、生物医用仿生材料、生物活性玻璃、生物材料的生物相容性、基于生物材料的药物递送系统、海洋生物材料、细菌纤维素生物材料、生物医学材料评价方法与技术、生物材料的生物适配性、生物医用陶瓷、生物医用心血管材料及器械等生物材料科学与工程的主要发展方向。

本套丛书具有原创性强、涵盖面广、实用性突出等特点，希望不仅能全面、新颖地反映出该领域研究的主流和发展趋势，还能为生物科学、材料科学、医学、生物医学工程等多学科交叉领域的广大科技工作者、教育工作者、学生、企业家及政府部门提供权威、宝贵的参考资料，引领对此领域感兴趣的广大读者对生物材料发展前沿进行深入学习和研究，实现科技成果的推广与普及，也为推动学科发展、促进产学研融合发挥桥梁作用。

在本套丛书付梓之际，我衷心感谢参与撰写、编审工作的各位科学家和行业专家。感谢参与丛书组织联系的工作人员，并诚挚感谢科学出版社各级领导和编辑为这套丛书的策划和出版所做出的一切努力。

中国工程院院士
亚太材料科学院院士
华南理工大学教授

◆◆ 前 言 ◆◆

　　随着社会老龄化和人们生活方式的改变，心血管疾病已成为人类的"第一杀手"，全球每年超过 1500 万人死于该病。在我国，每年新增的心血管疾病患者数量超过 1000 万人，其中超过 400 万人最终需要手术治疗。如何有效预防和治疗心血管疾病已成为全球医疗行业所面临的重大问题之一。基于生物医用材料的蓬勃发展，越来越多以血管支架和心脏瓣膜为核心代表的心血管材料及器械得到了广泛的使用和推广，并发展出一大批支架和瓣膜相关材料及产品的基础理论研究成果和实践应用关键技术。基于此，本书详细总结了当前国内外，特别是本书著者带领的课题组在该领域的研究进展，并在书末展望了该领域的未来发展前沿，供使用者学习、阅读和参考。

　　心血管生物医用材料的发展离不开多学科交叉研究和创新，涉及生物学、医学、材料学、工程学、药学、物理学和化学等。这本专门针对心血管生物医用材料及器械的综述型论著，既有概念科普型的讲解，也有行业专业学术型的剖析，基本囊括了该领域各项专业知识和代表性技术，不仅适用于本科生和研究生使用，也适合从事相关领域工作的科研院所的研究工作者、企业工程师、投资分析师等作为工作中的参考资料。本书的另一大特色在于，在编写整理过程中一直秉承医工结合的理念，既可以使材料学、工程学、化学等非医学专业的人员对临床的基础知识有系统的了解，又便于医学专业的本科生、研究生以及临床研究工作者对材料、工程和化学等领域进行结合性的参考和学习，从而使大家能够在平时的学习和实践中，有针对性地利用有关知识，解决研究开发、生产加工和临床应用中的未解难题，并促使未来的研究更加贴合临床实际需求，促进国内心血管材料及器械产品的创新。

　　本书整体上分为心脏瓣膜和心血管支架两大部分。其中，第一篇具体又分心脏瓣膜概论、介入生物瓣膜、合成高分子瓣膜、组织工程瓣膜、未来发展方向等五章进行论述；第二篇具体按心血管支架概述、非降解金属基心血管支架、生物可吸收心血管支架、心血管支架表面涂层及表面改性技术、功能性心血管支架设计前沿研究、心血管支架发展的方向与挑战等六个章节进行详细描述。

本书由王云兵负责框架的设定、章节的撰写及统稿和审校。在此特别感谢本课题组杨立、郭高阳、罗日方、李高参、胡雪丰、张婕妤、雷洋、余泓池、张博、李林华、兰小蓉、张皓、潘军强、廖延标、尹岸林老师一道为本书的顺利出版所做出的贡献。

限于时间和精力，书中不妥之处在所难免，恳请各位同行专家以及使用本书的广大师生和其他读者批评指正。最后希望本书能够推动科学普及、丰富和拓展所有心血管领域的研究者和工作者的专业认知，为心血管领域医疗器械的发展和心血管疾病治疗手段的创新发展做出一定的贡献。

国家生物医学材料工程技术研究中心主任

中国生物材料学会副理事长

四川大学生物医学工程学院院长

◆◆◆ 目　　录 ◆◆◆

- -

总序
前言

第一篇　心脏瓣膜研究进展及前沿

第1章　心脏瓣膜概论 ·· 3

1.1　心脏瓣膜的功能和结构 ·· 3

1.1.1　心脏瓣膜与血液循环系统 ·································· 3

1.1.2　心脏瓣膜的结构和组成 ···································· 5

1.1.3　心脏瓣膜病简介 ··· 10

1.1.4　心脏瓣膜病的治疗 ······································· 12

1.2　人工心脏瓣膜置换手术方式 ···································· 12

1.2.1　开胸手术置换 ··· 13

1.2.2　介入手术置换 ··· 13

1.3　人工心脏瓣膜种类介绍 ··· 13

1.3.1　机械瓣膜 ··· 14

1.3.2　生物瓣膜 ··· 18

1.3.3　合成高分子瓣膜 ··· 23

1.3.4　组织工程瓣膜 ··· 23

参考文献 ·· 24

第2章　介入生物瓣膜 ·· 27

2.1　介入生物瓣膜的优势和应用前景 ································ 27

2.2　介入生物瓣膜材料失效的机理 ·································· 27

2.2.1　钙化 ··· 27

2.2.2　内皮化困难 ··· 28

  　　2.2.3　血栓原性 ·· 29

  　　2.2.4　结构性退化 ·· 29

  2.3　介入生物瓣膜材料的改性方法与原理 ·············· 29

  　　2.3.1　本体改性 ··· 30

  　　2.3.2　表面修饰 ··· 31

  2.4　介入生物瓣膜材料的测试评价方法 ················· 31

  　　2.4.1　材料结构表征 ······································· 31

  　　2.4.2　生物瓣膜钙化性能表征 ··························· 31

  　　2.4.3　生物瓣膜血栓原性表征 ··························· 32

  　　2.4.4　生物瓣膜内皮化性能表征 ························ 32

  　　2.4.5　生物瓣膜组分稳定性表征 ························ 32

  　　2.4.6　生物瓣膜免疫反应表征 ··························· 33

  　　2.4.7　生物瓣膜力学性能表征 ··························· 33

  　　2.4.8　相关评价标准 ······································· 33

  2.5　介入生物瓣膜的前沿研究方向 ······················ 33

  　　2.5.1　可预装干燥瓣膜研究 ····························· 33

  　　2.5.2　抗钙化研究 ··· 35

  　　2.5.3　抗凝血研究 ··· 38

  　　2.5.4　促内皮化研究 ·· 39

  　　2.5.5　低免疫原性改性研究 ······························ 39

  　　2.5.6　防瓣周漏研究 ·· 40

  参考文献 ··· 40

  第3章　合成高分子瓣膜 ·· 45

  3.1　合成高分子瓣膜的发展需求 ························· 45

  3.2　合成高分子瓣膜的材料类别 ························· 45

  　　3.2.1　聚硅氧烷 ··· 46

  　　3.2.2　聚四氟乙烯及膨体聚四氟乙烯 ················· 46

  　　3.2.3　聚氨酯 ·· 47

  　　3.2.4　其他类型聚合物 ····································· 47

  3.3　经导管微创介入高分子瓣膜 ························· 48

  3.4　未来发展总结、展望与挑战 ························· 50

  参考文献 ··· 50

  第4章　组织工程瓣膜 ·· 53

4.1　脱细胞组织工程瓣膜 ···53

4.1.1　组织工程瓣膜的定义和种类 ··53

4.1.2　脱细胞心脏瓣膜 ···54

4.1.3　组织工程心脏瓣膜的再细胞化 ····································58

4.1.4　组织工程瓣膜的挑战 ···69

4.2　可降解合成材料组织工程瓣膜 ··70

4.2.1　用于制备可吸收瓣膜的可降解合成弹性体 ·················72

4.2.2　基于可降解合成弹性体的可吸收瓣膜支架的结构 ·········75

4.2.3　调节基于可降解合成弹性体支架的可吸收瓣膜的力学性能 ·······77

4.3　组织工程瓣膜面临的挑战 ··80

4.3.1　与患者相关的挑战 ··81

4.3.2　与细胞生物学相关的挑战 ···81

4.3.3　与细胞生物力学相关的挑战 ··82

4.3.4　与组织诱导相关的挑战 ··83

4.3.5　与瓣膜支架相关的挑战 ··83

4.3.6　组织再生建模的挑战 ···84

4.3.7　结论 ···84

参考文献 ···85

第5章　未来发展方向 ··90

第二篇　心血管支架研究进展及前沿

第6章　心血管支架概述 ···95

6.1　动脉粥样硬化 ··95

6.1.1　动脉粥样硬化的形成 ···95

6.1.2　动脉粥样硬化的危险因素 ···97

6.1.3　动脉粥样硬化的发病机制 ···98

6.1.4　动脉粥样硬化常见发病部位 ··99

6.1.5　冠状动脉粥样硬化性心脏病的治疗 ······························100

6.2　心血管支架的发展历程 ···100

6.2.1　经皮冠状动脉腔内成形术 ···100

6.2.2　金属裸支架 ··101

6.2.3　药物洗脱支架 ···101

6.2.4　生物可吸收支架 ··102

6.3 小结 ·· 103

参考文献 ·· 103

第7章 非降解金属基心血管支架 ·· 106

7.1 金属裸支架 ·· 107

7.1.1 金属支架的力学性能需求 ······································ 107

7.1.2 金属支架材料的性能要求 ······································ 107

7.1.3 支架设计的有限元分析 ·· 108

7.1.4 金属裸支架小结 ·· 111

7.2 药物洗脱支架 ·· 112

7.2.1 药物洗脱支架应用背景 ·· 112

7.2.2 药物洗脱支架材料选择、涂层及药物选择 ···················· 116

7.2.3 药物洗脱支架与金属裸支架临床应用比较 ···················· 120

7.2.4 药物洗脱支架小结 ·· 122

参考文献 ·· 123

第8章 生物可吸收心血管支架 ·· 127

8.1 生物可吸收支架的应用背景 ·· 127

8.2 生物可吸收聚合物支架 ·· 128

8.2.1 全降解聚合物支架的设计原则与阶段功能 ···················· 129

8.2.2 生物可吸收聚合物支架制备加工技术、种类及优缺点 ·········· 130

8.2.3 基于聚乳酸系列材料的血管支架 ······························ 134

8.2.4 其他生物可吸收聚合物支架 ·································· 140

8.2.5 3D打印生物可吸收血管支架 ·································· 141

8.2.6 生物可吸收聚合物支架目前存在的问题 ······················ 143

8.2.7 聚合物支架发展的难点及未来 ································ 145

8.3 生物可吸收金属支架 ·· 145

8.3.1 生物可吸收金属支架发展背景 ································ 145

8.3.2 生物可吸收金属支架设计准则 ································ 146

8.3.3 镁基生物可吸收金属支架：性能、生物安全性及临床试验结果 ········ 147

8.3.4 铁基生物可吸收金属支架：性能及动物实验结果 ·············· 158

8.3.5 锌基生物可吸收金属支架 ···································· 163

8.3.6 生物可吸收金属支架的挑战和机遇 ···························· 169

参考文献 ··· 169

第9章　心血管支架表面涂层及表面改性技术 ································· 178

9.1　血管支架表面改性 ·· 178

9.1.1　血管支架表面改性的重要性 ······························· 178

9.1.2　基于化学接枝方法的支架表面改性 ························· 179

9.1.3　层层自组装方法支架表面改性 ····························· 185

9.1.4　溶胶-凝胶法支架表面改性 ································· 186

9.1.5　化学气相沉积法支架表面改性 ····························· 187

9.1.6　等离子体浸没离子注入支架表面改性 ······················· 188

9.1.7　等离子体处理支架表面改性 ······························· 190

9.2　支架涂层的稳定性及测试方法 ····································· 193

9.2.1　静态测试 ··· 193

9.2.2　动态测试 ··· 195

9.2.3　黏附测试 ··· 196

9.2.4　涂层降解及药物释放测试 ································· 196

9.2.5　内皮细胞稳定性测试 ····································· 197

9.2.6　展望 ··· 197

参考文献 ··· 198

第10章　功能性心血管支架设计前沿研究 ······························· 205

10.1　血管支架表面功能化修饰技术概述 ····························· 205

10.2　多肽或抗体修饰的血管支架 ··································· 207

10.2.1　多肽仿生涂层血管支架 ································· 208

10.2.2　抗体修饰血管支架 ····································· 211

10.2.3　展望 ··· 218

10.3　仿生内皮的血管支架涂层设计 ································· 218

10.3.1　内皮、血栓形成和炎症反应 ····························· 219

10.3.2　血管内皮祖细胞 ······································· 219

10.3.3　血管内皮祖细胞的捕获 ································· 221

10.3.4　展望 ··· 227

10.4　一氧化氮释放型血管支架 ····································· 228

10.4.1　一氧化氮 ··· 228

10.4.2 一氧化氮与血管功能 ·································· 229

10.4.3 局部一氧化氮释放 ·································· 229

10.4.4 一氧化氮供体支架临床表现 ·································· 231

10.4.5 展望 ·································· 232

10.5 基因洗脱血管支架 ·································· 232

10.5.1 基因治疗 ·································· 232

10.5.2 基因洗脱支架 ·································· 233

10.5.3 基因载体类型 ·································· 234

10.5.4 基因类型及支架介导基因递送系统 ·································· 237

10.5.5 基因洗脱支架治疗心血管疾病实例 ·································· 239

10.5.6 展望 ·································· 240

参考文献 ·································· 240

第 11 章 心血管支架发展的方向与挑战 ·································· 259

关键词索引 ·································· 261

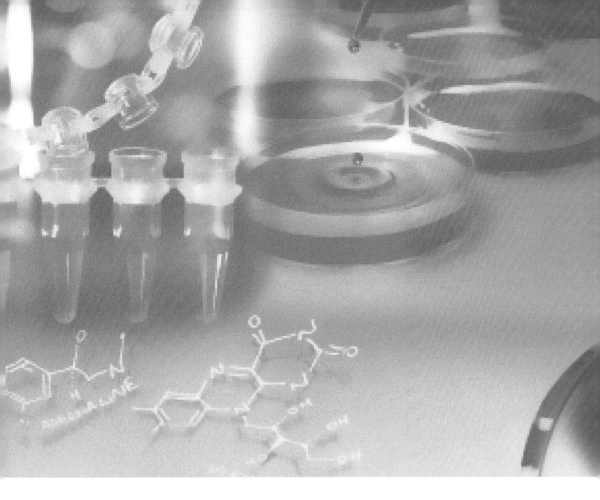

第一篇
心脏瓣膜研究进展及前沿

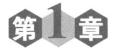

第1章 >>

心脏瓣膜概论

1.1 心脏瓣膜的功能和结构

1.1.1 心脏瓣膜与血液循环系统

血液循环系统（图 1.1）是血液在体内流动的通道，主要由动脉、静脉、血液和心脏组成。血液占成人体重的 7%～8%，具有氧气供应、营养输送、废物代谢、提供免疫、调节体液平衡和维持体温等功能。血液的成分为血浆和血细胞，其中血浆约占血液的 55%、血细胞约占血液的 45%。血浆的主要成分是水、无机盐、蛋白质和葡萄糖，其含有丰富的营养物质；血细胞则分为红细胞、白细胞和血小板三类。心脏不停地跳动为血液在血液循环系统中流动提供了动力，使血液泵入血管流向全身。血液循环系统可以分为体循环和肺循环。体循环开始于左心室，血液从左心室搏出后，流经主动脉及其派生的若干动脉分支，将血液送入相应的器官。动脉再经多次分支，管径逐渐变细，血管数目逐渐增多，最终到达毛细血管，在此处通过细胞间液同组织细胞进行物质交换。血液中的氧和营养物质被组织吸收，而组织中的二氧化碳和其他代谢产物进入血液中，变动脉血为静脉血。此间静脉管径逐渐变粗，数目逐渐减少，直到最后所有静脉均汇集到上腔静脉和下腔静脉，血液即由此回到右心房，从而完成了体循环过程。

体循环：左心室→主动脉→全身小动脉→全身毛细血管→全身小静脉→上、下腔静脉→右心房。

肺循环自右心室开始。静脉血被右心室搏出，经肺动脉到达肺泡周围的毛细血管网，在此排出二氧化碳，吸收新鲜氧气，变静脉血为动脉血，然后再经肺静脉流回左心房。

肺循环：右心室→肺动脉→肺泡周围的毛细血管→肺静脉→左心房。

左心房的血再入左心室，又经大循环遍布全身。这样血液通过体循环和肺循环不断地运转，完成了血液循环的重要任务。

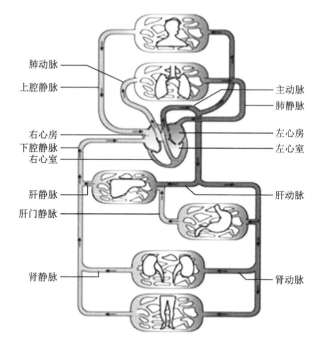

肺动脉
上腔静脉
右心房
下腔静脉
右心室
肝静脉
肝门静脉
肾静脉

主动脉
肺静脉
左心房
左心室
肝动脉
肾动脉

图 1.1　人体血液循环示意图

从上面的血液流动过程可以看出，无论是体循环还是肺循环，血液均按一定方向周而复始地流动。心脏收缩时的压力提供了血液单向向前流动的最初动力，但是，心脏在扩张过程中压力会降低，血液有倒流的可能，心脏瓣膜的存在可以避免这一状况的发生。心脏瓣膜位于心脏到血管的出口处，或者心室和心房的交界处，它是附着在心脏或者血管上的一层薄膜状的结缔组织，只能单向开启。

心房和心室之间的瓣膜称为房室瓣，心室和动脉之间的瓣膜称为动脉瓣或者半月瓣。

心脏是一个同步的双泵系统。在心脏跳动周期开始时，左右两个心房会同时收缩，而左右心室舒张，心房的压力大于心室，房室瓣打开，通过心房的挤压作用和心室的抽吸作用，血液从心房进入心室；接着心室收缩，心房舒张，于是心室内的压力急剧增加，血液被挤出，心室中的血液有两种可能路径，一是重新流回到心房，二是经过主动脉或者肺动脉进行体循环或者肺循环，但是心室中的压力增大使房室瓣关闭，而心室中的压力高于动脉压，从而心室的血液只能进入动脉中；再接着心室和心房都扩张，两者压力都降低，心房的压力减小有利于静脉血回流，心室压力减小有利于心房中的血液流入心室，但是由于心室还与动脉连接，而动脉压力大于舒张期中心室的压力，故而动脉瓣在压力作用下关闭，从而避免动脉血流回入心室中。从上述的心脏中血液循环过程可以看出，在一个心脏跳动周期中，首先是二尖瓣和三尖瓣同时开启和关闭，随后是肺动脉瓣和主动脉瓣同时开启和关闭。

　　血液在心脏中的流动路径如图 1.2 所示。在心脏的节律跳动过程中，心房和心室均存在收缩和舒张两个阶段，收缩期腔室压力增加，腔室内血液流出压力使瓣膜打开，舒张期腔室压力显著减小，外部压力使瓣膜关闭，从而防止已经流出的血液再次返回原腔室。简单来说，心脏瓣膜是心脏中心房与心室之间，心室与大动脉之间的大门，只能沿着血液流动的方向开启，确保血液沿着一个方向通过心脏，防止血液逆流。

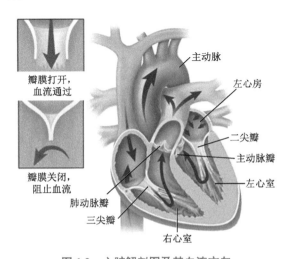

图 1.2　心脏解剖图及其血流方向

1.1.2　心脏瓣膜的结构和组成

　　心脏瓣膜根据位置不同可分为两类（图 1.3），分别是房室瓣和动脉瓣（又称半月瓣），其中，左心房和左心室之间的瓣膜由两片瓣叶组成，称为二尖瓣，右心房和右心室之间的瓣膜由三片瓣叶组成，称为三尖瓣；左心室和主动脉之间的瓣膜称为主动脉瓣，右心室和肺动脉之间的瓣膜称为肺动脉瓣，动脉瓣均由三片瓣叶组成。

　　虽然心脏中的四个瓣膜的作用均是保证血液的单向流动，但其结构也存在显著差别，Misfeld 等的文章详细报道了四种心脏瓣膜微观和宏观结构的差别[1]。总体来说，二尖瓣和三尖瓣几何结构较为相似，而主动脉瓣和肺动脉瓣几何结构较为相似，它们的大体差别列于表 1.1。三尖瓣和二尖瓣皆由强韧的腱索固定在心室的乳头肌上，以免瓣叶被血液在心脏收缩时所产生的强大压力冲断，在心室舒张时，腱索和乳头肌松弛，房室瓣打开，在心室收缩时，腱索和乳头肌张紧，房室瓣关闭。动脉瓣则由三片半月形的瓣叶组成，没有腱索和乳头肌结构。

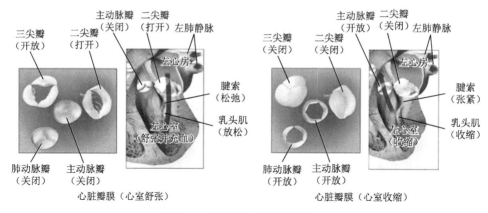

图 1.3 房室瓣和动脉瓣解剖图

表 1.1 四种心脏瓣膜的特征

	瓣膜			
名称	房室瓣 (具有腱索和乳头肌)		动脉瓣 (不具有腱索和乳头肌)	
位置	心房和心室之间		心室和动脉之间	
血流方向	右心房 ↓ 右心室	左心房 ↓ 左心室	右心室 ↓ 肺动脉	左心室 ↓ 主动脉
瓣叶数	3	2	3	3
别称	三尖瓣	二尖瓣	肺动脉瓣	主动脉瓣

　　四种心脏瓣膜在外观结构上存在较大差异，但是它们的组成成分和微观结构基本相似。人体心脏瓣膜主要由细胞外基质和瓣膜细胞构成（图 1.4），与大部分组织不同的是，瓣膜内部没有毛细血管，细胞外基质提供了瓣膜的力学性能和瓣膜细胞生长的微环境，瓣膜细胞则赋予了瓣膜生物活性以及自我更新和信号转导的能力。

　　心脏瓣膜细胞外基质的组成成分与结缔组织类似，主要由胶原蛋白、弹性蛋白和糖蛋白组成，其中含量最高的组分是胶原蛋白，大约占瓣膜干重的 60%，主要决定瓣膜的机械强度[2]。瓣膜中的胶原蛋白主要为Ⅰ型胶原蛋白（74%）和Ⅲ型胶原蛋白（24%），以及少量的Ⅳ型胶原蛋白（2%）[3]。胶原蛋白的力学性能与其微观结构有关，其基本组成单元为原胶原，原胶原由三股肽链通过氢键作用缠绕而成，三条链中两条为 α1 链，一条为 α2 链，这两种肽链中均富含甘氨酸和脯氨酸残基。三种肽链中经常有甘氨酸-脯氨酸-羟脯氨酸三联交替出现的顺序排列，这种排列有助于肽链通过氢键相互作用形成三螺旋结构，而这种三螺旋结构也可

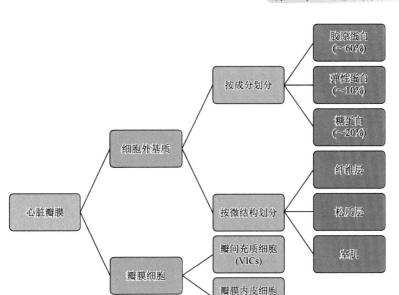

图 1.4　心脏瓣膜的组成

以保证胶原蛋白的机械强度。多个原胶原平行首尾堆积排列，同时肽链序列中的羟赖氨酸和羟脯氨酸在酶的氧化作用下生成醛，然后和氨基酸侧基中的羟基发生羟醛缩合反应，从而使原胶原通过共价作用连接在一起生成胶原原纤维，胶原原纤维进一步堆积自组装和交联形成胶原纤维，这些特殊的层次结构共同决定胶原既有较高的强度又具有一定的延展性（图 1.5）。

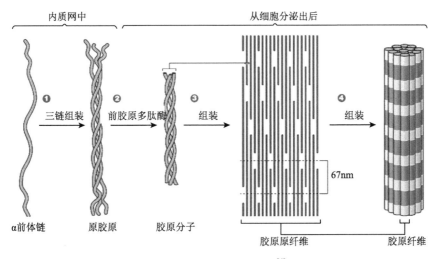

图 1.5　胶原纤维的结构[4]

心脏瓣膜中另外一种含量较高的蛋白是弹性蛋白，大约占瓣膜干重的 10%，但是却赋予了瓣膜良好的弹性恢复功能，这对于瓣膜经多次弯曲后的形状维持起到关键作用。和胶原纤维不同，弹性纤维的延伸率可高达 200%[5]，并且在应力撤去后还能够恢复初始形状。弹性蛋白结构单元也像胶原一样含有大量甘氨酸和脯氨酸，但是其只含有少量羟脯氨酸，不含有甘氨酸-脯氨酸-羟脯氨酸的重复序列，因而弹性蛋白中无三螺旋结构存在。弹性蛋白原由两种特殊构型的短肽链交替衔接构成[6]（图 1.6）。其中一段是由富含甘氨酸、缬氨酸和脯氨酸等的疏水氨基酸构成的 β 折叠短肽，另外一段是由丙氨酸和赖氨酸构成的亲水α 螺旋链段，其中的赖氨酸残基可在赖氨酰氧化酶的氧化下形成链锁素等共价交联结构[7, 8]。

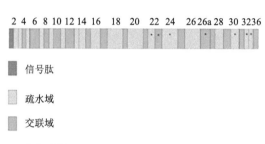

2 4 6 8 10 12 14 16 18 20 22 24 26 26a 28 30 32 36

■ 信号肽

□ 疏水域

■ 交联域

★ 交替拼接域

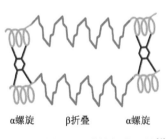

α螺旋　　　　β折叠　　　　α螺旋

图 1.6　弹性纤维结构[6]

正是因为胶原蛋白和弹性蛋白在氨基酸组成上的不同，导致它们具有不同的力学特性（图 1.7）。在弹性蛋白中，弹性纤维随机取向并且呈蜷缩状态，当受到应力作用后，弹性纤维从蜷缩状态转变为沿力加载方向伸直取向状态，撤去应力后，弹性纤维回复至蜷缩状态，形状恢复。对于胶原蛋白而言，胶原纤维本身具有高度取向性，当受到应力后，胶原纤维沿力加载方向拉伸，很快到达拉伸极限，所以延伸率有限。综上所述，胶原纤维延伸率低，但是强度高；弹性纤维延伸率高，但是强度低。

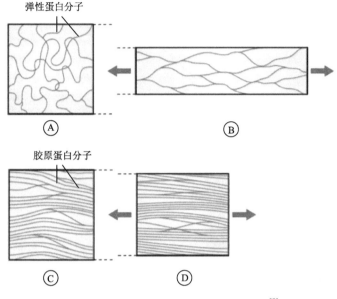

图 1.7　弹性蛋白和胶原蛋白变形示意图[9]

糖蛋白是瓣膜细胞外基质的另外一种重要组成部分，包含在胶原纤维和弹性纤维中。糖蛋白中的糖胺聚糖一般由重复的二糖单元组成，不仅富含羟基，同时还含有羧基、磺酸基等带电基团，因而它们具有亲水性质并且能够结合阳离子成分。糖蛋白的亲水性质是细胞外基质保持水分的一个重要原因。

细胞外基质还含有少量非结构性蛋白，包括粘连蛋白、层粘连蛋白、整合素、钙黏合素，它们的主要作用是调控瓣膜细胞的生长。

瓣膜中的各种组分在立体空间上呈现明显的层次结构，其组成、形态和功能各不相同，分别是纤维层、室肌、松质层（图 1.8）。动脉瓣和房室瓣均由这三层构成，但是空间分布次序不同，动脉瓣面向心室部位的首先是室肌，然后依次是松质层和纤维层，房室瓣面向心室同样先是室肌，然后依次是纤维层和松质层。其组成和功能列于表 1.2。其中，纤维层的主要成分是胶原蛋白，其功能是提供力学强度。动脉瓣的纤维层外观上呈褶皱态，在瓣膜关闭时展平；松质层主要由糖蛋白构成，呈半液体状，一些随机取向的胶原蛋白和弹性蛋白分布其中。松质层的结构特点使其具有良好的抵抗压缩的能力，并能缓冲瓣膜关闭时产生的应力，还可以减少瓣膜活动过程中室肌和松质层的剪切作用。室肌的厚度小于其他两层，主要由弹性蛋白组成。这一层有助于瓣膜在多次形变后依然能够维持原始形状[11]。弹性蛋白吸收了瓣膜开合过程中的大部分应力，有助于保持胶原和其他成分的基本结构。

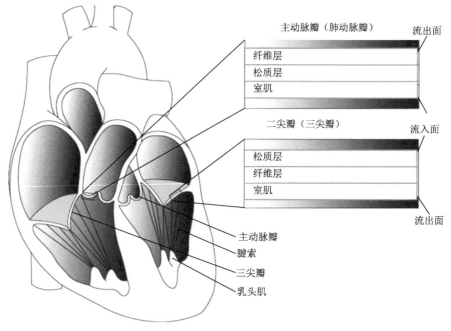

图 1.8　瓣叶的层次结构示意图[10]

表 1.2　瓣膜层的主要成分和功能[10]

瓣膜层	主要成分	功能
纤维层	胶原蛋白	提供力学强度
松质层	糖蛋白	形成水合网格，抵抗压缩力
室肌	弹性蛋白	维持动脉瓣胶原的褶皱结构，瓣膜闭合时使瓣膜回弹

瓣膜细胞主要分为两种，分别是瓣间充质细胞（VIC）和瓣膜内皮细胞（VEC）。VIC 存在于整个瓣膜的三层结构中，其主要功能是重建和修复瓣膜[12]。VIC 具有多种亚型，分别是静默 VIC（qVIC）、激活 VIC（aVIC）、祖 VIC（pVIC）和成骨 VIC（obVIC），这些细胞在一定条件下可以互相转化[13]。瓣膜上另外一种细胞是 VEC，附着生长在瓣膜和血液接触的两个表面，呈信封状将整个瓣膜包裹。有研究指出，VEC 的功能与血管内皮相似，可以为瓣膜表面提供一个具有良好血液相容性的界面[14]。VEC 另外一个可能的角色是传递信号给下层的 VIC，这与血管内皮细胞和血管平滑肌细胞之间的关系类似[15]。

1.1.3　心脏瓣膜病简介

心脏瓣膜病可以分为两个大类，分别是狭窄和反流，对应瓣膜打开时和关闭时的问题（图 1.9）。瓣膜狭窄是指瓣膜无法完全打开，因此血液泵出减少。瓣膜反流是指瓣膜关闭不完全，泵出的血流从瓣膜处流回。四个心脏瓣膜中均可能出现狭窄和反流，同一个瓣膜也可能同时出现狭窄和反流。由于主动脉瓣和二尖瓣承受的压力最大，因此主动脉瓣瓣膜疾病和二尖瓣瓣膜疾病在临床上最为常见，它们引起的临床症状也有一些差异。

正常瓣膜的打开状态

正常瓣膜的关闭状态

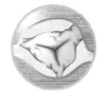

瓣膜狭窄时的打开状态

瓣膜关闭不全时的关闭状态

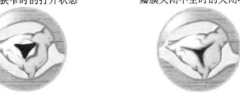

图 1.9　正常瓣膜开闭及病变瓣膜开闭示意图

　　二尖瓣狭窄一般因风湿性或先天性心脏病引起，使瓣叶接合处黏合，瓣叶增厚发生钙化，腱索也可能会发生增厚、黏合和缩短，这些变化使瓣膜无法完全打开、开口面积变小。临床上以二尖瓣开口大小确定狭窄程度，轻度的狭窄患者可能不会出现明显症状，当瓣膜开口面积小于 $1.5cm^2$ 时就需要手术进行干预。二尖瓣狭窄阻碍血液从左心房向左心室的流动，从而使左心房压力增加，肺静脉血液难以回流至左心房，并在肺部积累引起肺积水，严重时甚至引起上游血管压力升高，增加右心室的负担甚至导致其衰竭。血流流动的受阻同时也增加了血栓形成的风险，可引发全身性栓塞的并发症，如中风、下肢循环障碍等。患者可能会出现呼吸困难、咯血、乏力、胸痛、动脉血管栓塞和房颤等症状。

　　二尖瓣反流常由风湿性心脏病和心内膜炎导致。当心室收缩时，血液应当被泵入主动脉进行体循环，二尖瓣反流则使血液同时被泵入左心房，减少了心脏的血液输出，左心房血液增多，压力增大。这样就使左心房对肺静脉的抽吸作用减弱，减少肺静脉血液的流入，间接增加了肺静脉压力，长期的压力增加会导致左心房扩大以减小压力。心房的扩大可能会引起异常的心脏跳动，临床上称之为房颤，导致心脏的血液流动紊乱，无法正常输送血液。不流动或者流动慢的血液倾向形成血栓，如果血栓从心脏内脱落并随血液游走到身体的其他部位，可能会引起中风或者其他血管栓塞。严重的瓣膜反流不仅减少了全身组织的血液供应，而且会造成血液在肺部淤积，大大增加了心脏负担，增加了心衰发生的风险。轻度的二尖瓣反流不会引起任何症状，但情况严重时可能会出现呼吸困难、心律不齐、动脉血管栓塞等不良反应。

主动脉瓣膜狭窄的常见病因包括瓣膜瘢痕化、风湿性心脏病和先天缺陷。当主动脉瓣膜狭窄时，瓣叶可能出现黏合及钙化，使左心室的血液泵出量减少，为了弥补血流的减少，左心室进一步收缩，从而增加了左心室内的压力，经过长时间代偿，左心室心肌在长期的应力刺激下，纤维产生破坏甚至产生疤痕组织，弹性变差，且一部分血液残留在左心室还会阻碍来自左心房血液的流入，这样会产生一系列的连锁反应，累及上游血管阻碍肺循环的血流，最终导致肺积水甚至右心室衰竭。主动脉瓣膜狭窄的症状有：胸痛、眩晕、呼吸困难、血管栓塞和猝死等，不经治疗预后较差，生存期小于 5 年。

主动脉瓣膜反流的病因有：风湿性心脏病、感染性心内膜炎、瓣膜本身异常或主动脉根部扩大。当左心室舒张时，主动脉瓣膜无法完全闭合从而使主动脉中的血液回流至左心室，增大左心室的血液量和压力，导致左心室扩大、心肌肥厚，且减少体循环的血液量，长久下去会增大心脏负担最终导致心脏衰竭。

1.1.4　心脏瓣膜病的治疗

心脏瓣膜病的治疗通常有两种手段：药物治疗和手术治疗。药物治疗通常用于不可逆心脏病变出现之前轻度的瓣膜狭窄和反流的患者；当药物不能改善患者的症状或者心脏出现实质性损坏就必须进行手术治疗。手术治疗可以分为三种形式：第一种手术是心瓣外科修复手术，临床上较多用于二尖瓣狭窄或反流、三尖瓣反流等。第二种是导管球囊，通过介入的方式在人体浅层血管开口，然后将前端带有球囊的导管输送至狭窄的瓣膜部位，将球囊充气从而将瓣膜开口扩大，这类手术一般只适用于瓣膜狭窄。第三种手术是经导管微创介入人工瓣膜置换或修复，常见于主动脉瓣膜狭窄或反流、二尖瓣狭窄或反流等疾病。

1.2　人工心脏瓣膜置换手术方式

按照人工瓣膜的手术放置途径可将人工心脏瓣膜分为两种，一类为外科植入人工瓣膜，另一类为经导管微创介入人工瓣膜，它们的区别在于前者需要通过开胸手术打开心脏瓣膜部位，去除原有病变瓣膜，然后在原位安装人工瓣膜；而后者则无须开胸，通过导管建立到心脏瓣膜部位的血管通路，将人工瓣膜植入病变瓣膜部位。

1.2.1　开胸手术置换

开胸手术需要对患者进行全身麻醉（即患者在手术过程中处于睡眠状态）。在手术过程中，在胸部开一个较大的切口，切断肋骨，从而暴露和进入心脏。切口的长度和位置可能会根据患者选择的手术入路的类型而有所不同。

在手术过程中，心脏停止跳动，心肺搭桥机接管心脏的工作。病变的瓣膜被移除并用一个新的瓣膜替换。心脏重新启动，胸腔的开口关闭。手术后，患者通常要在重症监护室（ICU）待上一到两天，在医院待上一周，以监测并发症。胸部切口的愈合可能需要 4～8 周的时间，手术后的完全恢复可能需要 3 个月。

外科植入人工瓣膜手术与任何类型的大型手术一样，也有并发症的风险，包括感染、凝血、中风、心律失常等。开胸手术时间较长，年龄较大的患者不适合进行开胸手术。

目前临床上使用的外科手术瓣膜主要有机械瓣膜和外科生物瓣膜两种。

1.2.2　介入手术置换

心脏瓣膜也可以通过介入手术的方式植入心脏部位。目前的心脏瓣膜介入手术 80% 以上是采取从大腿根部分经股动脉建立心脏血管通路。除此之外，还有另外几种建立血管通路的方式，如在肋骨之间切一个小口，从心脏的最前端（心尖部）插入（经心尖介入法），在左肩部位切一个小口（经左锁骨下动脉介入），以及有一小部分是通过开腹介入（经腹主动脉或经肠骨动脉介入法）等。

医生一般会根据患者的血管状态来采取最适合的介入疗法。介入手术植入心脏瓣膜的最大优势就是最大程度减小对患者身体的损伤。大多数的患者第二天就可以下地走路。

目前临床上使用的介入人工瓣膜只有介入生物瓣膜，通常由生物组织缝制在金属框架上制得，根据框架扩张方式的不同可分为自膨胀式和球囊扩张式生物瓣膜。

1.3　人工心脏瓣膜种类介绍

人工心脏瓣膜一般由瓣叶和瓣架组成，瓣叶像人体原生瓣膜一样具有一定的活动能力，固定在瓣架上，瓣架则负责将瓣叶固定在血管内，因此瓣叶是人工心脏瓣膜最为关键的部分，对其性能和寿命有决定性影响。根据人工心脏瓣膜瓣叶材料的不同，主要分为机械瓣膜、生物瓣膜、合成高分子瓣膜等；此外还有一类特殊的瓣膜——组织工程瓣膜，它的作用机理与前几种人工心脏瓣膜有明显区别，机械瓣膜、生物瓣膜和合成高分子瓣膜在体内一般为生物惰性材料，不具有原生瓣膜完整的生物活性，而组织工程瓣膜则是在体内形成的具有完全生理功能的瓣膜，真正实现瓣膜的再生。

1.3.1　机械瓣膜

机械瓣膜进入临床应用以来，得到了迅速发展，已在临床上大规模使用。机械瓣膜的基本结构由三个部分组成，分别为：①瓣阀或瓣叶；②孔环架或支架；③缝合环和缝沿。瓣阀一般是一个或多个刚性的可移动叶片，可能是球形、碟形，或是绞轴形叶片；材料一般为热解碳、聚氨酯或其他血液相容性较好的材料。孔环架是支撑机械瓣膜瓣阀的组件，并限制瓣阀在一定范围内运动，其材料一般为金属。缝合环和缝沿是连接人工心脏瓣膜和心脏的组件。在近几十年间，已经开发和设计了多种类型的机械瓣膜，根据血流方式的不同，先后经历了笼球型、笼碟型、侧倾碟瓣、双叶瓣等。

最早的人造心脏瓣膜起源于 1952 年，称之为笼球瓣（图 1.10），由甲基乙烯基硅酸材料制备，主要工作原理是通过球在笼中的位移控制血液单向流动[16]，Harken

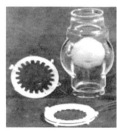
(a) Hufnagel

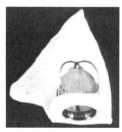
(b) Harken/Soroff

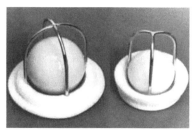
(c) Starr-Edwards

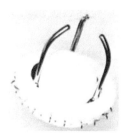
(d) Magovern-Cromie

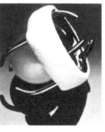
(e) Smeloff-Cutter

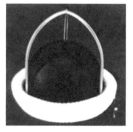
(f) DeBakey-Surgitool

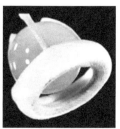
(g) Braunwald-Cutter

图 1.10　七种典型的笼球瓣

在 1960 年成功进行了首个 Hufnagel 笼球阀的置换[17]。1962 年，出现了 Starr-Edwards 笼球阀，表现出比 Hufnagel 笼球阀更优异的耐久性能，其在 20 万例以上的长期临床试验中得到了使用[17, 18]。

　　笼球瓣的问题在于瓣膜磨损严重甚至失效[18]，为解决这一问题，研发了笼碟瓣（图1.11），最典型的笼碟瓣是 1965 年 Kay 和 Shiley 以及 1967 年 Beall 和 Surgitool 研制的。笼碟瓣是将笼球瓣中的球替换为碟片，降低整个瓣膜的高度[19]。但是这两种瓣膜的血液流动方式与人体原生瓣膜不同，血液从瓣膜侧面穿过而非从中心穿过，导致血液容易出现湍流，诱导形成血栓，这些问题使得笼球瓣和笼碟瓣这两种瓣膜后来逐渐被弃用。

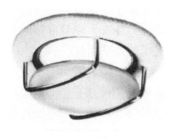 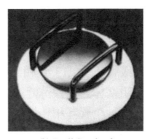 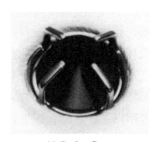

(a) Kay-Shiley　　　　　(b) Beall-Surgitool　　　　　(c) Cooley-Cutter

图 1.11　三种典型的笼碟瓣

　　20 世纪 70 年代初，Björk 与 Shiley 以及 Lillehei 与 Kaster 设计了侧倾碟瓣（图1.12），其设计与以往的笼球型和笼碟型阀体不同。

　　侧倾碟瓣的瓣叶采用的是摆叶式设计，通常为单叶瓣。其瓣叶移动模式与天然瓣膜有相似之处，当心脏腔室压力增大时，血液压力使中央部位的碟片与瓣环成 90° 夹角，使碟片打开，血液从碟片的两侧通道通过，使得血液流动的阻力减小，改善了血流动力学性能。但侧倾碟瓣的开放角度较小，瓣叶位于血流流道中部，瓣叶将

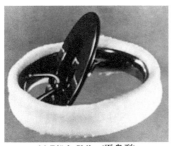 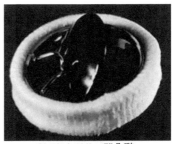

(a) Björk-Shiley(平盘型)　　　　　(b) Björk-Shiley(凹凸型)

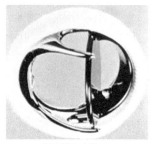 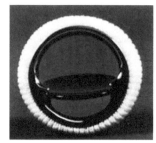 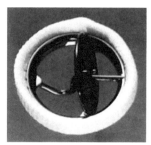

(c) Lillehei-Kaster   (d) Omniscience   (e) Hall-Kaster (Medtronic-Hall)

图 1.12　五种典型的侧倾碟瓣

血流分为两个不均匀的部分，导致血流绕过瓣叶后的流速分布差异明显，容易造成湍流，产生凝血和血栓。后面几代侧倾碟瓣的设计改进主要集中在倾斜盘的保持系统，倾斜盘在开关位置的旋转角度和几何形状，例如，Björk-Shiley 侧倾碟瓣的盘设计采用的是一种凹凸盘，而 Medtronic-Hall 侧倾碟瓣采用的是平面盘[20]。

　　双叶瓣则是侧倾碟瓣的升级版（图 1.13），相比前几代瓣膜，双叶瓣具有更优秀的性能，它没有固定的支架，阻塞体为两片薄叶片。其原理和侧倾碟瓣相似，同样是通过碟片在垂直和平行瓣环两种位置互相转换实现血流的开合和关闭，不同之处在于双叶瓣形成了平面三通道的瓣口，致使流场具有平面对称性，阻塞历程小，跨膜压差和涡流小，血流经过瓣叶后流速分布均匀集中，具备良好的血流动力学性能。St. Jude Medical（SJM）公司于 1978 年在市场上推出双叶瓣，两个薄叶片是由热解碳制成的，长期的临床试验也验证了 SJM 双叶瓣膜具有优良的耐久性能、血流动力学性能等，截至 2009 年数据统计，已有 190 万患者植入了 SJM 双叶瓣膜[21]。除了 SJM 双叶瓣膜，On-X、ATS、Sorin（主要为 Bicarbon 和 Carbomedics 两种）也是目前使用比较多的双叶瓣膜类型，其他瓣膜的结构大多数与 SJM、On-X、ATS、Sorin 这几种双叶瓣膜的结构类似，只是在一个或多个参数上得到优化或在加工工艺上进行了改进和调整等，如上海久灵医疗器械有限公司久灵瓣、乐普（北京）医疗器械股份有限公司生产的 GK-S 双叶瓣、英国 MedosWestren 公司新推出的全热解瓣膜 Jyros 瓣、Edwards-Duromedics 瓣膜（已退市）、国产 CL-V 型双叶型人工机械心脏瓣膜等。

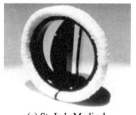 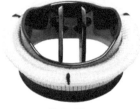

(a) St. Jude Medical   (b) On-X

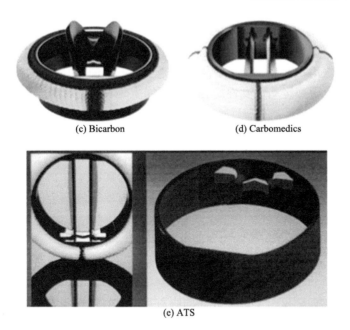

(c) Bicarbon　　　　　　(d) Carbomedics

(e) ATS

图 1.13　五种典型的双叶瓣

科学家对三叶瓣开发也开展了很多的工作，如图 1.14 所示，为一种临床上使用的三叶瓣心脏瓣膜[22]。三叶瓣相较于双叶瓣，其血液流动方式也为中心血流型，瓣架较低，阻塞体为对称分布的三片薄叶片，有效开口面积大于双叶瓣，流场具有高度对称性，阻塞历程更小，跨膜压差和涡流小，血流经过瓣叶后流速分布均匀集中，与天然心脏瓣膜的血液流动情况相似。三叶瓣在血流动力学等方面的表现优于双叶瓣，有望成为未来机械瓣膜的发展方向。

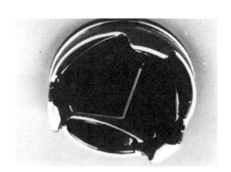
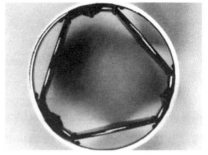

图 1.14　三叶瓣心脏瓣膜

机械瓣膜在临床上进行了大量使用，具有良好的耐久性，但是其血液相容性还存在一些潜在问题，患者在植入后需要终身服用抗凝药。大量临床数据显示，尽管患者服用药物来进行抗凝治疗，置换机械瓣膜的患者术后 10～15 年仍有 25%～30%以上死于抗凝相关并发症；术后 22 年患者的实际生存率约为 46%；30 年后仅有 8%。服用抗凝药物给患者生活带来了诸多不便，如患者需要定期做检查，儿童患者不能做剧烈运动，女性患者术后不能生育等，有时甚至会威胁患者的生命，所以机械瓣膜还不具有普适性，根据医生建议，以下人群适合机械瓣膜置换：

（1）患者不存在长期抗凝禁忌；

（2）患者有加速生物瓣膜损毁的疾病（甲亢、较严重代谢疾病等）；

（3）患者已经因其他的异体植入物开始抗凝治疗；

（4）患者属于血栓栓塞的高危患者（严重的左室功能不全、心房颤动、血栓栓塞史、高凝状态等）；

（5）年龄小于 65 岁和长期的预期生存时间；

（6）患者二次手术风险较高（左室功能不全、冠状动脉旁路移植史、多个瓣膜置换等）。

心脏瓣膜疾病是我国发病率较高的心脏疾病，病因主要为风湿性心脏病，患者较为年轻，合并症较少。但随着人口老龄化，我国心脏瓣膜手术患者平均年龄正在增大，相应的危险因素也将增多。据 2016 年流行病学研究的统计资料显示，约有 250 万风湿性心脏病患者需要进行治疗，其中每年约有 20 万例瓣膜疾病的患者需要置换瓣膜。虽然机械瓣膜以其卓越的耐久性仍在市场上占据重要地位，但它容易引起凝血和血栓栓塞，患者需长期进行抗凝治疗，这会增加出血并发症的潜在可能，加重生活负担等，因此对机械瓣膜需进一步优化改进。由于机械瓣膜的研制涉及生物医学工程、流体力学、材料学和临床医学等诸多学科，应加强相关学科的协作，探索新材料，改进机械瓣膜的设计，提高抗凝血性能，最大限度地减少血栓发生率，使之更加符合血流动力学生理要求，进而研制出理想的机械瓣膜。

1.3.2 生物瓣膜

1. 外科生物瓣膜

相比于机械瓣膜，生物瓣膜是按照人类半月瓣的结构原理制成的，主要采用生物薄膜制成三个瓣叶，或直接将人或动物的主动脉瓣（包括瓣叶及瓣环）剥出并镶在特制的瓣架上。从流体力学性能来看，生物瓣膜因模拟天然瓣膜力学特性，具有优越的血流动力学性能、无须终身抗凝、避免抗凝相关并发症、生活质量高、抗感染力强、术后不易发生感染性心内膜炎等优点，在心脏瓣膜外科临床受到广泛的重视。然而生物瓣膜的使用寿命却只有 15 年左右，强度较差，耐久性比机械瓣膜差。目前生物瓣膜面临的最大问题是钙化问题，钙化导致材质弹性、韧性及机械强度都发生很大的变化而造成生物瓣膜失效。

目前临床上使用最多的生物瓣膜为异种生物瓣膜，基本上是使用戊二醛交联剂交联的动物来源（主要是猪和牛）的心脏瓣膜及心包膜。生物瓣膜的血流动力学与生理流型相似，且不易形成血栓，是瓣膜置换的优良选择。有支架的异种瓣膜通过采集猪等主动脉瓣膜或心包膜，清除多余组织及免疫原性并经过交联处理，再缝合到瓣架上，使各瓣叶模拟天然形态开闭。有支架的异种瓣膜降低了无支架的异种瓣膜的手术难度，有效减少瓣膜关闭不全或瓣周漏等不良事件的发生。此外，有支架的瓣膜的研发不仅有效减少血液反流并降低手术难度和风险，同时也为经导管主动脉瓣置换术的开发提供了可能。

瓣膜支架的材料通常选用化学性质稳定，有良好的弹性和耐疲劳性能及良好生物相容性的不锈钢、钴合金、钛合金或镍钛合金，并编织成网状结构。由于缝制好瓣膜的瓣膜支架需浸泡在甲醛或戊二醛溶液中，因此所用的支架材料需要具有良好的稳定性，同时也要求异种生物瓣膜具有优异的耐撕裂性能和缝合强度，这也对力学性能更优的异种生物瓣膜的开发提出了新的要求。

无支架的异种瓣膜指的是去除了人工支架及缝合环，具有瓣口面积大、跨膜压差低等优异的血流动力学特征的生物瓣膜。无支架的异种瓣膜大大地增加了瓣膜的有效开口面积，减少了血液湍流，进一步降低了跨瓣压差，减少了左室射血时的阻力。该种类型的瓣膜不仅降低了瓣膜周漏发生的概率，而且更加利于瓣膜置换手术后主动脉根部的生理再适应及解剖重塑。同时，人工材料的减少也降低了术后生物瓣膜发生感染性并发症的概率。但是，无支架的生物瓣膜在置换过程中，由于手术操作和主动脉阻断时间长，手术技术难度高，缝合不当易导致瓣膜变形进而导致瓣叶对合不良，引起瓣膜关闭不全或瓣周漏的发生。

同种生物瓣膜主要有同种主动脉瓣、同种硬脑膜瓣及同种阔筋膜瓣。

1）同种主动脉瓣

1955 年，Murray 成功地将新鲜同种主动脉瓣临床移植于降主动脉。1962 年，Ross 及 Barratt-Boyes 成功将同种主动脉瓣移植于冠状动脉开口下方。至 20 世纪 70 年代初期，同种主动脉瓣已较广泛地应用于临床。同种主动脉瓣是生物瓣膜中最早的瓣膜，其特点是中心血流、血栓栓塞率低，手术后不需长期抗凝。但无论是新鲜主动脉瓣，或是冷冻放射、化学灭菌、抗生素灭菌等方法保存的主动脉瓣，置换后瓣膜的衰坏率很高，尤其是二尖瓣置换，其再手术率较高，且取材困难，不能及时供应，故未能广泛应用。

2）同种硬脑膜瓣

1970 年，科学家进行了硬脑膜瓣的制作与临床研究。1967 年，Pigose 首先用 98% 甘油做犬的硬脑膜灭菌与保存实验，效果较好，结构不变，无免疫反应，组织柔软。由于硬脑膜组织为双层结构，每层胶原纤维相互呈垂直交叉，故有很好的张力强度。硬脑膜瓣的瓣口面积大，血流动力学效果也好，血栓栓塞发生率低，手术后不需长期抗凝。但与其他生物瓣膜一样，瓣叶破裂而致耐久性差是其主要缺点，且取材困难，灭菌及保存方法尚待改善，因此推广应用受到限制。

3）同种阔筋膜瓣

阔筋膜瓣曾在一个时期内被广泛应用于主动脉瓣的换置，1970 年曾连续在38 例手术中用阔筋膜瓣作单纯主动脉瓣换置，其后因早期瓣膜失效而停用，已不再被认为是满意的瓣膜代用品。

2. 介入生物瓣膜

随着 21 世纪医疗技术的不断进步，采用经导管心脏瓣膜置换术治疗重度瓣膜狭窄或高手术风险的心脏瓣膜病患者已快速发展成为一种可替代传统外科瓣膜置换术的手术方式。经导管心脏瓣膜置换术利用微创的手术方式，将装载有人造瓣膜的装置通过输送系统经心尖或经股动脉等途径递送到指定部位以替代病损的心脏瓣膜并恢复心脏的正常功能。传统开胸换瓣手术对患者身体伤害大，患者术后恢复慢，严重影响生活质量。而经导管心脏瓣膜置换术具有创伤小、操作简单方便等优点，对于年龄较大的心脏瓣膜病患者来说，经导管心脏瓣膜置换术的不断完善和发展给他们带来了新的生存希望。目前，针对于心脏中四个不同部位的瓣膜疾病已经相应地发展出了经导管肺动脉瓣置换术、经导管主动脉瓣置换术、经导管二尖瓣置换术及经导管三尖瓣置换术这四种心脏瓣膜置换术。其中经导管肺动脉瓣置换术是研究较早的一类心脏瓣膜置换术，经导管主动脉瓣置换术是目前临床应用最广泛且发展最为迅速的一类心脏瓣膜置换术，而经导管二尖瓣置换术及经导管三尖瓣置换术处于临床试验阶段。心脏瓣膜置换术中使用的瓣膜置换装置是决定手术成败的关键，针对不同的瓣膜部位解剖结构不同，各种瓣膜置换装置各有其特点，总体来说，通常的瓣膜置换装置由瓣膜支架及输送系统两个部分构成。

1）介入主动脉瓣

Cribier 等[23]在 2002 年成功地实施了第一例经导管主动脉瓣置换术（TAVI），该技术在最近的十几年间取得了长足的发展和进步，并被广泛应用于临床上治疗高手术风险的主动脉疾病患者。TAVI 中最常用的主动脉瓣装置有两种，一种是 Edwards Lifesciences 公司生产的 SAPIEN 系列球囊扩张式瓣膜系统，另一种是 Medtronic 公司生产的 CoreValve 系列自膨胀式瓣膜系统。

SAPIEN 系列瓣膜是球囊扩张型瓣膜装置[24]，第一代选用马心包膜作为瓣膜材料做成三叶瓣缝制在不锈钢的球囊可扩张支架上，并将聚对苯二甲酸乙二醇酯编织物覆盖在支架下部以防止瓣膜旁漏。SAPIEN 系列瓣膜装置采用 RetroFlex3 输送系统，该输送系统有一个远端锥尖，有助于导管穿过弯曲的血管并穿过原生病变瓣膜。输送系统的手柄端包括一个用于接合柔性导管的回转轮。第二代 SAPIEN 系列瓣膜则将瓣膜材料替换为牛心包膜。新一代的球囊扩张型瓣膜为 SAPIEN XT 系列，该系列使用钴铬合金作为瓣架材料，可通过经心尖、经股动脉、经腋动脉及经主动脉等途径植入人体，该系列使用的输送系统为 Novaflex+经股动脉系统。由于该系列导管直径较小（16～19Fr，1Fr = 0.33mm），因此更适用于血管管径较小的患者并减少植入时血管损伤的风险。

第一代 CoreValve 系列自膨胀式瓣膜使用猪心包膜为瓣膜材料并将其缝制在镍钛合金瓣架上，但该瓣膜装置体积相对较大，需要通过直径为 18～24Fr 的导管进行输送，导致手术操作难度及术中并发症发生率增加[25]。第二代 CoreValve Evolut R 系列瓣膜系统针对第一代存在问题进行了改进，可实现瓣膜释放后重新捕获和再定位。另外，该瓣膜装置中的输送系统使用内嵌式护套而无须额外接入护套，因此该装置的尺寸可降低至 14Fr。但与传统外科换瓣术相比，TAVI 中发生瓣膜旁漏的概率更高一些，因此 Medtronic 公司近期又在 CoreValve Evolut R 系列的基础上推出了最新的 Evolut Pro 系列瓣膜装置。该装置采用外部包裹的方式将瓣膜材料缝制在瓣架上以减少反流，同时也保持了上一代瓣膜装置尺寸小、自膨胀、再捕获及再定位的优势，而瓣架外部包裹的心包膜可以减小自体组织与瓣膜间的间隙。Evolut Pro 系列瓣膜可选尺寸为 23mm、26mm 及 29mm，其使用的导引鞘管尺寸则较 Evolut R 系列稍大，为 16Fr。

国内杭州启明医疗器械股份有限公司与国家生物医学材料工程技术研究中心等合作开发的经导管微创介入式主动脉瓣膜产品，目前已在国内近 300 家医院大规模临床使用。

2）介入肺动脉瓣

Bonhoeffer 等[26]在 2000 年报道了第一例经导管肺动脉瓣置换术（TPVI），欧洲和美国随后在大量临床研究中证实了该项技术的安全性和有效性。此次手术中使用的肺动脉瓣系统即为我们所熟知的由 Medtronic 公司生产的 Melody 系列瓣膜系统[27]。该瓣膜系统主要包括两个部分，第一个部分由瓣膜材料缝制在金属瓣架上构成瓣膜装置，其中瓣膜材料选用的是牛颈静脉瓣，瓣架则采用铂铱合金激光焊接而成。随后该瓣膜装置被保存在含 1% 戊二醛和 20% 异丙醇的消毒剂中直至使用。Melody 系列瓣膜系统的第二个构成部分是 Ensemble 导管输送系统。该输送系统由一根带有聚四氟乙烯伸缩式护套的气囊导管和远端支架组成，支架内有足够空间装载已经被压缩到可适应球囊尺寸的瓣膜装置。Ensemble 导管输送系统有三种可供选择的球囊尺寸，分别为 18mm、20mm 和 22mm，其导管鞘上有一个侧面端口，用于冲洗系统，鞘上带有止血套以减少插入时的出血。该输送系统还相应配有直径为 0.889mm 的导丝。因为 Melody 系列瓣膜是用牛颈静脉瓣制作的，所以这些瓣膜只能维持 24mm 的扩张，当瓣膜扩张到这个直径以上时，可能会导致严重的反流，因此 Melody 系列瓣膜无法用于右心室流出道直径较大的患者。

另一种可用于 TPVI 的瓣膜装置为 Edwards Lifesciences 公司生产的 SAPIEN 系列瓣膜[28]。该系列瓣膜最早是用于主动脉瓣置换，Garay 等在 2006 报道了用 SAPIEN 系列瓣膜成功地对患者进行了肺动脉瓣置换的实例。SAPIEN 系列瓣膜使用牛心包膜作为瓣膜材料并将其缝制在不锈钢金属支架上，其直径分别为 23mm 和 26mm，SAPIEN XT 系列瓣膜在 SAPIEN 系列瓣膜的基础上进行了优化升级，直径分别为 23mm、26mm 和 29mm。SAPIEN 系列瓣膜装置中使用的 Retroflex 导管系统需要尺寸为 22～24Fr 的导引器，而 SAPIEN XT 系列瓣膜装置中使用的导管系统仅需尺寸为 18～19Fr 的导引器。SAPIEN XT 系列瓣膜由于直径最大可达 29mm，因此很有希望应用于治疗右心室流出道直径较大的肺动脉瓣疾病患者。

国内杭州启明医疗器械股份有限公司与国家生物医学材料工程技术研究中心等合作开发的经导管微创介入式肺动脉瓣膜产品，采用瓣叶材料交联改性新技术提升瓣叶材料抗钙化、抗凝血性能及耐久性，采用自膨胀式双喇叭口介入肺动脉瓣架实现介入瓣架与血管内壁的高度匹配。产品目前已在全球 20 个国家和地区 50 多个临床医学中心进行了广泛的临床应用，均显示出良好的安全性和有效性。

3）介入二尖瓣及三尖瓣

丹麦哥本哈根大学 Rigshospitalet 大学附属医院于 2012 年 6 月完成世界首例人体经导管二尖瓣置换术（TMVR），自此二尖瓣病变治疗也进入了全新的时代。因为二尖瓣的解剖结构较为复杂，TMVR 目前仍处于临床试验阶段：①其瓣环为马鞍形且不在同一平面，实施 TMVR 后出现瓣周漏的概率较大；②瓣膜较软，不能为植入瓣膜提供足够的支撑力；③腔内压力大，植入瓣膜易受血流冲击发生位置偏移；④心室腔内有 24 根腱索，易影响瓣膜的植入和固定；⑤易发生左心室流出道梗阻；⑥心房面血流速度慢易形成血栓。目前处于临床试验阶段的经导管二尖瓣装置较多，主要包括 Abbott 公司研发的 Tendyne 系列、Edwards Lifesciences 公司的 Fortis 系列、Medtronic 公司的 Interpid 系列、Neovasc 公司的 Tiara 系列以及 CardiAQ Valve Technologies 公司的 CardiAQ 系列[29]。其中 CardiAQ 系列瓣膜及 Fortis 系列瓣膜由于植入患者体内 30 天后的死亡率过高（38%～50%）而受到质疑。目前临床表现最好的 TMVR 的瓣膜装置为 Tendyne 系列瓣膜，其植入患者体内 30 天的死亡率仅为 4%。该系列使用猪心包膜作为瓣膜材料缝制在镍钛合金支架上，支架形状设计为 D 型，且配置有心房轮缘防止瓣膜周漏。该系统还可实现回收再释放。Tendyne 系列瓣膜设计中依靠拉力极强的心尖细绳对瓣膜进行固定，可大大降低出现左心室流出道梗阻的概率。尽管如此，距离 TMVR 广泛应用于临床还有一段路要走，二尖瓣置换装置也需更进一步地研究和优化[30]。国内最近几年已有多家研究机构和企业在从事此类产品的开发工作。

经导管三尖瓣置换术（TTVR）的发展起步较晚，Kefer 等[31]在 2014 年报道了第一例进入临床试验的 TTVR。NaviGate Cardiac Structures 公司研发的 NaviGate 系列瓣膜是目前唯一获批可应用于 TTVR 的介入型瓣膜装置，该装置由三尖瓣支架和输送系统组成[32]。其瓣膜由马心包膜材料制成三叶瓣缝制在自膨胀镍钛合金支架上构成。该支架设计成特殊的结构与三尖瓣瓣环相匹配。NaviGate 系列瓣膜装置的输送导管通过 42Fr 的导管鞘经颈静脉或经心尖途径进入人体。当其进入左心房时，呈弧形和一定角度的手柄可引导远端进入三尖瓣中心对齐位置，通过简单控制近端手柄旋钮可操控压握装载在远端囊中的瓣膜支架，使其释放或收回。当前可供选择的 NaviGate 系列瓣膜装置的尺寸分别为 36mm、40mm、44mm、48mm 及 52mm。国内由宁波健世科技股份有限公司研发的经导管微创介入三尖瓣产品已进入大规模临床试验阶段。

1.3.3　合成高分子瓣膜

机械瓣膜的瓣叶的力学性能和人体组织差别较大，开合方式和人体瓣膜不同，导致其流体力学性能不佳，并且生物相容性较差；生物瓣膜取自异种组织，具有和人体瓣膜相似的流体力学性能，但是个体差异大，质量难以控制，有病毒引入风险。虽然这些瓣膜已经投入临床使用，但它们的这些固有缺陷难以彻底解决，迫切需要寻找更合适的材料来制备人工瓣膜。合成高分子材料种类多、力学性能可调范围大、成本低，已经广泛应用于植入材料及器械，尤其是心血管植入材料及器械的制备中，这些优点使其成为人工心脏瓣膜材料及器械的一个好的选择方案。

人工瓣膜中曾经使用的高分子材料主要有聚氨酯、聚四氟乙烯、聚硅氧烷、合成橡胶等，因为这些聚合物的力学性能与人体瓣膜较为接近。但是，高分子瓣膜在临床和动物试验中也暴露出各种问题，如血栓、钙化、撕裂、硬化、降解等问题，其性能目前总体上还没有超越机械瓣膜或者生物瓣膜。寻找更好的高分子材料及加工工艺有望解决这些问题，推动其进入大规模临床应用，逐步取代现有的各类生物瓣膜。

1.3.4　组织工程瓣膜

组织工程的概念由美国麻省理工学院教授 Langer 在 20 世纪 80 年代提出，主要指利用生物活性物质作为骨架，通过体外培养的方法再造或者修复器官及组织的技术。在经历 30 多年的发展后，组织工程皮肤和组织工程软骨已经相继有产品问世，并得到美国食品和药物管理局（FDA）的批准用于临床使用，但是心血管方面的组织工程器官对材料的血液相容性提出了更高的要求，目前极少有进入临床应用的产品。心脏瓣膜作为心血管系统中一个结构和功能相对单一的部分，是心血管系统中最有希望获得突破的组织工程器官之一。

传统组织工程方式利用三维支架、细胞和诱导成分共同体外培养，从而获得组织工程器官。这种方法得到的器官含有活细胞，在运输储存过程中必须要维持细胞活性，给其临床应用带来了很大的困难。因此科学界提出了不含细胞的原位组织工程的概念，将具有生物诱导效应的不含细胞的支架直接植入人体需要修复的部位，在体内再细胞化，细胞在支架上附着生长不断分泌细胞外基质，对支架进行重塑，从而得到接近于原生的组织或者器官。这种方式的优点是避免了细胞来源和体外培养需要人为控制环境刺激条件等问题，但是由于需要原位再细胞化，对支架募集细胞的速度和程度提出了更高的要求。原位诱导的组织工程支架一般由两种方式得到，一是传统组织工程中使用的支架直接用于原位植入，二是将支架体外培养完成后进行脱细胞处理，只留下细胞外基质，这种支架由于来源于细胞，具有良好的组织诱导能力和生物相容性。

传统的人工生物瓣膜，包括机械瓣膜和生物瓣膜均为惰性物质，在体内会被免疫系统识别，因此存在血栓和寿命问题，无生物活性。组织工程瓣膜相比于这些生物瓣膜最大的优点是它可以最终形成人体自身的组织，因此没有排异反应，无须抗凝而且具有生物活性，真正实现组织再生和修复。

当前组织工程瓣膜应用较为成功的是瑞士 Xeltis 公司的超分子聚合物电纺丝瓣膜。该聚合物具有良好的力学性能，植入体内后可以募集细胞，进行心脏瓣膜的重塑，诱导细胞分泌细胞外基质，从而形成自体瓣膜。目前该公司制备的肺动脉瓣已经进入了临床试验阶段，其他种类的组织工程瓣膜还未有进入临床的报道。

参 考 文 献

[1]　Misfeld M, Sievers H H. Heart valve macro- and microstructure. Philosophical Transactions of the Royal Society B: Biological Sciences, 2007, 362(1484): 1421-1436.

[2]　Kunzelman K S, Cochran R P, Murphree S S, et al. Differential collagen distribution in the mitral valve and its influence on biomechanical behaviour. The Journal of Heart Valve Disease, 1993, 2(2): 236-244.

[3]　Cole W G, Chan D, Hickey A J, et al. Collagen composition of normal and myxomatous human mitral heart valves. Biochemical Journal, 1984, 219(2): 451-460.

[4]　Shingleton W D, Hodges D J, Brick P, et al. Collagenase: a key enzyme in collagen turnover. Biochemistry and Cell Biology, 1996, 74(6): 759-775.

[5]　Nordin M, Frankel V H. Basic Biomechanics of the Musculoskeletal System. Alphen aan den Rijn: Lippincott

Williams & Wilkins, 2001.

[6]　Kanta J. Elastin in the liver. Frontiers in Physiology, 2016, 7(12): 00491.

[7]　Debelle L, Tamburro A M. Elastin: molecular description and function. The International Journal of Biochemistry & Cell Biology, 1999, 31(2): 261-272.

[8]　Debelle L, Alix A J, Wei S M, et al. The secondary structure and architecture of human elastin. European Journal of Biochemistry, 1998, 258(2): 533-539.

[9]　Watkins J, Mathieson I. Connective tissues. Watkins J. The Pocket Podiatry Guide: Functional Anatomy. Edinburgh: Churchill Livingstone: 2009.

[10]　Flanagan T C, Pandit A. Living artificial heart valve alternatives: a review. European Cells and Materials, 2003, 6(1): 28-45.

[11]　Culav E M, Clark C H, Merrilees M J. Connective tissues: matrix composition and its relevance to physical therapy. Physical Therapy, 1999, 79(3): 308-319.

[12]　Filip D A, Radu A, Simionescu M. Interstitial cells of the heart valves possess characteristics similar to smooth muscle cells. Circulation Research, 1986, 59(3): 310-320.

[13]　Liu A C, Joag V R, Gotlieb A I. The emerging role of valve interstitial cell phenotypes in regulating heart valve pathobiology. The American Journal of Pathology, 2007, 171(5): 1407-1418.

[14]　Frater R W, Gong G, Hoffman D, et al. Endothelial covering of biological artificial heart valves. The Annals of Thoracic Surgery, 1992, 53(3): 371-372.

[15]　Hill A D, Folan-Curran J. Microappendages on the atrioventricular valves of the guinea pig. Journal of Anatomy, 1993, 182(Pt 3): 425-428.

[16]　Campbell J M. An artificial aortic valve. Journal of Thoracic Surgery, 1950, 19(2): 312-318.

[17]　Matloff J M, Collins J J, Sullivan J M, et al. Control of thromboembolism from prosthetic heart valves. The Annals of Thoracic Surgery, 1969, 8(2): 133-145.

[18]　Kozicka U A, Biernacka E K, Kowalski M, et al. Forty-three-years proper functioning of the Starr-Edwards tricuspid valve prosthesis in the patient with Ebstein's anomaly. Kardiologia Polska, 2013, 71(1): 106.

[19]　Hammermeister K E, Sethi G K, Henderson W G, et al. A comparison of outcomes in men 11 years after heart-valve replacement with a mechanical valve or bioprosthesis. New England Journal of Medicine, 1993, 328(18): 1289-1296.

[20]　Dasi L P, Simon H A, Sucosky P, et al. Fluid mechanics of artificial heart valves. Clinical and Experimental Pharmacology and Physiology, 2009, 36(2): 225-237.

[21]　程力剑, 张尔永, 黄旭中. St. Jude Regent 瓣的临床应用研究. 中国医师协会新血管外科医师分会第二届年会, 2006.

[22]　Lapeyre D M, Frazier O H, Conger J L, et al. In vivo evaluation of a trileaflet mechanical heart valve. ASAIO Journal, 1994, 40(3): M707-M713.

[23]　Cribier A, Eltchaninoff H, Bash A, et al. Percutaneous transcatheter implantation of an aortic valve prosthesis for calcific aortic stenosis: first human case description. Circulation, 2002, 106(24): 3006-3008.

[24]　Holoshitz N, Kavinsky C J, Hijazi Z M. The Edwards SAPIEN transcatheter heart valve for calcific aortic stenosis: a review of the valve, procedure, and current literature. Cardiology and Therapy, 2012, 1(1): 1-17.

[25]　Mahtta D, Elgendy I Y, Bavry A A. From CoreValve to Evolut PRO: reviewing the journey of self-expanding transcatheter aortic valves. Cardiology and Therapy, 2017, 6(2): 183-192.

[26] Bonhoeffer P, Boudjemline Y, Saliba Z, et al. Percutaneous replacement of pulmonary valve in a right-ventricle to pulmonary-artery prosthetic conduit with valve dysfunction. The Lancet, 2000, 356(9239): 1403-1405.

[27] Asnes J, Hellenbrand W E. Evaluation of the Melody transcatheter pulmonary valve and ensemble delivery system for the treatment of dysfunctional right ventricle to pulmonary artery conduits. Expert Review of Medical Devices, 2015, 12(6): 653-665.

[28] Holzer R J, Hijazi Z M. Transcatheter pulmonary valve replacement: state of the art. Catheterization and Cardiovascular Interventions, 2016, 87(1): 117-128.

[29] 潘文志, 周达新, 葛均波. 经导管二尖瓣置换术的应用现状与展望. 上海医药, 2017, 38(3): 11-15.

[30] Hu J J, Chen Y, Cheng S J, et al. Transcatheter mitral valve implantation for degenerated mitral bioprostheses or failed surgical annuloplasty rings: a systematic review and meta-analysis. Journal of Cardiac Surgery, 2018, 33(9): 508-519.

[31] Kefer J, Sluysmans T, Vanoverschelde J L. Transcatheter SAPIEN valve implantation in a native tricuspid valve after failed surgical repair. Catheterization and Cardiovascular Interventions, 2014, 83(5): 841-845.

[32] Navia J L, Kapadia S, Elgharably H, et al. Transcatheter tricuspid valve implantation of NaviGate bioprosthesis in a preclinical model. JACC: Basic to Translational Science, 2018, 3(1): 67-79.

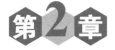

>>

介入生物瓣膜

生物心脏瓣膜置换技术主要包括外科开胸式瓣膜置换手术和微创介入式瓣膜置换手术。外科开胸式瓣膜置换手术创伤大、手术风险高。与外科开胸式瓣膜置换手术相比，微创介入式瓣膜置换手术具有创伤小、术后恢复快等优点。经导管介入式生物瓣膜置换手术给瓣膜疾病患者，特别是不能进行开胸手术的患者带来了新的希望。近年来，微创介入式心脏瓣膜植入产品开发在全球广泛开展，多个产品已获得上市批准。目前国内外已有一批成熟的介入生物心脏瓣膜产品供瓣膜疾病患者选用。美国 Medtronic 公司开发的自膨胀式主动脉瓣膜置换系统 CoreValve Evolut R 于2015 年获得美国 FDA 批准上市，美国 Edwards Lifesciences 公司的球扩式主动脉瓣膜 SAPIEN XT 和 SAPIEN 3 于 2016 年获得 FDA 批准上市。国内杭州启明医疗器械股份有限公司开发的经导管介入式主动脉瓣膜 Venus-A 产品于 2017 年获得了国家药品监督管理局（NMPA）上市批准，苏州杰成医疗科技有限公司的经心尖主动脉瓣介入瓣膜 J-Valve 和上海微创医疗器械（集团）有限公司的 VitaFlow 瓣膜，也已获得 NMPA 批准上市。目前全球已累计超过 20 万例患者从该治疗中获益。

2.2 介入生物瓣膜材料失效的机理

造成介入生物瓣膜材料失效的因素是多种多样的，下面对其中重要的几大因素包括钙化、内皮化困难、血栓原性、生物瓣膜的结构性退化等方面进行阐述。

2.2.1 钙化

钙化是因为钙离子在瓣膜上不断沉积结晶，从而使瓣膜变硬最后导致狭窄。生物瓣膜钙化的发生是一个复杂的长期过程，目前临床使用的介入生物瓣膜基本都是戊二醛交联的猪心包或牛心包组织，戊二醛交联生物瓣膜上会残留多余的醛基，其会成为钙离子的亲和位点，从而导致血液中的钙离子在瓣膜上逐渐沉积。此外，戊二醛交联生物瓣膜植入后的炎症作用会导致巨噬细胞分泌成骨因子，从而造成生物瓣膜的进一步钙化[1]。生物瓣膜钙化一般出现在瓣膜长期植入后，介入心脏瓣膜的钙化预期与外科生物瓣膜类似，在植入10年左右出现频率较高，是造成生物瓣膜失效的主要原因。因此，对现有生物瓣膜进行抗钙化处理以及开发性能更加优异的新型生物瓣膜材料可有效延长生物瓣膜的使用寿命，对介入生物瓣膜的临床使用具有重大意义。

2.2.2 内皮化困难

人体正常的心脏瓣膜是由胶原蛋白、弹性蛋白、糖蛋白以及内皮细胞和瓣间充质细胞等构成，具有复杂的结构。以人类主动脉瓣叶为例，其从结构上可以分成三层：主要由弹性蛋白组成的室肌，位于流入面表面；由放射状排列的胶原蛋白组成的纤维层，位于流出面表面；由富含氨基聚糖的糖蛋白和部分疏松排列的胶原构成的松质层，位于中间。瓣间充质细胞主要分布在瓣叶内部，瓣膜内皮细胞覆盖在瓣叶表面，是细胞外基质的重要保护屏障，而内皮细胞和间充质细胞的完整性和活性的保留是细胞外基质合成和自身修复所必需的[2]。

瓣膜的内皮细胞与血管中的内皮细胞作用相似，对维持瓣膜正常结构和功能具有以下重要作用：①细胞屏障作用。内皮细胞构成了瓣膜的屏障层，阻止血液成分或组织液成分的渗入，阻止钙盐沉积及血栓形成，预防瓣膜的变性和钙化。Lehner 等通过对瓣膜的组织病理学观察发现，若瓣膜内皮细胞缺失，血液成分渗入到瓣叶组织的胶原纤维间，瓣叶组织结构将变得疏松、紊乱[3]。透射电镜下观察到，瓣膜内含有类原纤维纤丝物、电子密度中等的无定形物、脂质以及糖胺聚糖等，易发生散在性的钙化灶。②内分泌功能。内皮细胞能通过膜受体途径感知血流动力学变化和血液传递的信号，并在接受物理和化学刺激后合成和分泌多种血管活性物质，如血调节因子、生长因子、一氧化氮（NO）、前列腺素、内皮素等，这些介质在局部发挥生物学效应。③抗血栓作用。内皮细胞分泌的前列腺素是强效的血小板聚集抑制剂。

戊二醛交联制备的生物瓣膜自身没有内皮细胞。此外，戊二醛的毒性会造成戊二醛交联生物瓣膜的内皮化困难等问题。因此，实现生物瓣膜的高效内皮化，可有效地延缓或防止生物瓣膜的衰坏、钙化，将可能从根本上解决现有生物瓣膜耐久性不足的难题，其是开发新型生物瓣膜的一个重要研究方向，具有非常重要的临床意义[4]。

2.2.3　血栓原性

生物瓣膜作为一类血管接触材料，其需要具有良好的血液相容性。对于介入生物心脏瓣膜，心脏内血液流速快，生物瓣膜的血液相容性相对也较好，因此形成血栓的概率小，介入生物瓣膜一般无须长期服用抗凝药。与机械瓣膜相比，尽管生物瓣膜被认为是避免长期抗凝的一个很好的选择，但近年来的数据分析显示，与人工生物瓣膜相关的血栓发生率依然较高[5]。最近，关于生物瓣膜置换术后的亚临床小叶血栓形成的报道进一步加剧了这一争论。传统上，超声心动图用来诊断瓣膜血栓形成；随着计算机断层扫描术（CT）的日益广泛应用，越来越多的瓣膜血栓病例得到诊断确认。生物瓣膜的血栓形成是导致急性或慢性生物瓣膜变性的主要原因之一。相关研究数据表明，在一个生物瓣膜临床试验中在两个注册中心有 13%的瓣膜置换患者其瓣叶运动减少与瓣叶血栓发生具有相关性[5-7]。

2.2.4　结构性退化

生物瓣膜易于发生结构性退化（SVD），这是一种由结缔组织钙化介导的多因素过程，会导致瓣膜功能障碍（狭窄和/或磨损和撕裂），降低瓣膜耐久性[8-10]。因此，瓣膜耐久性已成为当前主动脉瓣置换术中的基本问题。

关于 SVD 的诊断，经胸超声心动图（TTE）是评估人工生物瓣膜结构和功能的标准检查，主要包括美国心脏协会（AHA）/美国心脏病学会（ACC）指南推荐用于评估人工瓣膜植入后瓣膜血流动力学的初始 TTE 研究，以及欧洲心脏病学会建议在手术后 6～12 周进行基线评估[11]。对功能障碍的外科心脏瓣膜的治疗通常是重做手术。然而，再次外科瓣膜置换手术会导致患者的发病率和死亡率增加[12-14]，并且相当一部分患者拒绝再次进行外科开胸手术。因此，开发耐久性优异的微创介入式瓣膜系统已成为瓣膜置换患者的必然需求，具有非常重要的临床价值。

2.3　介入生物瓣膜材料的改性方法与原理

目前用来改进生物瓣膜材料性能的处理方法主要有两种：本体改性和表面修饰，其中本体改性主要是指采用不同的交联方式处理生物组织，表面修饰则是在生物瓣膜表面引入生物活性分子。

2.3.1　本体改性

异种组织的组分蛋白富含氨基酸侧基，如氨基、羧基、羟基等活性基团，为生物组织的化学交联提供了可能。戊二醛可以通过席夫碱键桥接使相邻的两个氨基之间发生交联，从而提高生物瓣膜的稳定性，降低免疫原性。商业上可用的生物瓣膜大多数是使用戊二醛交联的，以使它们抵抗酶降解。然而，戊二醛一般只能交联胶原蛋白，很难稳定弹性蛋白。弹性蛋白中赖氨酸衍生的氨基很少，而赖氨酸是戊二醛交联所必需的。在体内相关酶的作用下会发生弹性蛋白的降解，暴露的弹性蛋白可能会成为生物瓣膜的钙化位点，从而会导致生物瓣膜的失效。此外，戊二醛交联后残留的醛基是生物瓣膜钙化、细胞毒性和炎症的主要原因之一，戊二醛交联生物瓣膜可能在 12～15 年内发生失效。对生物瓣膜进行本体改性主要通过用非戊二醛交联剂来代替戊二醛对生物组织进行交联，从而减少生物心脏瓣膜的钙化，同时也能改善细胞相容性。前期报道的非戊二醛交联剂主要有环氧化合物[15, 16]、京尼平[17-23]和碳二亚胺（EDC）[24]等，然而这些交联剂会存在交联度低、机械性较差及耐久性较差等问题，从而限制了其进一步的临床应用。

核黄素光交联已在许多生物材料中得到应用。5-核黄素磷酸钠盐是核黄素的一种水溶性变体，已被用于催化蚕丝溶液在光照下向高弹性水凝胶的转变。核黄素光交联制备得到的胶原基支架已被用于半月板的组织工程支架。由于大多数生物组织的细胞外基质，包括心包膜等，主要由胶原蛋白和弹性蛋白组成，利用核黄素光交联心包膜获得的生物瓣膜材料表现出较好的弹性蛋白稳定性和抗钙化性能[25]。类似的方式还包括酶氧化交联等[26]。

我们经过一系列研究发现，通过引入自由基交联新技术，可以非常好地达到交联稳定细胞外基质组分[27, 28]的目的。该技术可通过简单的方式向生物组织中引入可聚合的活性位点及具有抗凝血性能的两性离子和类肝素功能单体，引发聚合反应，形成长链亲水聚合物与蛋白质分子间的稳定"桥接"，实现多位点、高密度和长距离交联，提高了生物组织中各组分在体内血流环境下的稳定性。同时，聚合物的引入能够有效屏蔽凝血应答系统的启动和活化位点，降低了生物组织的血栓原性，并缓解炎症反应，显著降低钙化。我们还采用 3,4-二羟基苯甲醛为基础的交联体系用以提升人工生物瓣膜的生物相容性，实验结果表明，其生物力学性能、血液相容性、抗钙化能力和细胞相容性均得到显著提升[29]。另外，我们还利用噁唑烷作为交联剂，开发出新型的非戊二醛交联瓣膜材料。相比于戊二醛交联瓣膜，目标噁唑烷瓣膜材料在表现出与传统的戊二醛瓣膜材料相当的力学性能和抗酶降解性能的同时，具有更加优异的生物相容性、内皮细胞黏附效果、抗凝血性能和抗钙化性能，有望实现在临床上的进一步应用[30]。

2.3.2　表面修饰

可以采用表面修饰的途径改善生物瓣膜的性能，如采用肝素修饰来改善血液相容性，修饰内皮生长因子来促内皮化等。海藻酸盐是一种通常由褐藻制备的阴离子聚合物，已被研究并用于许多生物医学目的。海藻酸盐具有良好的生物相容性、低毒性和相对低的成本。海藻酸钠会与钙离子等二价阳离子形成离子交联。多巴胺是一种生物神经递质，受赐贝黏附化学的启发，研究发现，多巴胺在水中会发生氧化-交联反应，形成聚多巴胺的复合层，对基质具有良好的结合能力。多巴胺相关的表面功能化已经在许多生物学应用中发展。我们采用多巴胺修饰的海藻酸盐涂层作为抗钙化的一种技术途径，这种涂层可利用钙离子和钠离子与海藻酸盐的动态离子交换过程，形成钙沉积的动态保护层，从而延缓或阻止生物瓣膜的钙化进程，延长生物瓣膜的使用寿命。

2.4　介入生物瓣膜材料的测试评价方法

2.4.1　材料结构表征

采用全反射红外光谱可以测定生物瓣膜材料上的特征官能团。从心包组织中切小块圆形样品，将样品压平，然后冷冻干燥，进行红外光谱测试。采用电感耦合等离子体发射光谱仪（ICP-OES）进行钙、磷等元素的含量分析。将生物瓣膜样品在高温强酸条件下溶解，取上清液使用 ICP-OES 分析生物瓣膜材料中的特定元素含量。热收缩温度的升高代表胶原蛋白等蛋白质稳定性的提高，可间接表征生物瓣膜材料交联状态及稳定性能，可采用差示扫描量热法实现生物瓣膜材料热收缩温度的测量。

2.4.2　生物瓣膜钙化性能表征

可以采用模拟体液对生物瓣膜材料进行体外钙化实验。将生物瓣膜浸泡在一定体积的模拟体液孵化后，将生物瓣膜取出，高温强酸下消解，加入去离子水稀释，通过 ICP-OES 测定生物瓣膜溶液中的钙元素和磷元素的含量。模拟体液中各种离子的浓度与人体血浆非常接近，pH 值也相近，可以最大限度地模拟人体血浆的浓度及微环境。

通过生物瓣膜材料的实验鼠皮下植入实验可以实现对生物瓣膜材料的体内钙

化程度评估。将生物瓣膜材料植入在大鼠背部两侧，在不同时间点取出生物瓣膜材料，高温强酸下消解后，测定目标生物瓣膜材料中钙、磷元素的含量。

2.4.3 生物瓣膜血栓原性表征

目标材料的非特异性蛋白质吸附往往会促进血小板黏附和凝血因子释放，从而形成血栓。白蛋白和纤维蛋白原作为血液中典型的蛋白质，普遍用于血液接触材料的血栓原性研究，通过测量白蛋白和纤维蛋白原在生物瓣膜上的吸附可以初步评价材料的血液相容性。将生物瓣膜灭菌后在荧光标记的牛血清白蛋白或纤维蛋白原中孵化后，用共聚焦显微镜等检测蛋白质吸附含量。

血小板黏附和激活是评价血栓原性的有效手段之一。将生物瓣膜材料与富血小板血浆分别在动态和静态条件下孵育，洗涤除去未结合的血小板，通过脱水脱醇干燥，通过电镜观察及免疫荧光染色（anti-CD61 标记血小板总量，anti-CD62P 标记激活血小板）等方法，评价材料的抗血小板黏附与激活能力。

2.4.4 生物瓣膜内皮化性能表征

生物瓣膜植入后接触血液可引发凝血、免疫反应等不良反应，而内皮细胞则在瓣膜和血液之间充当一个不可渗透的屏障，避免引起血栓和免疫反应。因此，快速内皮化对于血液接触材料至关重要，而内皮细胞的黏附和增殖则是血液接触材料内皮化的第一步，可用于初步评价生物瓣膜样品的内皮化性能。将剪切成小尺寸的生物瓣膜灭菌后置于细胞培养板中。将内皮细胞以一定密度接种在样品上，孵育一段时间后，采用 CCK-8 等检测试剂以测量细胞活性，采用荧光试剂标记细胞核和细胞骨架后用共聚焦显微镜进行观察分析，通过内皮细胞的黏附和增殖程度初步评估目标材料的内皮化性能。

2.4.5 生物瓣膜组分稳定性表征

生物瓣膜植入体内后，会接触血液中的蛋白酶，在蛋白酶作用下，瓣膜中的胶原蛋白和弹性蛋白会发生降解，从而影响生物瓣膜稳定性。体外酶降解实验是一种检验生物瓣膜抵抗蛋白酶降解能力的有效方法，可通过模拟体内蛋白酶环境，检验生物瓣膜的组分稳定性。将生物瓣膜冷冻干燥后浸泡于胶原蛋白酶或弹性蛋白酶溶液中孵化一段时间，冲洗并冷冻干燥后称量，通过计算干重损失率确定目标生物瓣膜材料的组分稳定性能。

2.4.6 生物瓣膜免疫反应表征

生物瓣膜作为异物植入体内后，会引发免疫反应。这种反应可能会造成生物瓣膜的结构损伤及钙化。在免疫反应过程中，免疫细胞发挥了主要作用。免疫细胞分泌的基质金属蛋白酶可能造成胶原蛋白的降解，同时，免疫细胞分泌的成骨因子也可能造成生物瓣膜的钙化。因此，通过免疫细胞与生物瓣膜的体外相互作用可初步评价生物瓣膜的免疫反应。生物瓣膜灭菌后和一定数量的激活的 THP-1 等细胞孵化一段时间后，通过聚合酶链式反应（PCR）检测基质金属蛋白酶 MMP-2、MMP-9及成骨因子 SGF、BMP-2 等的含量，评价生物瓣膜的免疫反应。

2.4.7 生物瓣膜力学性能表征

除上述各项性能的表征外，力学性能表征也是生物瓣膜非常重要的表征之一。生物瓣膜在植入体内后，长期处于交变应力的工作环境，在此复杂苛刻的条件下，力学性能对于生物瓣膜的寿命至关重要，可通过采用万能试验机等对生物瓣膜的力学性能进行评价。可通过单轴拉伸实验测定生物瓣膜的断裂强度。采取恒速率模式进行样品拉伸，记录应力-应变曲线，可用于生物瓣膜材料的力学性能评价。

2.4.8 相关评价标准

我国 2008 年颁发国标《心血管植入物　人工心脏瓣膜》，明确规定了人工心脏瓣膜上市前需要进行体外试验、临床前体内评价和临床评价的过程。体外试验主要包括流体力学试验（如脉动流试验、稳态流试验）和疲劳试验，以评价心脏瓣膜的耐久性和破坏性。为了获得动物体内反映人工心脏瓣膜预知性能及不可预知的副作用资料，在进入临床评价之前需要进行动物试验等临床前评价。

2.5 ▶ 介入生物瓣膜的前沿研究方向

当前介入生物瓣膜的前沿研究方向包括：可预装干燥瓣膜、抗钙化、抗凝血、促内皮化、免疫调节、防瓣周漏[31-33]。

2.5.1 可预装干燥瓣膜研究

随着介入瓣膜置换术临床经验的逐渐积累，其并发症逐渐减少，适应证有逐渐向更年轻的患者、中低危患者扩展的趋势。目前所有商业化的经导管微创介入生物瓣膜均采用湿膜装载方式,在应用过程中潜在问题逐渐凸显,包括:瓣膜耐久性不够,无法满足瓣膜患者年轻化趋势;瓣膜压缩尺寸难以进一步减小,减小了患者适应范围,限制瓣膜置入路径,增加了血管并发症;瓣膜术前装载过程烦琐和制造储运条件苛刻等缺陷限制其临床应用推广。可预装瓣膜系统省去了传统瓣膜清洗和装载时间,可满足临床应用中可能出现的紧急植入需求。

可预装干燥瓣膜技术从原理上避免了现有产品的上述缺陷。独特的干膜处理技术和表面改性处理技术使瓣叶更薄、更牢固、更耐久。瓣叶厚度的减小使得瓣膜压缩后的外形尺寸减小,而且该干膜处理工艺实现了瓣膜可预装至输送系统内,即拆即用,无须术前安装,缩短了手术时间,降低了患者术中等待瓣膜植入期间造成死亡的风险。可预装瓣膜系统无须将生物瓣膜放置于含有戊二醛的储存液中保存,可降低免疫原性风险引起的心内膜炎发生概率,增强宿主内皮细胞爬覆功能,降低瓣周漏和钙化的发生概率,提高瓣膜的耐久性。同时预装干燥瓣膜设计和工艺改进可增加瓣膜的有效开口面积,从而提供更好的血流动力学性能。

1. 可预装干燥生物瓣膜技术瓶颈背后的基础问题

目前国内外很多机构都在进行可预装干燥生物瓣膜的研究,已成为心血管材料及器械领域一个前沿热点[34]。可预装干燥生物瓣膜技术瓶颈背后的基础问题主要有:①现有的介入式生物瓣膜如果直接自然风干变为干燥生物瓣膜,瓣膜会改变其原有力学性能,在进入人体内后很难完全展开,无法起到瓣膜正常的生理功能;②介入式生物瓣膜的压握、装载过程对于其使用年限会带来负面影响。这个问题对于可预装干燥生物瓣膜来说更为严重,因为可预装干燥生物瓣膜一般需要以压握状态灭菌后保存较长时间,这就进一步加剧了压握预装载对生物瓣膜的负面影响,长时间压握的巨大应力会对瓣膜的纤维微观结构甚至化学交联造成破坏,从而加剧生物瓣膜的结构破坏,并且严重降低生物瓣膜的使用寿命。

理想的可预装干燥生物瓣膜材料需要满足的条件包括:①在长时间预装载压握之后能够快速展平,也就是要求可预装干燥生物瓣膜材料具有良好的回弹性从而抵抗外在压力。生物瓣膜材料能够在干燥状态保存,并在较长时间内不发生力学性能等显著变化。生物瓣膜在经过长时间压握后,经体内扩张能够迅速从折叠状态变为舒展状态,长时间的压握不会对瓣膜材料造成不可逆的损坏。②良好的综合性能,包括良好的抗钙化、抗降解、促内皮化、低的免疫原性等生物瓣膜需要的性能。

2. 瓣膜改性处理技术研究

通过添加如聚乙二醇、聚乙烯醇、植物油等改性剂,可使干态生物瓣膜材料在微观结构上保持胶原纤维、弹性纤维结构的完整性,并提高生物瓣膜材料的机械性能,实现瓣膜的褶皱自平复功能、装载压缩之后仍然保持良好的极限拉伸强度及耐久性。通过瓣膜表面覆膜技术,使用与瓣膜相匹配的柔性聚合物进行化合反应,在瓣膜表层形成一层平整、光滑、均匀的涂膜,获得干燥之后仍然保持柔韧性的瓣膜。同时,利用 3D 模拟以及生物力学动态仿真计算与试验相结合的方法,可以优化在瓣膜干燥过程中三维方向的最佳力学加载参数(压缩载荷及拉伸载荷),以保证获得物理性能最佳的干燥瓣膜。此外,采用溶液如液态二氧化碳,消除物相界面,使表面张力大幅降低,汽化瞬间带走水分,能够保持瓣膜微观拓扑结构的完整性。

3. 复合交联处理技术研究

传统戊二醛交联剂无法实现胶原蛋白之外的其他细胞外基质组分的交联。通过采用复合交联的处理技术,利用多种细胞外基质(如弹性蛋白、糖胺多糖)的靶向交联剂,可以进一步提升生物瓣膜整体的稳定性、抗皱功能和柔顺性。针对弹性蛋白,可以采用茶多酚类物质、单宁酸等,与弹性蛋白上的疏水段结合,抑制弹性蛋白的降解。针对糖胺多糖,采用新霉素类抗生素可以抑制糖胺多糖蛋白酶活性,减少糖胺多糖的降解。通过上述交联剂的组合使用,可以确保生物瓣膜组织结构的整体完整性和稳定性。

我们采用三种具有不同电荷特性的单体[丙烯酸钠(SAA)、2-甲基丙烯酰氧基乙基磷酰胆碱(MPC)和丙烯酰氧乙基三甲基氯化铵(DAC)]与戊二醛处理的瓣膜(GLU-PP)复合,并进行自由基聚合交联,分别获得了三种复合生物瓣膜(SAAH-PP、MPCH-PP 和 DACH-PP)[32]。折压模拟实验结果表明,折叠 10 天后,所有折压后的复合瓣膜均能在磷酸盐缓冲溶液(PBS)中快速恢复展开至初始状态,而传统的生物瓣膜在相同条件下无法恢复展开。此外,牛血清白蛋白吸附和血小板黏附试验表明,复合生物瓣膜 SAAH-PP 和 MPCH-PP 具有良好的抗蛋白吸附和抗血小板黏附能力。细胞培养研究表明,三种复合生物瓣膜均可促进内皮细胞的黏附和增殖。体内生物相容性研究表明,与戊二醛交联心包膜相比,复合生物瓣膜 MPCH-PP 可显著降低机体的免疫应答反应,聚 2-甲基丙烯酰氧基乙基磷酰胆碱杂化的策略有望成为制备具有优异生物相容性预装干燥瓣膜的有效方法。

2.5.2　抗钙化研究

生物瓣膜钙化是生物瓣膜衰坏的主要因素,钙盐沉积为其最显著的病理特征。心包膜是包在心脏外面的一层薄膜,目前临床使用的生物瓣膜主要是交联动物源心包膜。

综合当前应用以及文献报道，生物瓣膜钙化发生因素主要包括：①戊二醛醛基残留[35, 36]；②异种细胞残留[37-39]；③异种组织磷脂残留[39-41]；④高钙磷代谢[42-44]；⑤弹性蛋白降解[45-49]；⑥糖胺聚糖降解[50, 51]。

针对上述瓣膜钙化发生的引发因素，国内外研究的热点集中于：戊二醛交联优化处理技术、脱细胞技术、异种组织磷脂清除技术、高钙磷代谢调节技术等。

心脏瓣膜组织结构以及心包膜中主体细胞外基质主要包括：胶原蛋白纤维（50%～70%干重）、弹性蛋白纤维（10%～15%干重）以及富含糖胺聚糖的糖蛋白（5%～10%干重）等。这三种细胞外基质的结构完整性及稳定性都将对生物瓣膜钙化的发生产生一定影响。针对生物瓣膜胶原蛋白的戊二醛交联处理目前已经比较成熟，但是对弹性蛋白及糖胺聚糖降解的问题尚没有较好的解决方法。

当前对于戊二醛交联优化处理技术、脱细胞技术、异种组织磷脂清除技术、高钙磷代谢调节技术的研究论文数量较多。但对于如何实现弹性蛋白以及糖胺聚糖稳定交联的研究却比较少。因此，目前一些研究集中于开发弹性蛋白的化学交联处理和糖胺聚糖的降解抑制的基础理论以及前期可行性研究。具体研究动态如下：

1. 戊二醛交联优化处理技术

传统瓣膜交联处理一般采用戊二醛交联。戊二醛与胶原蛋白中的赖氨酸自由氨基形成共价键，使胶原蛋白交联。戊二醛交联处理是目前生物瓣膜化学交联的行业首选，其具有操作简单、成本低以及胶原蛋白交联程度高的特点。针对戊二醛醛基残留问题，奥地利维也纳大学 Grabenwöger 等[52]研究发现谷氨酸、甘氨酸、赖氨酸和二元胺等可拮抗残余醛基。通过 63 天皮下植入钙化实验发现，谷氨酸处理组钙化明显降低[(13±6)μg Ca/mg 组织干重（谷氨酸处理组）对比(158±18)μg Ca/mg 组织干重（未处理组）]。但是，由于动物源心包膜中另外两大组分，弹性蛋白及糖胺聚糖，不含有与戊二醛发生化学交联反应的活性氨基，因而单纯的戊二醛化学交联处理无法解决生物瓣膜弹性蛋白以及糖胺聚糖降解的技术问题。

氨基试剂已在以前的研究中用于消除戊二醛的毒性。我们利用外源性氨基供体，如精氨酸或赖氨酸，与碳二亚胺进行化学反应，开发了一种新的组织固定方法，以更好地稳定猪心包弹性蛋白[53]。与以往氨基试剂和剩余醛类反应的目的不同，此研究使用精氨酸或赖氨酸作为外源性的氨基给体，通过碳二亚胺化学作用，提供更多的氨基和交联位点与弹性蛋白中的羧基偶联，从而进一步稳定弹性蛋白，该策略能较好地保持生物瓣膜的结构完整性和稳定性。

2. 脱细胞技术

生物瓣膜异体细胞在经过戊二醛等交联剂固定后，虽然免疫原性有一定程度的降低，但是在生物瓣膜植入后仍会通过细胞凋亡的生物信号通路发生分解，成为细胞碎片。这些细胞碎片是钙化现象发生的重要诱导因素之一。英国利兹大学 Mirsadraee 等[54]对人心包组织去细胞化，应用低渗性缓冲液、十二烷基硫酸钠和核酸酶液，种植表皮成纤维细胞后，在小鼠皮下植入 3 个月，结果发现与新鲜及戊二醛预处理相比，去细胞化心包补片在体内钙化减轻。

3. 异种组织磷脂清除技术

生物瓣膜残留的异种组织磷脂，会与患者血液中的钙离子结合从而生成磷酸钙，导致钙化事件的发生。采用乙醇等醇类溶剂可以有效地萃取残留的异种组织磷脂，Vyavahare 等[55]在小鼠皮下包埋和羊二尖瓣替换实验中，乙醇预先浸泡的戊二醛交联猪主动脉瓣，能延缓其钙化变性。采用表面活性剂也可以清除生物瓣组织中的磷脂。Hirsch 等[56]发现十二烷基硫酸钠溶液浸泡生物瓣组织，能萃取大量酸性磷脂，进而可减少钙化或抑制细胞膜表面钙化。

4. 高钙磷代谢调节技术

正常心脏瓣膜表面附有单层内皮细胞，能够阻止血液成分或组织液成分的渗入、钙盐的沉积及血栓形成，预防瓣膜的变性和钙化。经戊二醛交联剂处理后的生物瓣膜，表面粗糙，植入受者体内后，由于血小板、纤维素等黏附，以及钙磷的渗入，易引起组织钙化衰败。南非开普敦大学 Trantina-Yates 教授等[57]发现由宿主内皮细胞覆盖的异种生物瓣膜可以有效地延缓生物瓣膜的钙化。同济大学附属东方医院汪进益等[58]发现已内皮化的组织工程瓣膜较非内皮化的组织工程瓣膜，其在体内的钙化程度明显减轻。

5. 弹性蛋白交联技术

弹性蛋白的降解断裂，是引发瓣膜钙化的另一重要因素。Bailey 等[59]发现当弹性蛋白降解后将导致钙化加重。法国兰斯大学 Hornebeck 等[60]研究发现基质金属蛋白酶在体内几乎能降解细胞外基质的所有成分。其中两种基质金属蛋白酶 2 和蛋白酶 9 均具有降解弹性蛋白的能力。宁夏医科大学附属医院顾继伟等[61]研究发现环氧氯丙烷处理的猪主动脉瓣膜，可以抑制基质金属蛋白酶 2 和蛋白酶 9 的表达，对猪主动脉瓣膜钙化的形成具有一定的抑制作用。然而，采用弹性蛋白酶抑制剂处理的方法仍存在一定的技术难度。生物瓣膜需要在植入瓣膜疾病患者之后有效工作 10 年以上，采用环氧氯丙烷处理的途径将面临很多技术挑战，如何设计药物缓释系统确保弹性蛋白酶抑制剂能够在十年以上的有效服役期内发挥作用还值得探讨。

可溶性原弹性蛋白分子主要通过锁链素结构进行交联结合，在自然界中形成不溶性弹性蛋白。体外对原弹性蛋白（TE）赖氨酰氧化酶（LOXL）作用形成锁链素，这是不溶性弹性蛋白的主要内部化学结合点。我们提出一种新的生物瓣膜制备策略，命名为"GLUT/TE/LOXL/EGCG"，利用外源性原弹性蛋白来增加弹性蛋白的含量和稳定性。与单独的多酚处理不同，外源性原弹性蛋白和赖氨酰氧化酶弹性蛋白富集策略能在有限的时间内稳定弹性蛋白，为生物瓣膜提供额外的不溶性弹性蛋白[30, 62]。

6. 糖胺聚糖降解抑制技术

糖胺聚糖（GAG）是细胞外基质的第三大组成部分。糖胺聚糖不含活性氨基，因而目前广泛使用的戊二醛交联处理技术无法实现糖胺聚糖的交联稳定性。糖胺聚糖的降解也是引发生物瓣膜钙化的另一重要因素。Jorge-Herrero 等[63]发现从心包膜组织中去除糖胺聚糖后会引起心包膜钙化加重。Ohri 等[64]发现引入外源性的糖胺聚糖可以减轻钙化。但是目前文献中对如何高效抑制糖胺聚糖的降解仍报道较少。

透明质酸和硫酸软骨素是心脏瓣膜中两种主要的糖胺聚糖类型。糖胺聚糖具有多糖的重复单元，和淀粉的结构非常相似。偏磷酸钠已被用于交联淀粉以改变其机械性能和稳定性。因此，使用偏磷酸钠交联糖胺聚糖可以获得更好的糖胺聚糖稳定性。我们通过使用外源透明质酸/硫酸软骨素和偏磷酸钠组合的方法可有效增加糖胺聚糖的含量和稳定性[65]。

2.5.3 抗凝血研究

与大多数血液接触器械一样，介入生物瓣膜作为一种长期接触血液的医用器械，对抗凝血性能有一定的要求[66]。生物瓣膜抗凝血的技术策略主要包括：①在瓣膜材料上通过物理或者化学的方式引入抗凝活性物质，例如，能够对凝血过程产生抑制作用的活性物质（如肝素等），实现对瓣膜材料抗凝血性能的提升；②对瓣膜材料进行亲/疏水、两性离子、特定官能团修饰改性，同样能够实现对瓣膜材料抗凝血性能的提升。

亲/疏水表界面改性技术是调控生物材料性能的有效技术策略，亲/疏水表界面改性可以提高生物材料的抗污（包括抗蛋白黏附、抗细胞黏附、抗凝血等）性能，因此，通过调控生物瓣膜材料的亲/疏水特性可以实现对材料抗凝血性能的提升。血栓的形成在很大程度上与蛋白质吸附和随后血小板和/或细胞在生物材料-血液界面上的黏附以及凝血的内在激活有关。因此，通过在生物瓣膜材料表面引入亲水改性活性物质，实现生物瓣膜材料血液接触表面抗污，防止其在体内的特异性蛋白质吸附，从而提高血液相容性。常见的亲水改性活性物质包括聚乙二醇等亲水聚合物[67]。

　　两性离子修饰改性也是提高材料抗凝血性能的重要策略。各种两性离子化合物，如磺基甜菜碱、磷酰胆碱或羧酸基甜菜碱等，可有效提高材料的抗凝血性能[68]。我们采用含磺基甜菜碱的功能聚合单体，与双键修饰的心包膜材料进行共同聚合交联，结果表明可以有效实现对心包膜材料抗凝血性能的提升[27]。

　　其他特定官能团修饰改性，如磺酸基团修饰，也可以提高生物瓣膜材料的抗凝血性能。我们发现通过引入磺酸功能单体——甲基丙烯酸 3-磺酸丙酯钾盐，与生物瓣膜材料共聚交联后可以提高抗凝血性能，其机理可能是磺酸功能单体修饰可以发挥类似于肝素的抗凝血功能[28]。

2.5.4　促内皮化研究

　　人体自身的瓣膜瓣叶含有内皮细胞，能够发挥其生理防御活性功能。然而，现有商用戊二醛交联心包膜瓣叶材料很难实现快速的内皮生长和覆盖，其中一个原因可能是由于戊二醛残留醛基细胞毒性较大，不利于人体内皮细胞生长。实现对植入生物瓣膜的内皮化，可以恢复其类似于人体天然内皮细胞的生理防御活性功能，包括阻止钙盐沉积及血栓形成，预防瓣膜的变性和钙化。

　　当前研究报道中对于人工介入生物瓣膜的促内皮化策略包括体外再内皮化和体内再内皮化。体外再内皮化，是指在体外对人工生物瓣膜进行内皮细胞的培养和增殖，然后将其植入体内。体内再内皮化，是指通过对人工生物瓣膜进行特殊的结构和功能设计，在植入后利用宿主内皮细胞的生长和繁殖实现再内皮化。

　　目前体外再内皮化的技术策略大多处于可行性基础研究阶段，很少有进入临床试验的报道。其原因在于体外再内皮化面临许多挑战，包括：①如何获得适合于患者个体的内皮细胞；②如何实现体外内皮细胞的快速生长和扩增；③如何在体外培养较长周期保证生物安全；④如何实现灭菌等。这些挑战导致当前的体外再内皮化技术策略大多停留在基础研究阶段。

　　相比于体外再内皮化，体内再内皮化具有更好的可行性。例如，可以采用特定具有促内皮化功能的生物信号分子对人工生物瓣膜材料进行修饰，促内皮化。常用于材料表界面修饰促内皮化的生物信息分子主要包括：①短肽链，如 REDV 等[69]；②抗体类，主要为内皮细胞或内皮祖细胞表面标志物的抗体，如 CD34 抗体等[70]；③生长因子，如 VEGF 等[71]。

2.5.5　低免疫原性改性研究

　　异体心包膜的免疫原性是引发钙化的主要因素之一。长期的临床试验表明，对于生物瓣膜产品，很大程度上仍然是心包膜免疫原性问题导致其失效。因此，如何进一步高效率去除其免疫原性，仍是一个待解决的重要问题。对心包膜进行戊二醛交联的其中一个目的是对其免疫原性位点进行封闭，这是一种依赖于戊二醛反应活性的外源性策略，其降低免疫原性效率有限。脱细胞处理被认为是一种可以有效降低免疫原性的方法。常规脱细胞方法主要包括物理法、化学法和酶解法。这些方法都可以实现脱细胞，降低免疫原性，但是将不可避免地导致细胞外基质结构破坏和成分丢失。因此，需要进一步优化降低心包膜免疫原性的技术方案。

基因工程为降低心包膜材料的免疫原性提供了另外一种重要技术途径。动物心包膜中表达的 α-1,3-半乳糖基转移酶（GGTA1）、CMPN-乙酰神经氨酸羟化酶（CMAH）和 β-1,4-N-乙酰氨基半乳糖转移酶 2（β4GaNT2）相关抗原是引起异种移植免疫排斥的主要因素[72]。有证据表明，将来源于 GGTA1 敲除猪的心包膜移植到灵长类动物受体时，灵长类受体的免疫排斥反应会大大减少。商业化生物瓣膜中依然存在 GGTA1 抗原，瓣膜钙化也会由于 GGTA1 抗体的存在而加剧，而对于 GGTA1 敲除猪的心包膜来说，其钙化程度会大幅降低。此外，CMAH 和 β4GaNT2 相关抗原已被证实可被人体 IgG/IgM 所识别，也是导致免疫排斥反应的主要抗原。

2.5.6　防瓣周漏研究

现行的介入式生物瓣膜与植入部位轮廓吻合会存在匹配差异，易出现不同程度的瓣周漏。一旦患者植入的瓣膜出现中重度瓣周漏，将会增加左心室负荷，影响左心室重构，增加患者中远期的死亡率。

现有防瓣周漏技术策略主要包括：添加聚合物裙边材料、细胞外基质裙边材料、自适应可控形变水凝胶裙边材料等。常用的聚合物裙边材料包括聚对苯二甲酸乙二醇酯材料；常用的细胞外基质裙边材料包括动物心包膜材料等；通过柔性细胞外基质裙边材料与瓣架结构的组合设计，可实现在瓣架展开过程中柔性细胞外基质裙边材料的回缩堆叠，有效减小瓣膜与血管内壁空隙尺寸，降低瓣周漏现象。水凝胶材料因其自身的吸水膨胀与柔性特性，是一种优异的防瓣周漏材料。

瓣周漏效果研究，具体包括体外和体内测试两部分。体外测试是利用瓣膜脉动流试验台模拟符合人体心脏血液流动的力学环境，设计形状不规则、不同轮廓的瓣膜卡具，研究血液动态模拟条件下测试瓣膜两侧压差、判断瓣周漏情况。体内测试是建立动物瓣周漏模型，进行经导管瓣膜手术，将瓣膜植入动物的心脏瓣膜病变部位，通过不同显影技术判断防周漏效果。

参 考 文 献

[1]　Lindman B R, Bonow R O, Otto C M. Current management of calcific aortic stenosis. Circulation Research, 2013, 113(2): 223-237.

[2] 吴松. 脱细胞异种心脏瓣膜/可降解聚合材料构建复合组织工程瓣膜的初步试验研究. 北京: 中国协和医科大学, 2007.

[3] Lehner G. Endothelialized biological heart valve prostheses in the non-human primate model. European Journal of Cardio-Thoracic Surgery: Official Journal of the European Association for Cardio-Thoracic Surgery, 1997, 11(3): 498.

[4] 郑奇军, 蔡振杰, 刘维永. 生物瓣再内皮化研究的进展. 中华实验外科杂志, 2004, 21(11): 1407-1408.

[5] Sachdev S, Bardia N, Nguyen L, et al. Bioprosthetic valve thrombosis. Cardiology Research, 2018, 9(6): 335-342.

[6] Cigarroa R, Elmariah S. Anticoagulation management after transcatheter and surgical valve replacement. Current Treatment Options in Cardiovascular Medicine, 2018, 20(5): 1-13.

[7] Lim W Y, Lloyd G, Bhattacharyya S. Mechanical and surgical bioprosthetic valve thrombosis. Heart (British Cardiac Society), 2017, 103(24): 1934-1941.

[8] Rodriguez-Gabella T, Voisine P, Puri R S, et al. Aortic bioprosthetic valve durability: incidence, mechanisms, predictors, and management of surgical and transcatheter valve degeneration. Journal of the American College of Cardiology, 2017, 70(8): 1013-1028.

[9] Simonato M, Dvir D. Transcatheter aortic valve replacement in failed surgical valves. Heart (British Cardiac Society), 2019, 105(suppl 2): s38-s43.

[10] Salaun E, Clavel M A, Rodés-Cabau J, et al. Bioprosthetic aortic valve durability in the era of transcatheter aortic valve implantation. Heart (British Cardiac Society), 2018, 104(16): 1323-1332.

[11] Vahanian A, Alfieri O, Andreotti F, et al. Guidelines on the management of valvular heart disease (version 2012): the joint task force on the management of valvular heart disease of the European Society of Cardiology(ESC) and the European Association for Cardio-Thoracic Surgery (EACTS). European Heart Journal, 2013, 66(2): E1-E42.

[12] Onorati F, Biancari F, de Feo M, et al. Outcome of redo surgical aortic valve replacement in patients 80 years and older: results from the multicenter RECORD Initiative. Annals of Thoracic Surgery, 2014, 97(2): 537-543.

[13] Leontyev S, Borger M A, Davierwala P, et al. Redo aortic valve surgery: early and late outcomes. The Annals of Thoracic Surgery, 2011, 91(4): 1120-1126.

[14] Balsam L B, Grossi E A, Greenhouse D G, et al. Reoperative valve surgery in the elderly: predictors of risk and long-term survival. The Annals of Thoracic Surgery, 2010, 90(4): 1195-1201.

[15] Shen S H, Sung H W, Tu R, et al. Characterization of a polyepoxy compound fixed porcine heart valve bioprosthesis. Journal of Applied Biomaterials, 1994, 5(2): 159-162.

[16] Sung H W, Hsu H L, Shih C C, et al. Cross-linking characteristics of biological tissues fixed with monofunctional or multifunctional epoxy compounds. Biomaterials, 1996, 17(14): 1405-1410.

[17] Sung H W, Huang R N, Huang L L H, et al. Feasibility study of a natural crosslinking reagent for biological tissue fixation. Journal of Biomedical Materials Research, 1998, 42(4): 560-567.

[18] Chang Y, Tsai C C, Liang H C, et al. In vivo evaluation of cellular and acellular bovine pericardia fixed with a naturally occurring crosslinking agent (genipin). Biomaterials, 2002, 23(12): 2447-2457.

[19] Sung H W, Huang R N, Huang L L, et al. In vitro evaluation of cytotoxicity of a naturally occurring cross-linking reagent for biological tissue fixation. Journal of Biomaterials Science, Polymer Edition, 1999, 10(1): 63-78.

[20] Sung H W, Chang W H, Ma C Y, et al. Crosslinking of biological tissues using genipin and/or carbodiimide. Journal of Biomedical Materials Research, Part A, 2003, 64(3): 427-438.

[21] Liang H C, Chang Y, Hsu C K, et al. Effects of crosslinking degree of an acellular biological tissue on its tissue

regeneration pattern. Biomaterials, 2004, 25(17): 3541-3552.

[22] Sung H W, Liang I L, Chen C N, et al. Stability of a biological tissue fixed with a naturally occurring crosslinking agent (genipin). Journal of Biomedical Materials Research, 2001, 55(4): 538-546.

[23] Sung H W, Chang Y, Chiu C T, et al. Mechanical properties of a porcine aortic valve fixed with a naturally occurring crosslinking agent. Biomaterials, 1999, 20(19): 1759-1772.

[24] Zeeman R, Dijkstra P J, van Wachem P B, et al. Successive epoxy and carbodiimide cross-linking of dermal sheep collagen. Biomaterials, 1999, 20(10): 921-931.

[25] Lei Y, Guo G Y, Wang Y B, et al. Riboflavin photo-cross-linking method for improving elastin stability and reducing calcification in bioprosthetic heart valves. Xenotransplantation, 2019, 26(2): e12481.

[26] Lei Y, Yang L, Wang Y B, et al. EGCG and enzymatic cross-linking combined treatments for improving elastin stability and reducing calcification in bioprosthetic heart valves. Journal of Biomedical Materials Research, Part B: Applied Biomaterials, 2018, 107(5): 1551-1559.

[27] Yang F, Xu L P, Wang Y B, et al. Polyzwitterion-crosslinked hybrid tissue with antithrombogenicity, endothelialization, anticalcification properties. Chemical Engineering Journal, 2021, 410: 128244.

[28] Guo G Y, Jin L H, Wang Y B, et al. A method for simultaneously crosslinking and functionalizing extracellular matrix-based biomaterials as bioprosthetic heart valves with enhanced endothelialization and reduced inflammation. Acta Biomaterialia, 2021, 119: 89-100.

[29] Wu B G, Zheng C, Wang Y B, et al. Cross-linking porcine pericardium by 3,4-dihydroxybenzaldehyde: a novel method to improve biocompatibility of bioprosthetic valve. Biomacromolecules, 2021, 22(2): 823-836.

[30] Yu T, Chen X T, Wang Y B, et al. Nonglutaraldehyde treated porcine pericardium with good biocompatibility, reduced calcification and improved anti-coagulation for bioprosthetic heart valve applications. Chemical Engineering Journal, 2021, 414(15): 128900.

[31] Lei Y, Deng L, Wang Y B, et al. Hybrid pericardium with VEGF-loaded hyaluronic acid hydrogel coating to improve the biological properties of bioprosthetic heart valves. Macromolecular Bioscience, 2019, 19(6): e1800390.

[32] Guo G Y, Jin W Y, Wang Y B, et al. Hydrogel hybrid porcine pericardium for the fabrication of a pre-mounted TAVI valve with improved biocompatibility. Journal of Materials Chemistry B, 2019, 7(9): 1427-1434.

[33] Mylotte D, Andalib A, Thériault-Lauzier P, et al. Transcatheter heart valve failure: a systematic review. European Heart Journal, 2015, 36(21): 1306-1327.

[34] Feng Y, Zhao Z G, Baccaro J, et al. First-in-man implantation of a pre-packaged self-expandable dry-tissue transcatheter aortic valve. European Heart Journal, 2018, 39(8): 713.

[35] Vyavahare N R, Jones P L, Hirsch D, et al. Prevention of glutaraldehyde-fixed bioprosthetic heart valve calcification by alcohol pretreatment: further mechanistic studies. Journal of Heart Valve Disease, 2000, 9(4): 561-566.

[36] 郭宇红, 吴忠仕, 胡建国, 等. 戊二醛固定的牛颈静脉带瓣管道的钙化实验研究. 中国现代医学杂志, 2004, 14(9): 90-92.

[37] Collatusso C, Roderjan J G, Vieira E D, et al. Decellularization as an anticalcification method in stentless bovine pericardium valve prosthesis: a study in sheep. Brazilian Journal of Cardiovascular Surgery, 2011, 26(3): 419-426.

[38] Gunning G M, Murphy B P. The effects of decellularization and cross-linking techniques on the fatigue life and calcification of mitral valve chordae tendineae. Journal of the Mechanical Behavior of Biomedical Materials, 2016,

57: 321-333.

[39]　朱晓明. 不同方法脱猪主动脉瓣膜细胞的对比研究. 郑州: 郑州大学, 2007.

[40]　杨帅, 杨岷. 心脏生物瓣膜材料相关免疫反应及其预防进展. 世界最新医学信息文摘(电子版), 2013, 13(28): 23, 15.

[41]　薛红. 组织工程心脏瓣膜的材料特点及临床应用. 中国组织工程研究与临床康复, 2009, 13(12): 2333-2336.

[42]　高峰. 腹膜透析患者钙磷代谢及心脏瓣膜钙化的相关研究. 大连: 大连医科大学, 2007.

[43]　郭春艳, 王佩显. 老年钙化性心脏瓣膜病与钙磷代谢. 中国老年学杂志, 2004, 24(12): 1127-1128.

[44]　骆琼华. 尿毒症患者钙磷代谢紊乱与心脏瓣膜钙化的相关性分析. 中国伤残医学, 2015, 23(4): 131-132.

[45]　王晓亚. 原花青素交联弹性蛋白的性能研究. 上海: 华东师范大学, 2014.

[46]　周建业. 弹性纤维与钙化的关系. 全国心脏瓣膜外科学术会议论文集. 合肥: 中华医学会胸心血管外科学分会, 2005.

[47]　Perrotta I, Russo E, Camastra C, et al. New evidence for a critical role of elastin in calcification of native heart valves: immunohistochemical and ultrastructural study with literature review. Histopathology, 2011, 59(3): 504-513.

[48]　Bailey M T, Pillarisetti S, Xiao H, et al. Role of elastin in pathologic calcification of xenograft heart valves. Journal of Biomedical Materials Research, Part A, 2003, 66(1): 93-102.

[49]　Singla A, Lee C H. Effect of elastin on the calcification rate of collagen-elastin matrix systems. Journal of Biomedical Materials Research, 2002, 60(3): 368-374.

[50]　Raghavan D, Simionescu D T, Vyavahare N R. Neomycin prevents enzyme-mediated glycosaminoglycan degradation in bioprosthetic heart valves. Biomaterials, 2007, 28(18): 2861-2868.

[51]　Raghavan D, Shah S R, Vyavahare N R. Neomycin fixation followed by ethanol pretreatment leads to reduced buckling and inhibition of calcification in bioprosthetic valves. Journal of Biomedical Materials Research, Part B: Applied Biomaterials, 2010, 92(1): 168-177.

[52]　Grabenwöger M, Grimm M, Eybl E, et al. Decreased tissue reaction to bioprosthetic heart valve material after L-glutamic acid treatment. A morphological study. Journal of Biomedical Materials Research, 1992, 26(9): 1231-1240.

[53]　Lei Y, Jin W Y, Wang Y B, et al. Bioprosthetic heart valves' structural integrity improvement through exogenous amino donor treatments. Journal of Materials Research, 2018, 33(17): 2576-2585.

[54]　Mirsadraee S, Wilcox H E, Watterson K G, et al. Biocompatibility of acellular human pericardium. Journal of Surgical Research, 2007, 143(2): 407-414.

[55]　Vyavahare N, Hirsch D, Lerner E, et al. Prevention of bioprosthetic heart valve calcification by ethanol preincubation efficacy and mechanisms. Circulation, 1997, 95(2): 479-488.

[56]　Hirsch D, Drader J, Thomas T J, et al. Inhibition of calcification of glutaraldehyde pretreated porcine aortic valve cusps with sodium dodecyl sulfate: preincubation and controlled release studies. Journal of Biomedical Materials Research, 1993, 27(12): 1477-1484.

[57]　Trantina-Yates A E, Human P, Bracher M, et al. Mitigation of bioprosthetic heart valve degeneration through biocompatibility:in vitro versus spontaneous endothelialization. Biomaterials, 2001, 22(13): 1837-1846.

[58]　汪进益, 邬宏宇, 范慧敏, 等. 异种生物心脏瓣膜内皮化在体钙化的实验研究. 同济大学学报(医学版), 2005, 26(5): 1-3.

[59]　Bailey M, Xiao H, Ogle M, et al. Aluminum chloride pretreatment of elastin inhibits elastolysis by matrix

metalloproteinases and leads to inhibition of elastin-oriented calcification. The American Journal of Pathology, 2001, 159(6): 1981-1986.

[60] Hornebeck W, Emonard H, de Monboisse J C, et al. Matrix-directed regulation of pericellular proteolysis and tumor progression. Seminars in Cancer Biology, 2002, 12(3): 231-241.

[61] 顾继伟, 王云, 万荣华, 等. 环氧氯丙烷防止去细胞生物瓣膜钙化的初步研究. 宁夏医学杂志, 2009, 5: 397-398.

[62] Lei Y, Xia Y S, Wang Y B. The tropoelastin and lysyl oxidase treatments increased the content of insoluble elastin in bioprosthetic heart valves. Journal of Biomaterials Applications, 2018, 33(5): 637-646.

[63] Jorge-Herrero E, Fernández P, Gutiérrez M, et al. Study of the calcification of bovine pericardium: analysis of the implication of lipids and proteoglycans. Biomaterials, 1991, 12(7): 683-689.

[64] Ohri R, Hahn S K, Hoffman A S, et al. Hyaluronic acid grafting mitigates calcification of glutaraldehyde-fixed bovine pericardium. Journal of Biomedical Materials Research, Part A, 2004, 70(2): 328-334.

[65] Lei Y, Ning Q G, Wang Y B, et al. Exogenous hyaluronic acid and chondroitin sulfate crosslinking treatment for increasing the amount and stability of glycosaminoglycans in bioprosthetic heart valves. Journal of Materials Science: Materials in Medicine, 2019, 30(3): 1-8.

[66] Ippel B D, Dankers P Y W. Introduction of nature's complexity in engineered blood-compatible biomaterials. Advanced Healthcare Materials, 2018, 7(1): 1700505.

[67] Wei Q, Becherer T, Angioletti-Uberti S, et al. ChemInform abstract: protein interactions with polymer coatings and biomaterials. Cheminform, 2015, 45(43): 8004-8031.

[68] Li Q, Imbrogno J, Belfort G, et al. Making polymeric membranes antifouling via "grafting from" polymerization of zwitterions. Journal of Applied Polymer Science, 2015, 132(21): 41781.

[69] Yang L, Huang X Y, Wang Y B, et al. Pre-mounted dry TAVI valve with improved endothelialization potential using REDV-loaded PEGMA hydrogel hybrid pericardium. Journal of Materials Chemistry B, 2020, 8(13): 2689-2701.

[70] Moonen J R A J, Krenning G, Brinker M G L, et al. Endothelial progenitor cells give rise to pro-angiogenic smooth muscle-like progeny. Cardiovascular Research, 2010, 86(3): 506-515.

[71] Lei Y, Deng L, Wang Y B, et al. Hybrid pericardium with VEGF-loaded hyaluronic acid hydrogel coating to improve the biological properties of bioprosthetic heart valves. Macromolecular Bioscience, 2019, 19(6): 1800390.

[72] Liang R, Fisher M, Yang G G, et al. Alpha 1,3-galactosyltransferase knockout does not alter the properties of porcine extracellular matrix bioscaffolds. Acta Biomaterialia, 2011, 7(4): 1719-1727.

第**3**章

>>

合成高分子瓣膜

合成高分子瓣膜的发展需求

目前临床上用于心脏瓣膜置换的产品主要为机械瓣膜和生物瓣膜，已取得了不错的治疗效果，但它们仍存在如血栓形成、钙化和结构退化等问题，在很多方面还需要进一步优化提高。合成高分子材料是研究最为广泛的瓣膜材料之一[1]，合成高分子瓣膜的研究和开发由于早期的挫折而进展缓慢，近年来随着材料科学的发展出现了一系列性能更为优异的聚合物材料[2]，使人们重新开始对合成高分子瓣膜展开研究。理想情况下，合成高分子瓣膜应同时具备机械瓣膜的耐久性和生物瓣膜的血液相容性，并消除机械瓣膜的血栓问题和生物瓣膜的耐久性差等问题。此外，组织工程瓣膜是另一种瓣膜置换治疗的新概念，因其使用合成的可生物降解聚合物作为支架材料，引起了人们对可降解聚合物材料的关注[3]。因此，开发性能更加优异的合成高分子瓣膜已成为研究者的关注焦点。在过去数十年里，随着聚合物材料合成方法和结构修饰的巨大进步，出现了一系列具有优异生物稳定性和力学性能的新型聚合物材料。这些新材料具有易于工程设计和良好血流动力学特性的优点，为发展性能优异的合成高分子瓣膜带来了新的希望[4, 5]。

3.2 合成高分子瓣膜的材料类别

合成高分子心脏瓣膜要成为瓣膜治疗的可行替代方案，不仅要具有良好的生物稳定性、血液相容性、抗凝血、抗降解和抗钙化等特性，还要具有良好的内皮细胞亲和力等，这些关键特性限制了聚合物心脏瓣膜的材料选择。聚合物材料的选择是发展合成高分子心脏瓣膜的一个关键因素，因为它决定了瓣膜的耐久性和生物相容性。理论上，合成高分子瓣膜材料由于能够提供更好的血流动力学和优异的耐久性，具有克服机械瓣膜和生物瓣膜相关临床问题的潜力，如血栓栓塞、抗凝治疗的副作用和瓣膜功能的失效等。接下来对已报道的基于不同合成高分子的瓣膜材料进行介绍。

3.2.1 聚硅氧烷

聚硅氧烷是通过缩合反应或加成反应或自由基聚合得到的一系列高弹性的材料，是分子主链上具有不同数目硅原子和氧原子的高分子聚合物，其主链的硅原子上可连接不同种类的基团。这些材料由于具有良好的生物稳定性、生物相容性及抗疲劳特性而被广泛应用于医疗器械领域。

早期研究的聚硅氧烷瓣膜材料包括 Silatic 50（Ellay Rubber 公司）和 SE-555（通用电气公司）等[6]。虽然其中一些聚硅氧烷瓣膜在频率为 58Hz 的体外加速实验中经历了 7.86 亿次循环（相当于瓣膜在 80 次/min 的频率下工作 18 年）后仍能保持完整，但由于临床试验后出现患者死亡率过高的情况，该研究项目没有继续进行[7, 8]。这些患者的死亡大多是由于临床并发症而不是由于瓣叶失效，另有患者是由于发生了栓塞。之后牛津大学 Gerring 团队利用道康宁公司的硅橡胶 5505 制成瓣膜。在小牛肺动脉模型植入的实验结果表明，目标瓣膜具有良好的耐久性，植入后可使用长达 30 个月，但 7 例动物模型中有 2 例因血栓栓塞而死亡[9]。有研究使用室温硫化硅树脂（RTV-615）制成瓣膜，其可在频率为 21Hz 的体外加速试验中实现 0.65 亿～2.8 亿次循环[10]。

目前聚硅氧烷瓣膜没有进入临床应用，其主要原因是现有材料仍然存在血液相容性及耐久性不足等问题。

3.2.2 聚四氟乙烯及膨体聚四氟乙烯

聚四氟乙烯（PTFE）是一种高结晶度的含氟均链聚合物，由于其具有强的 C—C 键和 C—F 键，此类材料表现出较强的惰性和低表面能等性质。PTFE 的惰性使其具有良好的生物相容性，因此被广泛应用在医疗器械领域中。早期 PTFE 瓣膜的临床研究结果表明，PTFE 瓣膜材料在植入人体后会出现变硬、钙化及撕裂的问题[11]。

膨体聚四氟乙烯（ePTFE）是具有特殊多孔结构的聚四氟乙烯，其在血管移植中的应用较为广泛。ePTFE 在机械性能方面有较好的改进，有研究报道 ePTFE 瓣膜在羊植入模型中可实现长达 34 周的植入[12]，但结果发现半数植入的瓣膜出现了硬化及钙化，这说明现有 ePTFE 瓣膜材料仍存在一些问题，导致其难以实现大规模临床应用。

3.2.3　聚氨酯

聚氨酯具有由硬晶体段和软弹性体段嵌段组成的两相微结构，通过调节其组成比例可以调节其刚度和弹性。聚氨酯具有良好的血液相容性、血流动力学和机械性能，使其成为心血管材料开发中一种极具吸引力的材料。聚氨酯通常含有易降解的化学键，其降解可能是由于水解或者氧化，且受金属离子、酶和机械应力的影响[13]，最后导致机械性能的丧失和裂痕的产生。聚氨酯材料抵抗降解的能力始终是人们关注的基本问题。早期报道的聚醚聚氨酯（PEU）和聚醚聚氨酯脲（PEUU）易受降解的影响。在随后的研究中对聚氨酯材料的耐水解性能进行很大的改进，如通过调节聚酯软段基材料制备得到系列耐水解的聚氨酯材料，主要包括聚碳酸酯聚氨酯（PCU）、含有聚硅氧烷软段的聚氨酯材料以及含有多面体低聚硅氧烷纳米颗粒（POSS）的聚碳酸酯基材料等。

早期报道的 PEU 聚氨酯瓣膜替换手术中患者存活了数月[14]，此类聚氨酯瓣膜材料发现存在纤维蛋白沉积导致狭窄和栓塞等问题。另一种 PEUU 聚氨酯瓣膜在大动物瓣膜植入实验中进行了 18 个月，但仍存在钙化、血栓形成及降解的问题。

随后有研究利用 PCU 聚氨酯材料制备瓣膜，此类瓣膜具有优异的耐久性能，在体外加速实验中可以达到 4 亿～6.5 亿次循环的寿命。但在幼年牛犊的植入实验中出现了产生大量的血栓性沉积物和外源性钙化等问题[15]。

Bernacca 团队使用含有聚硅氧烷柔性段的聚氨酯制备瓣膜，目标瓣膜血流动力学性能良好。在植入动物体内 6 个月后的实验结果表明瓣膜表面无明显的血栓和钙化生成，瓣膜材料无明显的退化迹象[16]。

为了改进耐受降解的能力，有研究开发了含有 POSS 的聚氨酯瓣膜材料[17]，结果显示，与生物瓣膜相比，此类聚合物瓣膜材料具有较好的耐久性。

3.2.4　其他类型聚合物

除上述的聚合物材料外，近年来，其他类型的聚合物材料及合成高分子瓣膜也相继被研究报道。其中，Innovia 公司开发了一种新型弹性聚合物材料，其是一种聚烯烃材料聚（苯乙烯-*b*-异丁烯-*b*-苯乙烯）[poly(styrene-*b*-isobutylene-*b*-styrene)，SIBS]，体外研究表明，它具有抗氧化、抗酸水解、生物稳定性好等优点[18, 19]，其作为潜在的人工瓣膜材料引起了人们的广泛关注。将其制备成瓣膜，绵羊主动脉瓣膜模型植入实验结果表明，瓣膜植入 20 周后会出现钙化和血栓的形成。我们的研究发现，将此聚合物材料通过细胞外基质涂层等方式进一步改性，该种瓣膜材料的生物相容性、抗钙化性能、抗凝血性能以及促内皮细胞生长等性能均可得到进一步的提高[20]。Innovia 公司后续还开发了一种交联瓣膜材料——XSIBS，其可以有效改善血流动力学和降低血栓形成的概率。

另外也有一些聚合物瓣膜是由聚乙烯醇（PVA）制成的[21]。聚乙烯醇具有良好的机械性能，但其生物稳定性和抗钙化性能尚未得到研究。有研究进一步表明，聚乙烯醇瓣膜通过细菌纤维素复合可以模拟天然瓣膜的各向异性力学性能[22]；通过透明质酸涂层可以有效改善开口面积、减轻反流和凝血。

有研究报道了一种基于多面体低聚硅氧烷和聚碳酸聚氨酯聚合物的新型纳米复合聚合物，该新型纳米复合材料具有优良的机械性能，同时表现出良好的生物相容性、生物稳定性、抗血栓及抗钙化性能[23]。更重要的是，此材料制备的瓣膜在植入后可吸附外周干细胞，促进内皮细胞的增殖和分化，实现瓣膜材料的快速原位内皮化，这类新型纳米复合材料有可能成为研发心脏瓣膜的理想材料之一。

3.3 经导管微创介入高分子瓣膜

基于心包膜等生物瓣膜材料已被成功应用于经导管介入心脏瓣膜的开发，合成高分子瓣膜同样可以通过结构设计制备成经导管介入心脏瓣膜。与心包类材料相比，合成高分子瓣膜具有两个明显的优点：一是制造成本低，质量更容易控制；二是压握尺寸更小，可被压握进管径更小的导管中进行输送，减小输送过程中造成的血管损伤。

经导管介入合成高分子瓣膜最早采用的瓣膜材料为聚氨酯类材料。经皮瓣膜技术（Percutaneous Valve Technologies）公司基于三叶瓣设计将聚氨酯做成瓣叶并缝制在不锈钢支架上，制备成球扩式经导管介入心脏瓣膜。该公司于2000 年进行了首例羊动物模型植入，并取得了较好的结果[24]。随后，该公司将聚氨酯材料换成经牛心包膜制成的生物瓣膜。2004 年，该生物瓣膜被 Edwards Lifesciences 公司收购，发展成为目前被广泛使用的 SAPIEN 瓣膜。其他合成高分子介入心脏瓣膜也陆续被报道，其瓣叶设计大多为三叶瓣设计。来自德国亚琛的研究者将聚氨酯三叶瓣固定在镍钛合金支架上，得到自膨式介入心脏瓣膜。将其植入羊的肺动脉处，植入 4 周后的实验结果表明该瓣膜具有良好的血流动力学特性，无明显的钙化发生[图 3.1（a）][25, 26]。纽约州立大学石溪分校的Claiborne 及其同事利用三个镍钛合金丝制备成介入瓣膜瓣架，并将聚苯乙烯-聚异丁烯-聚苯乙烯（SIBS）材料制成的瓣叶缝制在瓣架上，体外模拟实验结果表明目标瓣膜具有较好的流体力学等性能[图 3.1（b）][27]。来自伦敦大学学院（UCL）的 Seifalian

团队利用笼型聚倍半硅氧烷-聚碳酸酯聚氨酯（POSS-PCUU）材料制备成瓣叶，并与镍钛合金瓣架组合得到自膨式介入心脏瓣膜，基于目标聚合物瓣叶优异的机械性能，其薄的瓣叶设计可以将瓣膜压握到 18Fr 的输送导管中使用[图 3.1（c）][28]。上海长海医院的徐志云团队报道了一类基于 ePTFE 材料的介入心脏瓣膜。该 ePTFE 三叶瓣表面涂覆了聚碳酸酯（PC），被缝制在钴铬合金支架上，得到目标球扩式介入心脏瓣膜[图 3.1（d）][29]。在随后的模型羊 4 周植入实验结果表明，目标瓣膜定位良好，无明显的血栓和钙化发生。

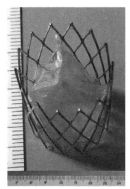
(a) Mecora自膨式瓣膜

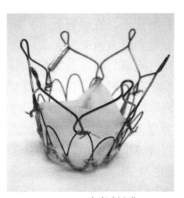
(b) Claiborne自膨式瓣膜

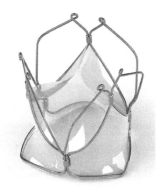
(c) UCL自膨式瓣膜

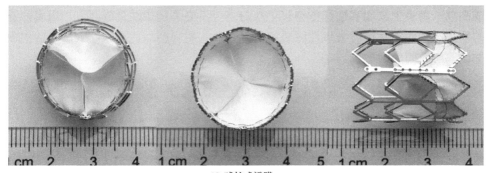
(d) 球扩式瓣膜

图 3.1　基于聚氨酯材料的经导管介入聚合物瓣膜[25-29]

非三叶瓣设计的合成高分子瓣膜也相继被报道，来自捷克的 Šochman 团队报道了首例基于碟片型瓣叶结构设计的聚合物介入心脏瓣膜，聚合物材料为聚氨酯，该瓣膜设计具有非常小的输送器尺寸（10Fr），在植入犬的主动脉瓣膜后可以正常工作[30]。Hashimoto 利用聚氨酯设计制备成伞形的瓣膜，并与镍钛合金线圈制备得到具有可重新定位功能的介入心脏瓣膜[31]。模型猪植入实验结果表明，目标瓣膜放置成功且功能良好，但在伞形瓣膜处仍存在血栓形成。

3.4 未来发展总结、展望与挑战

随着技术的进步，最近十余年中，瓣膜置换手术的发展趋势已由外科开胸手术向微创介入手术转变，其在世界范围内的应用呈现日益增多的趋势。由于缺少适合的聚合物材料，目前市售的经导管介入瓣膜产品基本上均由心包膜材料制备，但动物心包膜材料仍存在个体差异、免疫原性、输送尺寸难以进一步降低以及瓣膜制备需手工缝制等问题。相比于动物心包瓣膜材料，合成高分子瓣膜具有易于大规模制备、成本低等优点，在经导管介入瓣膜产品开发方面表现出广阔的应用前景，其在未来将会受到更多的研究和关注。

由于聚合物材料自身的氧化、水解、钙化及降解等问题，合成高分子瓣膜面临的挑战是耐久性有限、容易钙化、瓣膜易硬化和撕裂等问题。在过去的几十年里，合成高分子瓣膜的研究已经取得了很大的进步，通过对瓣膜结构的设计以及表面改性修饰，聚合物瓣膜的各项性能如剪切应力、血流动力学性能、抗凝血、抗钙化及耐久性能均得到很大提升，但现有的合成高分子瓣膜仍处于研发阶段，仍未在临床上取得重大的实质性成功。由于目前能够提供心脏瓣膜所需的机械性能、耐久性、生物相容性和可加工性的聚合物材料仍较少，何种聚合物材料性能最优目前尚无定论。新型聚合物材料和瓣膜加工工艺的发展和改进将有助于合成高分子瓣膜生物相容性和生物安全性的进一步提高，推动合成高分子瓣膜开发的步伐，为心血管患者提供性能更加优异的介入瓣膜产品，拯救广大患者的生命并改善患者的生活质量。

参 考 文 献

[1] Braunwald N S, Cooper T, Morrow A G. Complete replacement of the mitral valve. Successful clinical application of a flexible polyurethane prosthesis. The Journal of Thoracic and Cardiovascular Surgery, 1960, 40(1): 1-11.

[2] Kannan R Y, Salacinski H J, Butler P E, et al. Polyhedral oligomeric silsesquioxane nanocomposites: the next generation material for biomedical applications. Accounts of Chemical Research, 2005, 38(11): 879-884.

[3] Kidane A G, Burriesci G, Cornejo P, et al. Current developments and future prospects for heart valve replacement therapy. Journal of Biomedical Materials Research, Part B, Applied Biomaterials, 2009, 88(1): 290-303.

[4] Ghanbari H, Viatge H, Kidane A G, et al. Polymeric heart valves: new materials, emerging hopes. Trends in Biotechnology, 2009, 27(6): 359-367.

[5] Bezuidenhout D, Williams D F, Zilla P. Polymeric heart valves for surgical implantation, catheter-based technologies and heart assist devices. Biomaterials, 2015, 36(1): 6-25.

[6] Roe B B, Moore D. Design and fabrication of prosthetic valves. Experimental Medicine and Surgery, 1958, 16(2/3): 177-182.

[7] Roe B B. Late follow-up studies on flexible leaflet prosthetic valves. The Journal of Thoracic and Cardiovascular

Surgery, 1969, 58(1): 59-61.

[8] Roe B B, Kelly P B, Myers J L, et al. Tricuspid leaflet aortic valve prosthesis. Circulation, 1966, 33(4): I124-I130.

[9] Gerring E L, Bellhouse B J, Bellhouse F H, et al. Long term animal trials of the Oxford aortic/pulmonary valve prosthesis without anticoagulants. Transactions-American Society for Artificial Internal Organs, 1974, 20(1): 703-707.

[10] Chetta G E, Lloyd J R. The design, fabrication and evaluation of a trileaflet prosthetic heart valve. Journal of Biomechanical Engineering, 1980, 102(1): 34-41.

[11] Braunwald N, Morrow A. A late evaluation of flexible teflon prostheses utilized for total aortic valve replacement. Postoperative clinical, hemodynamic, and pathological assessments. The Journal of Thoracic and Cardiovascular Surgery, 1965, 49: 485-496.

[12] Nistal F, García-Martínez V, Arbe E, et al. *In vivo* experimental assessment of polytetrafluoroethylene trileaflet heart valve prosthesis. The Journal of Thoracic and Cardiovascular Surgery, 1990, 99(6): 1074-1081.

[13] Boretos J W, Pierce W S. Segmented polyurethane: a new elastomer for biomedical applications. Science, 1967, 158(3807): 1481-1482.

[14] Braunwald E. Nina Starr Braunwald: some reflections on the first woman heart surgeon. The Annals of Thoracic Surgery, 2001, 71: S6-S7.

[15] Daebritz S, Fausten B, Hermanns B, et al. Introduction of a flexible polymeric heart valve prosthesis with special design for aortic position. European Journal of Cardio-Thoracic Surgery, 2004, 25(6): 946-952.

[16] Bernacca G M, MacKay T G, Wilkinson R, et al. Polyurethane heart valves: fatigue failure, calcification, and polyurethane structure. Journal of Biomedical Materials Research, 1997, 34(3): 371-379.

[17] Kidane A G, Burriesci G, Edirisinghe M, et al. A novel nanocomposite polymer for development of synthetic heart valve leaflets. Acta Biomaterialia, 2009, 5(7): 2409-2417.

[18] Gallocher S L, Aguirre A F, Kasyanov V, et al. A novel polymer for potential use in a trileaflet heart valve. Journal of Biomedical Materials Research, Part B: Applied Biomaterials, 2006, 79(2): 325-334.

[19] Pinchuk L, Wilson G J, Barry J J, et al. Medical applications of poly(styrene-block-isobutylene-block-styrene) ("SIBS"). Biomaterials, 2008, 29(4): 448-460.

[20] Wu B, Jin L, Wang Y B, et al. Extracellular matrix coating improves the biocompatibility of polymeric heart valves. Journal of Materials Chemistry B, 2021, 8(46): 10616-10629.

[21] Jiang H J, Campbell G, Boughner D, et al. Design and manufacture of a polyvinyl alcohol (PVA) cryogel tri-leaflet heart valve prosthesis. Medical Engineering & Physics, 2004, 26(4): 269-277.

[22] Mohammadi H, Mequanint K. Prosthetic aortic heart valves: modeling and design. Medical Engineering & Physics, 2011, 33(2): 131-147.

[23] Kannan R Y, Salacinski H J, de Groot J, et al. The antithrombogenic potential of a polyhedral oligomeric silsesquioxane (POSS) nanocomposite. Biomacromolecules, 2006, 7(1): 215-223.

[24] Cribier A. Development of transcatheter aortic valve implantation(TAVI): a 20-year odyssey. Archives of Cardiovascular Diseases, 2012, 105(3): 146-152.

[25] Attmann T, Steinseifer U, Cremer J, et al. Percutaneous valve replacement: a novel low-profile polyurethane valved stent. European Journal of Cardio-Thoracic Surgery, 2006, 30(2): 379.

[26] Metzner A, Iino K, Steinseifer U, et al. Percutaneous pulmonary polyurethane valved stent implantation. The Journal of Thoracic and Cardiovascular Surgery, 2010, 139(3): 748-752.

[27] Claiborne T Ⅲ, Bluestein D, Schoephoerster R T. Development and evaluation of a novel artificial catheter-deliverable prosthetic heart valve and method for *in vitro* testing. The International Journal of Artificial Organs, 2009, 32(5): 262-271.

[28] Rahmani B, Burriesci G, Mullen M, et al. TCT-109 a new generation transcatheter heart valve with a novel nanocomposite material and fully retrievable design. Journal of the American College of Cardiology, 2012, 60(17): B34.

[29] Zhang B, Chen X, Xu T Y, et al. Transcatheter pulmonary valve replacement by hybrid approach using a novel polymeric prosthetic heart valve: proof of concept in sheep. PLoS One, 2014, 9(6): e100065.

[30] Šochman J, Peregrin J H, Pavčnik D, et al. Percutaneous transcatheter aortic disc valve prosthesis implantation: a feasibility study. Cardiovascular and Interventional Radiology, 2000, 23(5): 384-388.

[31] Hashimoto M, Kaminou T, Ohuchi Y, et al. Development of a re-positionable aortic stent-valve: a preliminary study in swine. Journal of Interventional Cardiology, 2008, 21(5): 432-440.

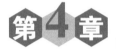

第4章

>>

组织工程瓣膜

脱细胞组织工程瓣膜

数十年来，人们一直在寻找理想的人工心脏瓣膜材料。机械瓣膜的血液相容性差，需要终生进行抗凝治疗。异种生物瓣膜和同种生物瓣膜移植物耐久性不高，易因钙化和/或结构性退化而引起瓣膜失效，使用年限为 10～15 年。对于儿童来说，进行心脏瓣膜置换限制更多。尽管儿童患者瓣膜置换手术的手术量在全部心脏瓣膜置换手术中占比较低，但对于瓣膜材料使用寿命的需求要高得多。目前临床上使用的各类人工瓣膜材料所引发的并发症，在儿童患者身上会被放大，导致几年内有可能需再次手术。目前对儿童进行瓣膜置换手术，采用的金标准是冷冻保存的同种异体瓣膜，但其供应严重短缺，难以和患者瓣膜尺寸完美匹配。最重要的是，目前植入的人工瓣膜无法随着儿童的生长而生长，因此患者后续需进行多次手术，同时一系列植入瓣膜的选择及手术的次序都需要慎重考虑。因此，特别对于儿科患者，目前的瓣膜材料还远远不能满足实际临床需求。

4.1.1 组织工程瓣膜的定义和种类

组织工程技术前景广阔，通过组织工程技术构建新型瓣膜材料，有望克服当前瓣膜材料的不足。组织工程心脏瓣膜通过综合使用细胞支架、种子细胞和信号因子来构建，最终目的是：①提供优良的血流动力学性能，无须抗凝治疗；②促进组织重塑，防止瓣膜降解；③具有再生特征，避免再次手术。

组织工程瓣膜中的细胞支架主要包括天然材料（如脱细胞组织）支架与合成材料（可降解聚合物）支架。每种细胞支架都具有固有的优点和不足，其中，脱细胞心脏瓣膜支架是一种重要的支架材料。脱细胞心脏瓣膜可以对细胞分化产生积极影响，也具有优化重塑过程的功能。此外，脱细胞瓣膜不需要完全降解，可以保持天然瓣膜机械性能的各向异性。脱细胞心脏瓣膜理论上比聚合物瓣膜更有利于临床应用，也已作为瓣膜替代物在动物和人体上完成了植入实验。然而，脱细胞心脏瓣膜需要人或动物的组织来制造，其供应有限，且需要冷冻保存。人们尝试使用冷冻干燥进行生物瓣膜的长期储存，然而，冷冻干燥会破坏瓣膜中细胞外基质（extracellular matrix，ECM）的结构，同时也会导致生物分子的失活。研究新型冻干保护剂有望突破这一限制。此外，脱细胞心脏瓣膜植入后的临床表现，特别是植入后可能的免疫反应与脱细胞工艺密切相关。

组织工程瓣膜的一个主要挑战是在瓣叶组织上建立和生长具有合适生理功能的细胞群。为了实现这一目标，研究人员研究了许多支架再细胞化的方法。在这些方法中，两种主要的策略是体外再细胞化和植入后原位再细胞化。然而，到目前为止，组织工程瓣膜可靠的再细胞化尚未完全实现。

4.1.2 脱细胞心脏瓣膜

脱细胞是从生物组织的 ECM 中去除细胞（包括细胞核）的过程。细胞脱除后，剩余的 ECM 提供了一个含有空隙的细胞支架，保留了天然组织的复杂几何形状与成分组成，可促进细胞迁移和分化，有利于组织重塑。尽管在临床上使用脱细胞组织已有多年历史，但直到最近才提出科学界普遍接受的关于适度脱细胞的可量化最低标准[1]，包括在样品中：①双链 DNA（dsDNA）含量＜50ng/mg ECM 干燥质量；②DNA 片段长度＜200bp；③用 4′,6-二脒基-2-苯基吲哚（DAPI）或苏木精伊红（H&E）染色的组织切片中无可见细胞核[1]。这些标准列出了作为可临床应用的脱细胞组织需要满足的基本指标，因为细胞脱除不彻底会影响巨噬细胞极化，从而影响人体免疫应答，并抑制基质重塑。尽管脱细胞组织确实保留了天然组织的几何形状，但是不当的脱细胞方法会损害基质的天然三维超微结构、表面拓扑结构及基质蛋白质的组成。另外，不同的脱细胞方法对于 ECM 支架抗原的去除效果也不同，抗原包括细胞和细胞成分。常用的脱细胞方法包括使用表面活性剂、酶和含酶复合物以及物理作用。

1. 心脏瓣膜脱细胞的方法

关于心脏瓣膜细胞脱除，必须考虑脱细胞过程对心脏瓣膜瓣叶力学性能的影响。健康的心脏瓣膜，特别是控制全身系统血流的主动脉瓣和二尖瓣，工作时处于较高负荷的环境要求之下。它们每天经历约 10 万次加载循环，在人平均寿命周期内完成约 30 亿次的加载循环[2]。在心脏瓣膜脱细胞过程中必须考虑这些生理应力[3]，因为脱细胞过程会影响剩余 ECM 的结构和力学性质（表 4.1）。

表 4.1　心脏瓣膜脱细胞的各种方法[4]

脱细胞的方法	方法/化学试剂	一般有效性	对 ECM 的瓣膜效果
阴离子表面活性剂法	SDS 或 SD	没有可见的细胞核；约 95% 的 DNA 去除率	面积应变和峰值拉伸比增加；GAG 抗弯刚性降低；会破坏 ECM 纤维的结构
非离子表面活性剂法	Triton X-100	没有可见的细胞核	面积应变和峰值拉伸比增加；抗弯刚性下降；宽松的 ECM 网络；组织学上 GAG、纤连蛋白、胶原减少
复合表面活性剂法	Triton X-100+胆酸钠	约 30% 的 DNA 去除率	增加了可扩展性；降低了刚度；GAG 减少；弹性蛋白和胶原蛋白成分保存
	Triton X-100+SD	没有可见细胞核；98% 的细胞核去除率	组织学上保存 ECM 的成分和结构
	渗透压冲击+Triton X-100+N-月桂酰肌氨酸钠+乙醇	没有可见细胞核；>97% 的 dsDNA 去除率	面积应变和峰值拉伸比增加；应力松弛减轻；GAG 含量减少
酶法	胰蛋白酶+EDTA	细胞不完全去除	力学性能下降；组织损伤和基底膜丢失；组织学上 GAG、层粘连蛋白、纤维连接蛋白和胶原蛋白的减少
含酶复合法	胰蛋白酶+SDS	没有可见细胞核；96% 的 DNA 去除率	GAG 和 a-Gal 抗原减少；保持力学性能
	胰蛋白酶+SD	可见细胞残余；98% 的 DNA 去除率	ECM 成分的组织学破坏
	胰蛋白酶+渗透压冲击+Triton X-100	没有可见细胞	胶原纤维错位
	胰蛋白酶+渗透压冲击	可见细胞残余	胶原的组织学损失；GAG 减少；机械强度下降
聚乙二醇辐射	PEG+γ 辐射	没有可见细胞核；DNA 去除率>90%	保存 ECM 超微结构；去除 α-半乳糖抗原
渗透压冲击法	低渗/高渗的 Tris 缓冲液	许多可见细胞残余	MHC 抗原的组织学减少；非胶原蛋白的丢失
顺序抗原溶解	二硫苏糖醇、氯化钾、氨基磺甜菜碱	没有可见细胞残余，减少抗原性	保持杨氏模量和极限抗拉强度；胶原蛋白和弹性蛋白成分保存；GAG 减少
超临界流体法	CO_2；乙醇	没有可见细胞核；90% 磷脂去除	组织变硬；组织脱水

1）表面活性剂脱除瓣膜细胞

在各种脱细胞方法中，最常用的是使用表面活性剂脱除细胞。离子型和非离子型的表面活性剂是有效的脱细胞剂，因为它们能够溶解细胞膜、裂解细胞和分解 DNA。阴离子表面活性剂十二烷基硫酸钠（sodium dodecyl sulfate，SDS）和脱氧胆酸钠（sodium deoxycholate，SD）通常用于瓣膜脱细胞，并已证明可有效去除 ECM 中的细胞和 DNA。然而，在脱细胞过程中，与化学试剂接触时间过长，会破坏瓣膜瓣叶中胶原纤维的结构。尽管通过这种方法完成细胞脱除后，瓣膜中的主要结构分子糖胺聚糖（glycosaminoglycan，GAG）、胶原蛋白和弹性蛋白纤维的一级结构保留完好，但 ECM 的破坏仍会导致其力学性能恶化，表现为面积应变增加和抗弯刚性降低。同时，SDS 也很难从脱细胞组织中完全去除，残留的表面活性剂会对细胞黏附和生长产生不利影响。非离子型表面活性剂，如 Triton X-100，也被证明可有效去除细胞和 DNA。除了去除细胞以外，Triton X-100 还可以脱除组织中的脂质，降低 GAG 浓度。因为 GAG 可以为组织提供黏弹性，因此，在使用 Triton X-100 脱除细胞后，已经观察到瓣叶组织的应力松弛降低。除了单独应用离子型和非离子型表面活性剂，还可以进行表面活性剂的复配，以提高脱细胞效果。与单独使用 Triton X-100 和 SD 相比，使用 Triton X-100 和 SD 的组合可以更加完全地去除细胞，同时对 ECM 的损伤更小[5]。

2）酶法脱除瓣膜细胞

核酸酶或胰蛋白酶之类的酶试剂可以分解生物分子，提升细胞清除效率，也已用于制备脱细胞瓣膜。核酸酶可以将核酸分子切割成短小的片段，便于将核酸从 ECM 中去除。在脱细胞过程中加入核酸酶如脱氧核糖核酸酶（deoxyribonuclease，DNase）或核糖核酸酶（ribonuclease，RNase）已成为脱细胞瓣膜制备中的常见工艺。胰蛋白酶是用于瓣膜细胞脱除的另一种常见酶。胰蛋白酶是一种丝氨酸蛋白酶，可水解切割蛋白质，在脱细胞过程中被用于分解细胞蛋白质。然而，胰蛋白酶也能切割瓣膜 ECM 中的纤维结构蛋白。因此，使用胰蛋白酶对心脏瓣膜进行脱细胞处理，通常会导致 ECM 的组织学损伤，同时也会显著改变瓣膜的力学性能。与表面活性剂相比，使用胰蛋白酶进行细胞脱除，细胞去除的速度较慢，且会对弹性蛋白和胶原蛋白的结构造成更大的破坏，但对 GAG 的保护效果更好。单独使用胰蛋白酶需要长时间的反应才能完全去除细胞，并且组织长期暴露在胰蛋白酶环境中会过度破坏 ECM[6]。

3）联合法脱除瓣膜细胞

除了使用表面活性剂和酶，人们还探索了其他方法用于瓣膜组织的脱细胞，并取得了不同程度的成功。渗透压冲击可用于裂解细胞，然而，单独使用渗透压冲击对去除疏水性的细胞膜和细胞残留物是无效的，因此不推荐单独使用。渗透压冲击通常与表面活性剂或酶结合使用，作为脱细胞工艺的起始步骤，以降低表面活性剂与酶的用量，缩短处理时间。渗透压冲击、Triton X-100 和阴离子表面活性剂 N-月桂酰肌氨酸钠（NLS）的组合已被用于处理不同物种（如绵羊、猪和人等）的肺动脉瓣膜和主动脉瓣膜，dsDNA 去除率可高达 97%以上[7]。压力梯度等机械力也有助于实现细胞脱除。研究发现，与普通浸泡法相比，通过瓣膜导管持续灌注脱细胞溶液，可以显著增加瓣膜壁中的细胞残留物的清除效率。使用聚乙二醇（polyethylene glycol，PEG）作为表面活性剂与 γ 射线辐照同时作用，对瓣膜尖瓣中 DNA 的去除率可高达 90%以上，同时不影响材料的极限拉伸强度和胶原蛋白含量。此外，γ 射线可以有效去除半乳糖-α(1, 3)-半乳糖（α-Gal）抗原表位和猪内源性逆转录病毒。顺序抗原溶解（sequential antigen solubilization）法是另一种可以从异种组织中有效去除细胞和抗原物质的方法。使用这种方法，研究人员已经可以对牛心包膜和猪主动脉心脏瓣膜进行脱细胞处理[8-10]。除了去除细胞残留物外，使用顺序抗原溶解法也可以去除 α-Gal 和主要组织相容性复合体Ⅰ（major histocompatibility complex Ⅰ，MHC Ⅰ）这两种抗原，同时保持材料的结构和力学性质与未经处理的天然瓣膜一致。另一种独特的脱细胞方法是利用二氧化碳和乙醇的超临界流体溶液作为细胞提取介质。超临界流体的高渗透性和高传输速率使其成为一种有效的脱细胞方法，采用超临界流体处理，可以在组织切片上观察到明显的细胞核缺乏，同时磷脂（细胞壁的主要成分）含量减少 90%。然而，通过超临界流体制备的脱细胞瓣膜，会观察到 ECM 的硬化和瓣膜脱水的现象，可能是瓣膜组织长时间暴露在乙醇中而导致的。

  2. 脱细胞心脏瓣膜的临床应用

单独使用脱细胞瓣膜在动物体内已经取得了成功，手术后动物的生存期可达9 个月。然而，单独使用脱细胞瓣膜的临床试验结果喜忧参半。在临床实践中，由于人体组织的稀缺，通常使用的脱细胞瓣膜是异种瓣膜而不是同种异体瓣膜，其临床实践结果并不十分令人满意。最初的 SynerGraft®瓣膜（CryoLife 公司，肯纳索市，佐治亚州，美国）是一种来源于猪的脱细胞瓣膜，在成年人中显示出良好的初步结果，但在儿童患者中引发了严重的免疫反应和灾难性的失败[11]。随后研究确定了这种瓣膜存在 ECM 的相关抗原，特别是 α-Gal 抗原表位。目前尚不清楚的是，当人白细胞抗原（human leukocyte antigen，HLA）-ABO 供体-受体的匹配被优化并且避免了关键性冲突时，与常规的同种异体瓣膜相比，SynerGraft®瓣膜的耐久性能否显著延长。AutoTissue 公司（柏林，德国）开发了另一种使用 SD去细胞化方法得到的异种脱细胞瓣膜，即脱细胞猪肺动脉瓣膜（Matrix P™），该瓣膜 2004 年通过 CE 认证。该瓣膜正面和负面的临床结果都有报道，有结果显示该瓣膜植入 4 年 90%的患者不需要再次手术，也有报道表明植入后 19 个月时仅有48%的患者不需要再次手术[12]。总体而言，尽管脱细胞工艺的进步可能会提高疗效，但脱细胞异种瓣膜的临床表现不优于标准的低温保存同种异体瓣膜。

  另一方面，人类同种异体脱细胞瓣膜的临床实践一直在进行中，一个例子是 CryoLife 公司开发的人类同种异体脱细胞瓣膜——CryoValve®SG 瓣膜。与金标准冷冻保存的人源异体瓣膜相比，尽管人们推测 CryoValve®SG 瓣膜植入后的耐久性可能会更好，但是仍需更长时间的随访研究来验证。在 2014 年美国食品和药物管理局（FDA）讨论脱细胞瓣膜的分类时，CryoLife 公司提供的数据显示，使用 CryoValve®SG 瓣膜，10 年内 93%的患者不需要再次手术，植入后 5 年内无瓣膜功能障碍的患者占比为 85%，植入后 10 年内无瓣膜功能障碍的患者占比为

75%[13]。有研究表明[14]，与冷冻保存的同种异体瓣膜相比，CryoValve®SG 瓣膜更不容易出现瓣膜功能障碍，需要再介入治疗的概率也有所降低。然而，在这项研究中，平均随访时间仅为 5 年，仍需要进行更长时间的观察。此外，在比较脱细胞瓣膜和冷冻保存的同种异体瓣膜时，接受 CryoValve®SG 瓣膜的患者年龄明显更大，患者接受的瓣膜尺寸也更大，并且有更多的患者接受过 Ross 手术（Ross 手术是一种心脏外科手术，将患者自身的肺动脉瓣替代病变的主动脉瓣，之后使用来自捐献者遗体的同种异体的肺动脉瓣替代患者自身的肺动脉瓣。自体肺动脉瓣移植术已经成为婴儿及儿童患者的选择，但是此类手术用于成人仍存在争议）。还有两项研究表明，人源脱细胞瓣膜在植入后早期与中期的时间范围内均表现良好。Haverich 领导的一个欧洲研究小组已经植入了 131 例人源脱细胞瓣膜，在 10 年的随访中，100%的患者不需要将瓣膜手术取出，相比之下，植入冷冻保存的同种异体瓣膜的患者，84%的患者在 10 年内不需要通过手术将瓣膜取出[15]。da Costa 等首次使用脱细胞的人源主动脉瓣膜，尽管早期住院死亡率为 7%，但是 3 年内 100%的患者不需要再次手术[16]。尽管这些研究表明使用人源脱细胞瓣膜在植入后早期取得了成功，长期（10~20 年）随访结果仍然缺乏，而大多数植入的冷冻保存瓣膜会在 10~20 年内失效。另外，在瓣叶内不存在活细胞的情况下，无论是脱细胞瓣膜还是金标准冷冻瓣膜，都可能遭受类似的瓣膜功能障碍。

3. 脱细胞心脏瓣膜的局限性

脱细胞瓣膜相较于金标准冷冻人源瓣膜最主要的优点是免疫原性降低，但是到目前为止，植入的脱细胞心脏瓣膜尚未能实现彻底的自体再细胞化。脱细胞瓣膜的自体再细胞化仅限于瓣膜壁，而在瓣叶表面，只观察到内皮细胞的再细胞化。尽管这一点已经明显优于冷冻瓣膜，因为冷冻瓣膜植入后，整个瓣膜存在严重的降解与白细胞浸润。然而，脱细胞瓣膜的再细胞化仅限于瓣膜壁这一问题仍然制约着其临床应用，因为瓣叶是冷冻保存瓣膜植入后出现功能障碍的主要部位。如果不能在瓣叶间质内重建具有修复与重塑 ECM 功能的活细胞群落，脱细胞心脏瓣膜将会与冷冻瓣膜类似，植入后瓣膜缓慢衰败。

4.1.3 组织工程心脏瓣膜的再细胞化

健康的心脏瓣膜由 VEC 和 VIC 组成，因此，组织工程瓣膜植入人体后的再细胞化应该模拟天然瓣膜的细胞群落。VEC 能够在瓣膜上提供一个抗血栓的单层表面，在瓣膜血流动力学中发挥关键作用，而 VIC 在瓣膜 ECM 的重塑中起作用，确保了瓣膜的耐久性和生长特性。VEC 与 VIC 共同作用，创造了抗凝血、耐疲劳的心脏瓣膜。因此，实现组织工程瓣膜的主要挑战之一是实现 VIC

和 VEC 在瓣膜上的再细胞化，创建具有正常生理功能的细胞群落。有证据表明这两种细胞之间存在密切关系。与单独培养的 VIC 相比，与 VEC 共培养的 VIC 更接近人体瓣膜中的 VIC 的表型。然而，目前人们仍未完全明确瓣膜修复的确切途径和两个细胞群之间的相互作用。同时，对于心脏中不同部位的瓣膜（如主动脉瓣、肺动脉瓣等），细胞群落的情况也不相同，这就需要对不同位置的瓣膜进行针对性的优化，以促进再细胞化，这进一步增加了组织工程心脏瓣膜的复杂性。幸运的是，通过优化设计，组织工程瓣膜有可能实现部分的天然细胞再细胞化，特别是沿着瓣膜表面的再内皮化，然而间质再细胞化仅限于瓣膜壁和窦道（sinus）。因此，实现远端瓣叶间质的 VIC 再细胞化是组织工程瓣膜未来的挑战之一。

原生 VIC 已被细分为五种不同的表型，主要包括静息 VIC（quiescent VIC，qVIC）和激活的 VIC（activated VIC，aVIC）。qVIC 是正常瓣膜功能期间瓣叶内的主要细胞表型，它们通过控制胞外基质的产生和降解来维持瓣叶的生理平衡。在瓣膜损伤或异常应激期间，qVIC 会在 VEC 的刺激作用下变成 aVIC，主动产生和降解 ECM，进行瓣膜重塑。aVIC 比 qVIC 更容易鉴定，因为具有肌成纤维细胞（myofibroblast，MF）表型的 aVIC 的特征是 α-平滑肌肌动蛋白（α-smooth muscle actin，αSMA）的阳性表达。在损伤修复和瓣膜重塑后，aVIC 通过细胞凋亡在体内被清除。然而，如果激活信号持续存在或凋亡过程中存在功能障碍，则 aVIC 可转变为具有促进血管生成和增强慢性炎症、纤维化和钙化功能的成骨 VIC（osteoblastic VIC，obVIC），从而导致瓣膜疾病。因此，aVIC 与许多临床瓣膜疾病有关。目前，心脏瓣膜再细胞化的研究都使用 aVIC 或 αSMA+细胞作为成功再细胞化的目标表型，因为这种细胞可以很容易地通过 αSMA 进行识别，同时它们对瓣膜重塑具有重要作用。然而，尚不清楚的是，瓣膜重塑完成后，qVIC 是否最终会取代 aVIC 群体，且人们对 obVIC 分化潜力的了解仍然十分缺乏。瓣膜植入后初始再细胞化仍然是一个主要的挑战。关于组织工程瓣膜种子细胞的长期命运目前尚无专门的研究，但未来必须加以考虑。在瓣膜再细胞化领域已取得一定的突破，并且出现了两种主要的再细胞化方法：原位再细胞化和体外再细胞化。通过使用这两种再细胞化方法，过去二十年中人们已经采用了许多创造性策略来解决脱细胞心脏瓣膜的初始再细胞化的问题。

1. 原位再细胞化

组织工程瓣膜的原位再细胞化依赖于宿主的天然再生能力来使得细胞重新填充瓣膜支架。与典型的组织工程方法相比，该方法不会在体外产生活组织。相反，原位再细胞化的方法旨在通过植入仿生细胞支架来刺激宿主细胞的募集和自我再生，从而促进组织愈合和瓣膜重塑。因为这个原因，脱细胞瓣膜支架比聚合物瓣膜支架更加适合作为组织工程细胞支架，因为它提供了天然心脏瓣膜的化学和力学信号。原位再细胞化大致有两种方法，即植入不加改性的脱细胞瓣膜或植入化学修饰的脱细胞瓣膜。

1）引导组织再生

原位再细胞化最显著的特点是单独植入脱细胞瓣膜移植物而无须任何进一步的化学或机械修饰，这种方法被称为引导组织再生（表4.2）。目前，植入后脱细胞瓣膜的原位自体再细胞化是有限的且结果并不一致。在许多研究中，人们观察到瓣膜壁至瓣膜根部已经可以实现完全再内皮化和再细胞化，但瓣膜远端下表面的大部分区域仍是无细胞生长，这会阻止瓣叶中的组织生长和重塑，最终导致瓣膜退化。关于这种有限的再细胞化的情况，James 等[17]使用小鼠模型报道了一个例外情况：在植入3个月后，他们观察到脱细胞小鼠瓣叶增厚和αSMA细胞重新增殖，而植入后6个月时，瓣叶厚度恢复正常，且αSMA细胞数量减少。这项研究首次表明瓣膜植入后过渡到正常状态时的瓣膜重塑。尽管这项研究非常重要，但这一植入模型很难实现临床转化，促进再细胞化的成功，因为小鼠的瓣叶很薄，细胞浸润快。此外，与小鼠相比，使用更高等的动物作为植入模型，瓣叶再细胞化的程度会明显降低（表4.2）。还有研究表明，如果脱细胞化人工瓣膜比原始的天然瓣膜更坚固，则瓣叶的再细胞化更好。例如，将猪瓣膜植入犬科动物，瓣膜再细胞化程度会提高，将猪主动脉瓣植入肺动脉瓣处也可产生良好的再细胞化程度。

表 4.2　不同动物模型的原位移植无条件脱细胞瓣膜支架的临床试验结果[3, 12, 19]

细胞再生方法	组织	条件	移植模型	细节	结果*
原位-无条件	鼠 PV	无	小鼠 PV	附在供体心脏上的去细胞瓣膜植入另一只小鼠体内	瓣叶增厚早期 αSMA 细胞较多，后期 αSMA 细胞较少
	兔 AV 猪 AV	无	犬 PV，AV	去细胞的异种瓣膜移植到犬体内	兔瓣叶退化；猪瓣膜再内皮化，瓣叶表面细胞浸润最小
	羊 AV 猪 AV 羊 PV 猪 PV	无	绵羊 AV，PV	去细胞的异种和同种瓣膜移植到绵羊体内	再内皮化；瓣膜壁再生；瓣叶再细胞化程度差；异种移植可与同种移植相比较
	猪 AV	无或有支架	猪 AV，PV，主动脉	去细胞的同种瓣膜移植到猪体内	主动脉植入导致瓣叶植入瓣丢失；PV 植入后，瓣叶表面和内均有较好的细胞再生；AV 植入仅表现为导管壁的再生
	人 PV 人 AV 猪 PV	无	人 PV，AV	去细胞的同种和异种瓣膜移植到人体内	同种异体组优于异种异体组；瓣膜壁再细胞化及内皮化明显；没有证据表明瓣叶再生细胞，除非通过炎症细胞

注：PV 为肺动脉瓣膜，AV 为主动脉瓣膜。

*结果是全面的观察，个别研究的结果可能有所不同。

目前，脱细胞瓣膜的原位再细胞化在临床使用中的效果不如动物实验的结果。同种脱细胞瓣膜比异种脱细胞瓣膜具有更好的表现，然而，还没有证据表明原位自体再细胞化已经在临床上获得了成功。2014 年，在重新评估脱细胞心脏瓣膜分类的 FDA 小组会议期间，CryoLife 公司展示了其脱细胞异体瓣膜从体内取出后的结果，尽管在体内移植长达 11 年，但是瓣膜仅在远端导管有部分再细胞化，而在瓣叶中完全缺乏细胞。Matrix P^{TM} 系列瓣膜（脱细胞异种移植物）的临床结果证实了瓣叶的再细胞化，然而，在瓣叶上生长的细胞似乎是炎细胞而不是表型上合适的瓣膜细胞[12]。

2）化学调节原位再细胞化

由于脱细胞瓣膜的自体再细胞化有限，研究人员已经开始探索在植入前使用化学调节或化学改性的方法以提高瓣膜的再细胞化程度（表 4.3）。该方法应用细胞因子或信号分子来调节宿主的愈合反应。具体来说，这种调节可以通过增加细胞附着/迁移、降低免疫应答、增强生物活性或提升力学性能等方式来实现。例如，为了增加细胞附着，可以将纤连蛋白（fibronectin，FN）单独或与另一种生长因子组合引入脱细胞瓣膜，结果表明用 FN 处理的瓣膜的表现优于未经 FN 处理的脱细胞瓣膜以及金标准冷冻保存的对照瓣膜组。在小动物模型中，单独使用 FN 处理能增加瓣膜腔侧再细胞化的程度，FN 与基质细胞衍生因子-1α（SDF-1α）的组合使用，可以增加植入绵羊的脱细胞瓣膜的表面和间质瓣叶的再细胞化，同时还可以减少钙化与血管翳（pannus，血管翳是纤维血管组织或肉芽组织的异常层）的形成，降低免疫反应。通过使用 FN 加肝细胞生长因子（hepatocyte growth factor，HGF）处理脱细胞猪主动脉瓣，在犬科动物体内植入 1 个月后观察到瓣膜尖瓣显著的再细胞化，其波形蛋白（vimentin，VIM）的基因表达与天然瓣膜相当。

表 4.3　化学条件下脱细胞瓣膜支架原位再生的方法总结[18-20]

细胞再生方法	组织	条件	移植模型	细节	结果
原位-化学条件	鼠 AV 羊 AV 猪 AV	用 FN，FN+ SDF- 1α 或者 FN+HGF 处理瓣膜	鼠 IVC 羊 PV 犬 PV	移植 FN 处理瓣膜	单独的 FN 导致细胞腔再生；FN+SDF-1α 可导致小叶中度再分化；FN+HGF 使整个小叶获得了较好的细胞再生
	猪 PV	瓣膜表面与 CD133 结合	羊 PV	瓣膜与 CD133 结合和移植	早期内皮细胞层和叶间质细胞再生有 αSMA 细胞；MMP 蛋白质存在
	狒狒 PV 人 PV 羊 PV	用胶原处理液处理瓣膜	狒狒 PV 羊 PV	移植前瓣膜用胶原处理液处理	处理后的瓣膜再内皮化，但无远端小叶细胞再生；处理后的瓣膜在狒狒体内抗体的产生减少

注：PV 为肺动脉瓣膜，AV 为主动脉瓣膜。

另一种使用化学调节进行原位再细胞化的方法是通过抗体与脱细胞瓣膜支架的结合来促进原位细胞附着。抗体结合是一种允许选择性附着目标细胞表型的方法。例如，将 CD133 抗体与脱细胞瓣膜支架结合，预期选择性地吸附来自循环血液中的造血干细胞和内皮祖细胞（endothelial progenitor cell，EPC）。在绵羊右心室外流出道（right ventricular outflow tract，RVOT）植入 3 个月后，与无抗体结合瓣膜和细胞接种瓣膜的对照组相比，抗体结合瓣膜显示整个瓣叶的再细胞化程度明显增加，还在瓣叶间质组织中发现了血管性血友病因子（von Willebrand factor，vWF）阳性表达的表面细胞层和 αSMA+细胞群。此外，将植入的瓣膜取出后，结果表明抗体结合瓣膜在胶原蛋白、GAG 和基质金属蛋白酶 9（matrix metalloprotein 9，MMP-9）的浓度上均高于无抗体结合瓣膜，表明其 ECM 的生成和重塑均好于无抗体结合瓣膜。之后，研究发现在瓣膜植入 3 天以内有 CD133+细胞存在，但在植入后 30～90 天，瓣膜上大多数细胞是 CD133-、αSMA+和 VIM+，表明黏附的细胞群从黏附的祖细胞分化成为成熟的瓣膜样细胞[19]。然而，与天然瓣膜相比，抗体结合瓣膜中的 αSMA+细胞数量的增加是值得注意的，因为这些细胞可能是导致瓣膜疾病的 aVIC 表型。

还有一种化学调节策略旨在恢复脱细胞瓣膜支架的力学性质并使 ECM 更适合再细胞化，可以通过使组织 pH 值正常化，使胶原螺旋水分包膜再水化，压缩胶原纤维以及通过使用含有柠檬酸、透明质酸、月桂醇和物种特定蛋白的调节溶液处理去细胞化的瓣膜，恢复可溶性蛋白等手段来实现。生物力学评估显示，使用调理溶液可以使处理过的瓣膜的应力松弛行为恢复到自然瓣膜的特性。在羊同种异体瓣膜植入模型中，与金标准低温保存瓣膜和未经调节的脱细胞瓣膜相比较，这种调节过程可以得到更好的血流动力学性能。在调节后，尽管间质亚表面的再细胞化仅局限于瓣叶的近端部分，仍可确认瓣膜再内皮化和基质再细胞化均有提升。在狒狒模型中也观察到类似结果。经过 26 周后，在调节过的瓣膜中可以观察到再内皮化和尖瓣底部再细胞化，同时与金标准冷冻保存的瓣膜相比，产生的 Ⅰ 类和 Ⅱ 类抗体减少，表明其抗原性降低[21]。在上述动物实验的研究中，经过调节的瓣膜比冷冻保存的瓣膜和未经调节的脱细胞瓣膜的表现更好，这表明它们在临床上可能比目前的护理标准更好。然而，由于瓣叶的远端部分没有完全实现再细胞化，因此在没有完整瓣叶的主动 ECM 重塑的情况下，很难实现置换瓣膜的终身使用。

2. 体外再细胞化

另一种遵循组织工程中的传统范例的组织工程瓣膜再细胞化的方法是体外再细胞化，即将细胞种植到细胞支架，然后进行体外培养。该方法依赖于使用合适的细胞源并需提供调节信号以在生物反应器中驱动细胞增殖和分化。关于细胞源，目前人们已经探索了多种细胞用于心脏瓣膜组织工程,包括 VIC、VEC、间充质干细胞(mesenchymal stem cell,MSC)、骨髓单核细胞(bone marrow mononuclear cell,MNC)、MF、平滑肌细胞(smooth muscle cell,SMC)、内皮细胞(endothelial cell,EC)和 EPC。尽管调节瓣膜细胞表型的确切机制尚不清楚,但力学和生化信号可以调节细胞表型,因此可以利用这些信号在体外刺激种子细胞分化为成熟瓣膜细胞。因此,体外再细胞化主要有三种方式,即不进行调节、应用力学信号调节和应用化学修饰调节。

1)体外接种细胞不进行调节

在心脏瓣膜的体外细胞接种领域的早期工作研究了在静态培养条件下不额外使用力学或化学调节的效果(表 4.4)。在这些研究中,第一次通过在培养瓶或孔板中将细胞静态接种到脱细胞瓣叶上来研究瓣叶再细胞化的可能性。这项工作的主要目标是重建健康的内皮层,因此,在这些研究中经常使用的种子细胞是 EC。EC 接种可以在瓣叶表面上形成铺满的单层细胞,vWF 染色呈阳性,但 EC 对瓣叶的渗透很少甚至没有。有趣的是,研究人员还发现在瓣膜脱细胞过程中使用的方案和化学物质对脱细胞瓣叶的再内皮化有很大影响。例如,在脱细胞过程中使用 SDS,脱细胞瓣膜表现出细胞毒性,而使用 Triton X-100 可以获得最佳的内皮覆盖。离体接种(特别是在静态条件下)的研究价值很低,因为适当的脱细胞化和植入前的调节可以促进瓣膜植入后的自体再内皮化(可能是通过循环 EPC 影响)。此外,在没有间质细胞的情况下,体外培养的 EC 层在生理血液流动条件下会分层并快速丢失[22]。

表 4.4 体外无条件脱细胞化瓣膜支架再细胞化方法总结[23]

细胞再生方法	细胞来源	条件	移植模型	细节	结果*
体外-无条件	EC	无	无	小叶静态接种	EC 细胞覆盖;瓣叶内部无细胞
	纤维样细胞	无	无	小叶静态接种	细胞轻度浸润小叶内部;细胞有 αSMA 和 VIM+
	MF 和 EC	无	犬 PV,羊 PV	瓣膜静态接种-无条件	表面完全覆盖和部分间质再增
	MNC 或 MSC	无	羊 PV	细胞注射进髓瓣膜移植	两组细胞表面完全覆盖;MNC 小叶受损;MSC 小叶表现健康,有 αSMA 细胞

*结果是全面的观察,个别研究的结果可能有所不同。

有研究人员希望通过在离体瓣叶上接种成纤维细胞样细胞,如心肌基质细胞(cardiac stromal cell,CStC)和新生儿真皮成纤维细胞(neonatal dermal fibroblast,NDF)等,实现瓣叶间质的再细胞化,并取得了一定的成功。使用 CStC 进行瓣膜的体外再细胞化,在瓣叶表面 50μm 深度范围内观察到存在 90%的天然细胞,但是在瓣叶内部区域中仅观察到30%的天然细胞。还有研究人员将MF和EC接种到脱细胞肺动脉瓣膜上，只经过6～7天的静态培养让细胞黏附和增殖，不采用其他力学或化学信号刺激，随后将它们植入犬或绵羊中。结果表明，尽管与天然瓣膜相比，通过这种方法处理的瓣膜的细胞数量明显要少，但是其在瓣叶表面可以实现完全内皮化，而在瓣叶内部仅能实现部分再细胞化[23]。

还有研究人员通过将细胞直接注入动脉壁和脱细胞瓣膜支架环的方式比较了MSC和MNC对脱细胞瓣膜再细胞化的作用。完成细胞注射后，研究人员立即将瓣膜植入羔羊，在体内7天后，这两组中均观察到注射的细胞分散在整个基质中，并且还在瓣膜上观察到存在宿主细胞。在4个月时，两组均显示出瓣膜的再内皮化，但具有明显不同的再细胞化反应。接种MNC的瓣膜厚度增加，瓣叶收缩，同时伴有钙化结节并存在大量CD68+细胞。而使用MSC接种的瓣膜瓣叶较薄，部分瓣叶已被αSMA+细胞覆盖，并且没有显示钙化的迹象[24]。

2）体外接种细胞和力学调节

生理条件下的高流体剪切速率和压力已被证明可以促进细胞向VEC和VIC表型分化，同时促进细胞增殖与ECM重塑。因此，组织工程瓣膜的力学调节通过使用生物反应器和机械刺激来实现，目的是在体外实现细胞的成熟。生物反应器中的力学调节可以模拟心脏瓣膜在生理条件下所受应力，并驱动种子细胞沿着适当路径进行分化和增殖。

使用这种生物反应器，人们研究了力学调节对种植在肺动脉瓣上的血管EC的作用效果，证实了在生理性肺动脉条件下[流量2.0L/min，心率60次/min，平均系统压力25mmHg（1mmHg=1.33322×10²Pa）]培养的瓣膜可以实现体外完全再内皮化，但是需要注意剪切应力增速对培养效果的影响。生物反应器流量的快速增加（以0.35L/min的速度将流量从0.1L/min增加到2.0L/min）会导致内皮化过程的中断，而随着脉动流的流速逐渐增加（以0.1L/min的速度将流量从0.1L/min增加到0.5L/min），可以在瓣膜上获得几乎完整的内皮层，但仍没有在瓣叶内部实现再细胞化。人们也尝试使用胰蛋白酶对猪肺动脉瓣膜进行脱细胞处理，并将MF接种到此种脱细胞瓣膜上。在肺动脉条件下（流量3.0L/min，心跳60bpm，系统压力60/40mmHg）培养，再将EC也接种到瓣膜上。培养后，瓣叶再细胞化程度高且与天然瓣膜相当。在瓣叶内部的细胞是αSMA+和VIM+细胞，而在瓣叶表面上的是vWF+细胞。在经过力学调节和再细胞化处理后，获得的组织工程瓣膜比未细胞化的脱细胞瓣膜在力学性能上更加接近于天然瓣膜。它和天然瓣膜之间唯一明显的区别是整个瓣叶中都存在αSMA+细胞，这可能是由接种的肌成纤维细胞的生长和分化造成的[25]。这种高αSMA表达是负责瓣膜组织重塑的aVIC的特征，但VIC长期保持激活状态也可导致瓣膜疾病。因此，其临床应用还需进一步研究。

　　为了实现瓣叶间质的再细胞化，人们还研究了在非生理条件下使用机械调节的方法，如循环负压和正压对脱细胞瓣膜再细胞化的影响。在脱细胞瓣膜上接种MSC 后，将接种后的瓣膜在静态生物反应器中培养 24h，然后在负循环压力（5～20mmHg）中培养 72h，或者在负循环压力（5～20mmHg）下培养 72h 后再在正压 50mmHg 下培养 10 天。结果发现，静态培养导致细胞在瓣膜表面聚集，且细胞对瓣膜的浸润程度最低。单纯负压的力学调节可以使瓣叶表面覆盖的细胞分布更均匀，但是细胞向瓣叶间质的渗透仍然有限。而当瓣膜经受负压和正压调节组合时，细胞覆盖率进一步改善，细胞浸润程度明显增加但仍低于天然瓣膜。再细胞化的瓣膜内部重新填充的细胞对 CD90、CD29、热激蛋白 47（heat shock protein 47，HSP47）、VIM 和 αSMA 染色呈阳性，双轴拉伸测试还显示，增加瓣膜在正压条件下的培养时间可以使再细胞化的瓣膜的力学性能更类似于金标准冷冻保存瓣膜[26]。

　　采用力学调节促进脱细胞瓣膜的体外再细胞化（表 4.5），尽管体外培养试验的结果令人鼓舞，但在动物和儿科模型中进行植入，瓣膜的再细胞化程度并未达到人们预期。人们将绵羊 EC 接种在脱细胞羊动脉瓣上，然后在脉动流（1.0L/min）条件下培养一周，获得的组织工程瓣膜在瓣叶表面形成了完整的内皮层，但瓣叶间质仍无细胞。将经过调节的瓣膜植入绵羊降主动脉中 3 个月，植入的瓣膜显示功能正常，瓣叶上完整的内皮层仍然存在，但是瓣叶间质的再细胞化仍然较差。机械调节可以让脱细胞瓣膜在生物反应器中实现表面内皮化，但是对瓣膜植入后的效果仍然需要进一步研究，因为脱细胞瓣膜植入后也能实现自体再内皮化，特别是在绵羊身上。一个案例研究报道了力学调节组织工程瓣膜在儿科临床上的应用。Cebotari 等[27]在两名儿科患者中植入了含有外周血分离的自体 MNC 的脱细胞人肺动脉瓣。在 MNC 接种后，将瓣膜在连续灌注生物反应器中以低流速（15mL/min）培养 21 天，植入前组织学监测显示沿着瓣叶表面铺满了 EC 标记为阳性的单层细胞。3.5 年的随访结果表明，两名患儿均恢复正常，并经历了体细胞生长与瓣膜环生长，同时未发现瓣膜降解、动脉狭窄以及瓣叶尖端增厚的迹象，这些都是令人鼓舞的结果。然而，这项研究样本量非常有限，且没有提供进一步的随访数据，因此长期结果仍不清楚。

表 4.5　不同力学条件下体外脱细胞瓣膜支架再细胞化方法[26, 28]

细胞再生方法	细胞来源	条件	移植模型	细节	结果
体外力学条件	MF 和 EC	在肺压力和流动下培养	无	瓣膜和 EC 或 MF 细胞接种，EC 细胞和其他细胞培养	接种 EC 细胞，表面覆盖；MF 和 EC 共同接种，适当的表型有很好的再生

续表

细胞再生方法	细胞来源	条件	移植模型	细节	结果*
体外力学条件	MSC	采用静态、负压或负压后正压培养	无	接种的瓣膜在不同的压力下培养	负压和正压使 EC 细胞覆盖，HSP47、VIM+和 αSMA+细胞中度浸润
	羊 MSC 羊 EC	培养在脉冲流体生物反应器	羊的主动脉，羊 AV	在移植前调节适应接种的瓣膜	TE 瓣膜在外植体上显示完整的内皮组织；小叶部分再细胞化
	人 MNC	培养在灌注生物反应器	人的 PV	移植进两例患者的瓣膜进行调节适应	体外接种有完整的单层 EC；两例患者表现躯体生长、瓣膜生长，在 3.5 年后无瓣膜退化

*结果是全面的观察，个别研究的结果可能有所不同。

3）体外接种细胞和化学修饰

增加体外接种的组织工程瓣膜的再细胞化程度的另一种常见方法是在接种之前，对脱细胞瓣膜支架进行化学修饰（表 4.6），将细胞因子、趋化因子、生长因子、抗体和聚合物等引入脱细胞瓣膜支架，来促进特异性表型细胞的附着，增强瓣膜力学性能，驱动细胞定向分化。

表 4.6 不同化学条件下体外去细胞化瓣膜支架再细胞化方法[1]

细胞再生方法	细胞来源	条件	移植模型	细节	结果*
体外化学条件	鼠 MSC、鼠 MF 人 MF、人 EC	接种前瓣膜涂上 P3/4HB	无	复合瓣膜在体外接种	复合瓣膜增加了机械性能；体外接种细胞覆盖，但无浸润
	兔 MF、人 EC、人 MF	小叶用 PEG+TGF-β1，VEGF，或 REG 肽修饰	无	PEG-肽修饰的小叶和细胞一同接种	不考虑添加肽，PEG 化增加了机械性能和细胞表面密度；无细胞核浸润
	羊 MSC	接种前细胞封装在 PEG 中	山羊主动脉	PEG 包裹的细胞接种在去细胞的支架再植入山羊	PEG 细胞接种提高了抗拉强度，内皮细胞比例增加，血栓形成减少
	兔 MSC、人 EPC	肝素和 SDF-1α/壳聚糖/VEGF 吸附在瓣膜的聚电解质层	无、兔的主动脉	涂有多层聚电解质瓣膜支架和细胞一同接种	处理的瓣膜导致血小板活化减少；体外，壳聚糖和 VEGF 增加了 EC 细胞的黏附性；移植入体内，SDF-1α 增加了内皮层厚度
	羊 EC	瓣膜涂有 CCN1	羊 PV	移植前瓣膜涂有 CCN1	处理后的瓣膜在体内有较好的再生细胞能力；心室细胞覆盖较高，VIM+和 αSMA+细胞轻度浸润
	兔 MSC	瓣膜和 CD90 抗体结合	无	处理后的瓣膜在剪切流生物反应器中与 MSC 细胞培养	处理后的瓣膜表面细胞附着增加

续表

细胞再生方法	细胞来源	条件	移植模型	细节	结果*
体外化学条件	猪 VIC、人 MSC	接种前瓣膜用纤连蛋白处理	无	处理的瓣膜静态接种	小叶表面覆盖,适当表型的轻度细胞浸润
	羊 EC	接种前瓣膜用纤连蛋白处理	羊 PV	处理的瓣膜接种后移植	处理后的瓣膜有完整的 EC 细胞层, 良好的间隙再填充性
	人 EC	接种前瓣膜用黏连蛋白前体 F 处理	人 PV	处理的瓣膜接种后移植进 11 名患者	2010 年 3 月的 100%存活率瓣膜壁活组织检查显示内皮化和部分纤维细胞再生

*结果是全面的观察,个别研究的结果可能有所不同。

如前所述,脱细胞处理可能对瓣叶 ECM 的力学性能产生不利影响。对脱细胞瓣膜进行化学交联可以作为改善 ECM 的结构和力学完整性的一种手段。传统的瓣膜交联方法使用戊二醛封闭免疫原性抗原,但戊二醛具有细胞毒性,会阻碍细胞向瓣膜内部生长,因此不利于瓣膜支架的再细胞化。人们探索使用原花青素、槲皮素和去甲二硫代乙酸对脱细胞瓣膜进行交联,发现它们可以改善瓣叶的力学性能,并且在低浓度下没有细胞毒性。交联后,处理过的瓣叶与未处理的脱细胞瓣叶相比,极限抗拉强度和弹性模量增加,甚至在某些情况下比新鲜瓣叶或戊二醛交联的瓣叶更高,但是交联对瓣叶的再细胞化潜力的影响仍需进一步研究。

另外一种可以增强瓣叶力学完整性的化学改性方法是将聚合物结合到脱细胞瓣膜中制备复合瓣膜支架。与脱细胞瓣膜相比,这些复合瓣膜具有更好的力学性能,并且添加的聚合物可以作为药物输送的载体。可生物降解的聚合物聚(3-羟基丁酸酯-4-羟基丁酸酯)[poly(3-hydroxybutyrate-co-4-hydroxybutyrate), P3/4HB]可以通过浸渍到组织中或通过静电纺丝到瓣膜表面的方法,与脱细胞猪主动脉瓣膜进行复合。通过静电纺丝产生基于 P3/4HB 的复合瓣膜在静态条件下接种 MSC,其最大载荷承载能力、极限拉伸强度(UTS)和弹性模量均高于仅脱细胞瓣膜。然而,这种处理方式对瓣膜的再细胞化程度提升不明显,且再细胞化仅限于瓣叶表面。通过浸渍的方法得到的基于 P3/4HB 的复合瓣膜也具有增强的生物力学性能,并且可以支持小鼠 MF、人 MF 和人 EC 的培养,但仅限于瓣膜表面[29]。用于制造复合瓣膜更常见的聚合物是聚乙二醇(PEG),因为它具有高亲水性、水溶性,并且具有可以连接多肽的活性官能团。有研究人员用 PEG 改性脱细胞猪主动脉瓣叶,之后再利用瓣膜中的 PEG 连接转化生长因子 β1(transforming growth factor beta 1, TGF-β1)、血管内皮生长因子(vascular endothelial growth factor, VEGF)和/或 RGD 多肽。他们发现使用 PEG 对脱细胞瓣膜的改性可以使其力学性能接近天然瓣膜,同时利用 PEG 连接的多肽在大鼠 MF 或人脐带血管 EC 接种后,能增加瓣叶表面的再细胞化程度。事实上，所有的研究都表明，PEG-多肽修饰的瓣膜与仅用 PEG 处理的瓣膜或脱细胞瓣膜相比，可以获得更高的表面细胞密度，但却不能促进瓣叶间质的再细胞化[30]。

　　还有研究人员通过采用聚电解质多层组装的方法对脱细胞瓣膜进行化学改性。例如，利用肝素-壳聚糖或肝素-VEGF 的层层自组装，改性脱细胞猪主动脉瓣膜，随后在改性的瓣膜上接种 EPC，结果显示两种涂层均显著改善了瓣膜的血液相容性，血小板黏附和活化明显减少。尽管在脱细胞瓣膜上接种 EPC 不会导致瓣叶间质再细胞化，但是使用肝素-壳聚糖改性的瓣膜能够支持 EC 的生长，与脱细胞瓣膜相比，用肝素-VEGF 改性的瓣膜可以显著增强 EC 的黏附、增殖和迁移[31]。

　　其他对脱细胞瓣膜支架进行化学修饰的方法，主要目的是增加接种的细胞和宿主细胞在瓣膜表面的黏附[32]。例如将 CCN1，一种与细胞黏附、增殖和分化相关的基质细胞蛋白，涂覆在脱细胞的绵羊肺动脉瓣膜上，然后将绵羊 EC 接种在改性过的瓣膜上，并将其植入绵羊体内。这种改良的瓣膜植入后，显著提高了细胞在瓣膜表面的覆盖率，同时瓣膜间质也部分实现细胞化，填充的细胞是 VIM+ 和 αSMA+细胞。还可以使用 CD90 抗体对脱细胞的猪主动脉瓣叶进行改性，然后在剪切流生物反应器中使用含有 MSC 细胞的培养基进行培养。与未经改性的对照组相比，改性过的瓣叶再细胞化程度更高，同时在瓣叶表面上的分布更均匀。这些研究结果都可以证明将多肽和抗体与脱细胞瓣膜进行复合可以增加细胞在瓣膜表面的黏附，然而这种方法对瓣叶内部的再细胞化的促进作用还不明显。通过化学修饰，瓣膜表面的细胞密度会显著增加，这在一定程度上有助于促进细胞向瓣膜内部渗透，但如果要实现整个瓣叶的再细胞化，可能需要其他趋化因子的共同作用。

　　在体外细胞接种之前，还可以用 FN 对脱细胞瓣膜进行处理。FN（特别是与 VEGF 的组合使用）已被证明可促进人 MSC 分化为 VIC 表型，并抑制 VIC 产生钙化结节。将 VIC 或 MSC 种植到用 FN 处理的单个脱细胞瓣叶上，尽管免疫组化结果显示瓣叶上黏附的细胞已经分化成正确的细胞表型（瓣叶表面的细胞是 vWF+细胞，瓣叶间质细胞是 αSMA+和 VIM+细胞），但是瓣膜的再细胞化程度一般。因此，有人用 FN 处理脱细胞猪肺动脉瓣膜，然后将绵羊的自体 EC 接种在改性后的瓣膜上，并将其植入绵羊的肺部位置。6 个月之后将瓣膜取出，发现 FN 处理的接种有 EC 的瓣膜具有完整的 EC 单层，并且瓣叶内部也具有良好的再细胞化程度。而仅用 FN 处理但未接种 EC 的瓣膜仅在部分区域出现 EC 层，瓣叶的再细胞化程度很低。动物实验后，这个研究小组使用这种体外接种和 FN 处理的瓣膜进行了一项小型临床研究。在 2000～2002 年期间，11 名患者接受肺动脉瓣置换手术，采用的组织工程肺动脉瓣膜用黏连蛋白前体 F（一种合成的 FN）处理，并接种自体 EC。10 年随访的结果表明，患者存活率高达 100%，经胸超声心动图显示所有患者植入的瓣膜均在发挥作用。在植入后 3 个月时，有一名患者需要进行一次与瓣膜无关的手术，研究人员在手术期间从植入的组织工程瓣膜导管取出一个小样品进行活组织检查，组织学结果显示在瓣膜导管壁上存在 CD31+ 和 vWF+ 的表面细胞及成纤维细胞样的间质细胞[33]。

4.1.4 组织工程瓣膜的挑战

目前，在探索使用组织工程瓣膜时遇到了许多挑战。关于使用脱细胞瓣膜支架通过工程化的方法获得具有生物活性的组织工程瓣膜，最具挑战的是实现整个瓣膜的再细胞化，特别是瓣叶的远端部分，同时不同部位的细胞表型要与天然瓣膜一致。通过分析目前的各种再细胞化策略，可以看到不同的方法带来的效果不相同。使用 FN 对组织工程瓣膜进行化学调节是一种较为成功的方法，无论是原位再细胞化还是体外再细胞化，使用 FN 均可以增加瓣叶的再细胞化程度。其他旨在增加细胞黏附的化学调节方法，如将 CD133 和 CCN1 与脱细胞支架结合，也能促进瓣叶表面与瓣叶间质的再细胞化。力学调节对瓣膜的再细胞化也有积极作用，尽管最有效的力学调节参数目前还不能确定，有可能因瓣膜位置的不同而不同。对于力学调节来说，采用生理条件下瓣膜位置的压力和流量作为调节参数似乎是顺理成章的，但使用非正常生理条件的力学调节能获得瓣膜有限的再细胞化。最终在组织工程瓣膜中的细胞种群必须与天然瓣膜中的细胞种群一致。因此，αSMA 通常被用于评估瓣膜再细胞化是否合适，因为 aVIC 在瓣膜 ECM 的重塑过程中表达 αSMA，而瓣膜 ECM 重塑是实现组织工程瓣膜功能的基本要求。然而，αSMA 的长期表达和 VIC 的激活可导致瓣膜纤维化、炎症和钙化。所以脱细胞瓣膜植入后，在开始阶段应该表现出 αSMA 细胞的再细胞化，但瓣膜细胞群最终应该过渡到静息状态。人们已经在小鼠模型上观察到脱细胞瓣膜上的细胞成功转变为静息状态，然而，在更高级的动物植入物模型中尚未观察到类似的结果。在未来，表明组织工程瓣膜安全性的关键任务之一将是证明在瓣膜上最初生长的 αSMA 种子细胞能够在瓣膜重塑完成后转变为静息状态。

两种用于心脏瓣膜再细胞化（原位和体外）的主要方法已初见成效。然而，随着研究的深入，必须考虑与瓣膜再细胞化策略相关的潜在临床和监管风险。体外细胞接种通过选择接种细胞和通过力学或生物化学的手段改变生物反应器参数来直接影响细胞浸润的能力。但是，使用生物反应器实现体外瓣膜的完全再细胞化需要长时间的瓣膜和细胞培养，限制了这种方法的可用性和临床应用。短期的体外细胞接种方案具有许多实际优点，但难以确保瓣膜植入后的再细胞化程度。无论哪种情况，体外接种最大的挑战是确保接种和后续增殖细胞的正确谱系和表型稳定，特别当接种的细胞是 MSC 或其他干细胞时。因此，组织工程心脏瓣膜未来的发展方向是引导组织再生和原位再细胞化。也就是说，组织工程心脏瓣膜的成功最大可能取决于开发生物工程支架和调节方法，以创建"智能"生物活性心脏瓣膜，利用患者自身的再生能力，在瓣膜植入后实现再细胞化。原位再细胞化的最大优点是组织工程瓣膜产品（制造、运输、储存和患者分配）与临床事件（个体患者的实际治疗）之间的简化。值得注意的是，许多细胞因子可能增加肿瘤发生概率，同时，常规灭菌手段易导致细胞因子失活，因此对原位再细胞化来说仍存在显著的监管障碍。最后，需要指出的是体外再细胞化和原位再细胞化这两种方法不是相互排斥的，而是各有利弊的，甚至可以互相结合。例如，在瓣膜上进行体外短期细胞接种可提供必要的信号以诱导宿主细胞在瓣膜进行原位增殖。

如前所述，脱细胞心脏瓣膜支架对于组织工程瓣膜研究的推进具有重要意义。然而，人们也正在探索其他组织工程瓣膜支架材料，希望能克服脱细胞瓣膜的局限性。其中一种支架材料是脱细胞"人造"工程组织。例如，将真皮细胞接种在纤维蛋白凝胶上，形成瓣膜和瓣叶的形状，然后再脱除细胞来产生细胞支架。这种工程化的支架具有无限供应的潜力，但需要进一步研究以确保临床安全性。目前来说，脱细胞心脏瓣膜是最有可能进行临床应用的组织工程瓣膜。但是随着材料科学的进步和人们对心脏瓣膜结构理解的加深，聚合物瓣膜支架和脱细胞"人造"组织工程支架现在面临的挑战可能会被克服，人工瓣膜因为其特有的在加工制造上的优势有朝一日可能成为生物工程瓣膜置换手术的首选。然而，关于人工瓣膜实现临床应用的时间表尚不确定，脱细胞瓣膜支架仍是组织工程瓣膜的重点发展方向，因为脱细胞瓣膜支架作为医疗器械已经有较为成熟的监管历史，同种移植也有长期的临床经验，目前脱细胞瓣膜支架已成为许多研究小组深入研究的重点。从时效上来看，采用脱细胞心脏瓣膜作为组织工程瓣膜支架可以短时间内获得瓣膜功能，并且总体上看其安全性可以保证，这是脱细胞心脏瓣膜最大的优势。

4.2 可降解合成材料组织工程瓣膜

为了克服上述人工瓣膜的不足，可吸收瓣膜作为一种新的有希望实现再生和/或修复病变瓣膜组织的治疗方法，受到越来越多的关注。瓣膜性心脏病常常导致大量健康细胞（成纤维细胞、内皮细胞、心肌细胞和干细胞等）的凋亡，破坏正常组织的微环境，导致原生瓣膜失去自身的修复能力[34]。组织工程可以通过引导重建具有合适的生物力学性能的原生细胞外基质（ECM）仿生微环境，以及提供必要的仿生物理和生物刺激，从而增强受损、畸形或病变瓣膜组织的自愈能力。具有仿生功能的可吸收瓣膜不仅能够运送细胞，而且能够提供力学支撑和生物刺激以促进瓣膜再生，因此可以满足多种临床需求[35]。合成材料制备的可吸收瓣膜是目前可吸收瓣膜中研究最为广泛，被认为是一种构建仿原生心脏瓣膜细胞外基质微环境的有效手段，但目前处在早期研究阶段。其中，可降解的合成弹性体制备的可吸收瓣膜具有以下显著的优点[36-38]：

（1）相比于天然材料，可降解的合成弹性体作为可吸收瓣膜的基材，可以更精确地控制材料的组成与结构，减少批次与批次之间的差异；

（2）原生瓣膜在体内要长期经受周期性的拉伸与松弛的力学响应，可降解的合成弹性体具有良好的弹性和力学屈服性能，能够满足这一苛刻的力学性能要求；

（3）可降解的合成弹性体的降解产物免疫原性和毒性低；

（4）可降解的合成弹性体的降解速率可控，能够使之与再生组织新生成细胞外基质的速率达到平衡，以保证瓣膜组织所需的力学性能；

（5）可降解的合成弹性体易于加工，常见的材料加工方法，如注塑成型、喷涂、纺丝和光固化成型等，均可用于加工合成弹性体。

因此，可降解的合成弹性体是制备可吸收瓣膜的理想材料，但基于可降解合成弹性体的可吸收瓣膜仍在早期研究阶段。临床转化的进展缓慢可以归因于该领域的几个挑战[39]。首先，瓣膜是由纤维层、松质层和室肌层构成的复杂的多尺度分层结构。各向异性的纤维层发挥着控制瓣叶闭合和打开的作用。其次，在原生的心脏瓣膜中，糖胺聚糖富集的松质层可以为瓣膜提供冲击吸收性能。而现有的可降解合成弹性体难以实现降解速率的精确调控，或者难以被加工成与正常瓣膜类似的纤维状微结构，以获得和松质层类似的冲击吸收性能。因此，尽管许多材料学家和组织工程学家一直致力于开发新型功能心脏瓣膜，但到目前为止，仍未能找到非常令人满意的材料。与此同时，由于缺乏与可吸收瓣膜相关的体内安全性与有效性的长期数据，对于可吸收瓣膜来说，最优的形态、物理和力学性能、降解性能等关键指标仍未能确定，严重制约了相关产品的开发。因此，开发基于可降解合成弹性体的可吸收瓣膜，仍需进行大量基础研究，特别是材料学方面的研究（图 4.1）。

当前可吸收瓣膜应用较为成功的是荷兰 Xeltis 公司的超分子聚合物电纺丝瓣膜。该聚合物具有良好的力学性能，植入体内后可以募集细胞，诱导细胞分泌细胞外基质，促进瓣膜组织重建与再生，从而形成自体瓣膜。目前该公司制备的肺动脉瓣已经进入了临床试验阶段，其他种类的可吸收瓣膜还未有进入临床的报道。

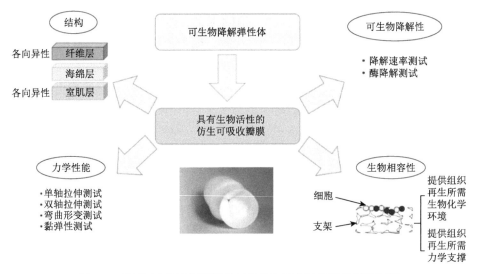

图 4.1 采用可生物降解弹性体材料制备可吸收瓣膜的重要原则

4.2.1 用于制备可吸收瓣膜的可降解合成弹性体

目前用于制备可吸收瓣膜的可降解合成弹性体主要有聚氨酯（PU）基弹性体、聚羟基烷酸酯（PHA）基弹性体、聚己内酯（PCL）基弹性体和聚甘油癸二酸酯（PGS）基弹性体等。根据弹性体是否可塑化，可分为热塑性弹性体和热固性弹性体。

1. 热塑性弹性体

热塑性弹性体，也称物理交联弹性体，其聚合物分子链通过分子间/分子内相互作用力（如氢键和偶极-偶极相互作用）形成物理交联。大多数热塑性弹性体包含化学键组成不同的树脂段和橡胶段，树脂段是刚性区域，提供弹性体的可塑性，橡胶段是非晶态区域，提供弹性体的柔韧性[40]。热塑性弹性体可以在高温下熔化并重塑，因此被广泛用作组织工程支架材料。

1）聚羟基脂肪酸酯类弹性体及其在可吸收瓣膜中的应用

聚羟基脂肪酸酯类弹性体是由羟基烷酸（HO—R—COOH）形成的一类聚酯，其中 R 为烷基[14]。在生物材料领域，聚羟基脂肪酸酯类弹性体是最早被发现的弹性体之一，通常是指在有限的营养和过量的碳环境下由细菌发酵产生的弹性体[15]。聚羟基脂肪酸酯类弹性体是一种由多种微生物合成的天然存在的聚酯，通过分离提纯后使用。这类弹性体通常比聚氨酯基弹性体力学性能更强，更适合在动态环境下工作，如心血管组织工程。目前，聚羟基脂肪酸酯、聚 4-羟基丁酸（P4HB）、聚 3-羟基丁酸（P3HB）、聚羟基辛酸（PHOH）、聚羟基丁酸-羟基己酸共聚物（PHBHHx）已被单独或联合使用，以制备可吸收瓣膜的材料（表 4.7）。

表 4.7　基于聚羟基脂肪酸酯类弹性体的可吸收瓣膜

弹性体	年份	制备方法	支架特点
PHA、P4HB	2000	洗盐	三叶心脏瓣膜支架，非织网结构[41]
PHA	2000	洗盐	多孔支架[42, 43]
P4HB/PGA 复合物	2000、2002	热焊	P4HB 涂覆的 PGA 网[44]
P4HB、PHOH	2002	溶孔浸出	多孔支架[45]
P4HB-PGA、P4HB-PGA/PLLA 复合物	2003	浸渍涂布	P4HB 涂覆的 PGA/PLLA 非织网[46]
P3HB、P4HB、P3HB-co-4HB+脱细胞瓣膜	2004	浸渍涂布	具有薄聚合物涂层的多孔支架[47]
P4HB	2006	3D 立体平面印刷成型	多孔支架[48]
P4HB 涂覆的脱细胞瓣膜	2008	静电纺丝	与细胞外基质中原纤维类似的 P4HB 纤维丝[49]
P4HB/PGA 复合物	2009	浸渍涂布	PGA 非织网涂覆有 P4HB[50]
P4HB	2010	3D 立体平面印刷成型	多孔支架[51]
P4HB/PGA 复合物	2012	浸渍涂布	PGA 非织网涂覆有 P4HB[52]

2）聚酯类弹性体及其在可吸收瓣膜中的应用

聚酯类热塑性弹性体也是一类在生物医学领域应用广泛的聚合物。这类聚合物包括聚己内酯（PCL）、聚乙醇酸（PGA）、聚乳酸（PLA）以及它们的共聚物。聚己内酯类弹性体的生物相容性好和生物降解速率可控，已获美国 FDA 的批准用于制备手术缝合线和药物载体。聚己内酯类热塑性弹性体是通过引发剂引发单体进行开环聚合来合成的。目前，PCL、PGA、PLA 已被单独或联合使用，以制备可吸收瓣膜的材料（表 4.8）。

表 4.8　基于聚己内酯类弹性体的可吸收瓣膜

弹性体	年份	制备方法	支架特点
PCL	2006	静电纺丝/编织	多孔支架[53]
PCL	2008	静电纺丝	三叶瓣形状的纤维[54]
PGA/PLLA 复合物	2010	手动+机械针刺	非织纤维薄膜[55]

续表

弹性体	年份	制备方法	支架特点
PCL	2013	静电纺丝	传统电纺丝支架[56]
PEG/PCL 复合物	2014	静电纺丝/注塑成型	各向异性的 PCL 纤维嵌入在 PEG 水凝胶中[57]
PEGDMA-PLA	2014	静电纺丝	形貌类似于天然瓣叶[58]
PCL	2014	喷射喷涂	规整排列的纳米纤维[59]
PCL/壳聚糖复合物+脱细胞基质	2015	静电纺丝	珠状形貌的纳米纤维[60]
PCL	2015	静电纺丝	仿生的周向排列的纳米纤维[61]
PGA-P4HB 或 PCL	2016	静电纺丝	传统电纺丝支架[62]

2. 热固性弹性体

热固性弹性体，也称化学交联弹性体，是指单体通过共价键连接形成聚合物链的一类弹性体。热固性弹性体的合成需要其中至少一种单体具有至少三个能与其他单体反应的官能团，使聚合物链不仅能线性增长，而且能形成网状结构。因此，通常热固性弹性体的合成分为两个步骤，第一步先合成线型链预聚体，第二步再交联形成聚合物网络，完成固化。交联过程可通过热反应或辐照实现。一旦固化完成，热固性弹性体就不能再被熔化和重塑，只能被分解。

聚甘油癸二酸酯（PGS）基弹性体是目前研究最广泛的热固性弹性体，由丙三醇与癸二酸通过缩聚反应合成。自 2002 年以来，其降解性能、力学性能和生物学特性目前已被广泛研究，而且其合成路径多样，已被应用于不同的组织工程方向。表 4.9 总结了 PGS 在可吸收瓣膜中的一些研究。

表 4.9   PGS 基弹性体的可吸收瓣膜

弹性体	年份	制备方法	支架特点
蛋白涂覆的 PGS	2007	盐熔合	多孔支架[63]
PGS	2013	激光消融	钻石型孔洞[64]
PGS	2013	微成型	钻石型孔洞[65]
PGS/PCL	2013	静电纺丝	多孔静电纺丝支架[66]
PGS/PCL+透明质酸和明胶	2014	静电纺丝/水凝胶包埋	纤维增强的水凝胶[67]
PGS/PCL	2014	静电纺丝	电纺排列纤维[68]
PGS/PCL	2014	微成型/静电纺丝/层层组装	类似心脏瓣膜的三层结构[35]
PGS/PCL+透明质酸和明胶	2015	静电纺丝/水凝胶包埋	纤维增强的水凝胶[69]

3. 小结

综上所述，因为可降解合成弹性体的生物降解性可控、力学性能优异，在可吸收瓣膜的制备上已经开始展现其独特的优势。上述热塑性和热固性可生物降解的弹性体各有优缺点。其中大多数热塑性弹性体无毒且加工性能良好，但由于它们的降解过程为非均相降解，可能导致在降解过程中出现不可预测的力学性能损失。而热固性弹性体的降解过程、降解动力学和力学稳定性更为可控。虽然最近有研究通过快速成型、微成型、微烧蚀和静电纺丝等方法制备功能型热固性弹性体支架，但是，相比于热塑性弹性体，热固性弹性体的加工性能较差。此外，热塑性和热固性弹性体都是合成材料，通常被认为在植入后有可能产生排异反应。下面的部分将具体讨论可降解合成弹性体在可吸收瓣膜以及提高组织工程效果方面的应用。

仿生组织工程支架的构建已被公认为组织工程领域的核心重点之一。特别是对于可吸收瓣膜，细胞外基质结构中的各向异性和不同分级的微观结构等生物物理因素会诱导细胞活动。人工心脏瓣膜应具有以下关键特征：复杂的多级三层结构、力学各向异性、生物降解性和生物相容性等。目前，制造仿生人工心脏瓣膜仍处于初级阶段，对制备的不同瓣膜进行比较的研究仍十分缺乏，导致人们无法确定一个新的仿生组织工程结构是否能够满足长期临床应用的需求。然而，瓣膜细胞外基质模拟支架在体外和体内的多项初步研究中显示出了良好的效果，这意味着瓣膜天然形成的结构有助于瓣膜的长期服役。

4.2.2　基于可降解合成弹性体的可吸收瓣膜支架的结构

支架为培养在其上的细胞提供结构支撑和生长刺激。支架的结构也会影响其力学性能和降解性能。原生瓣叶的细胞外基质具有独特的形状、尺寸和独特的纤维微结构。因此，具有这些形貌特征的组织工程支架在诱导瓣膜组织再生方面极具潜力。下面总结讨论了可吸收瓣膜中可生物降解弹性支架结构的设计与发展。

1. 天然心脏瓣膜的组织结构

成人心脏瓣膜由 3 个柔性组织小叶组成，瓣膜直径 23～26mm，厚度约 0.5mm[70]。瓣叶结构非常复杂，是由室肌层、松质层和纤维层组成的三层结构，每一层都有其独特的细胞外基质蛋白组成和排列。纤维层由圆周取向的厚胶原束组成，为瓣叶提供机械强度[61]。松质层主要由自由取向的糖胺聚糖组成，在室肌层和纤维层之间发挥着缓冲垫的作用[61]。室肌层由径向弹性纤维（主要为弹性蛋白）组成，径向弹性高，确保瓣膜的正常开启和关闭。因此，瓣叶具有从微观到宏观的多尺度分层结构。纤维层中圆周取向和室肌层中径向排列的细胞外基质蛋白赋予心脏瓣叶各向异性的结构和力学特性。瓣叶的这些重要特性是仿生人工心脏瓣膜设计开发上的难点，这一挑战也推动了新一代仿生可吸收瓣膜支架的发展。

2. 仿心脏瓣叶天然各向异性结构的可降解合成弹性体支架的研究

早期基于可降解高分子材料的可吸收瓣膜，使用随机定向纤维或网状材料作为心脏瓣膜假体，以匹配瓣膜的宏观尺寸和形状[42, 71, 72]。这些研究表明，生物相容性好的材料制成的支架可以支持多种类型细胞（血管细胞、肌成纤维细胞和内皮细胞）的生长和细胞外基质蛋白的分泌，免疫反应程度也与人源心脏瓣膜相似[73]。例如，由聚羟基烷酸酯基弹性体制成的瓣叶能够在脉动流下打开和关闭，并在绵羊模型中表现出良好的体内生物相容性[42]。这些研究为在体外或体内对可吸收瓣膜进行表征和评价提供了指导，但是在这些研究中并没有考虑支架的结构设计。

为了匹配瓣叶各向异性的特点，可通过电纺丝技术，提高心轴转速，以制备高各向异性的聚酯（聚氨酯）尿素纤维网络[74]。高各向异性纤维的力学性能与天然肺动脉瓣瓣叶的力学性能十分相似。基于高各向异性的聚酯（聚氨酯）尿素纤维网络的瓣叶，研究人员通过绵羊肺动脉瓣瓣叶的形变进行计算模型和体外小动物计算机体层显像仪（micro-CT）的扫描结果对比，采用有限元模拟方法研究可吸收瓣膜的最优形状和结构，确定了弯曲的纤维结构是最优的瓣叶结构[75]。Hobson 等利用不同螺距角的锥形心轴作为集电极制备了具有曲线状纤维结构的电纺支架。结果表明，曲线状纤维结构的局部力学性能可与天然心脏瓣叶相媲美[76]。

Masoumi 等根据理论计算的设计方案，利用激光消融或微成型技术制备了具有钻石型孔洞的 PGS 弹性体支架[64, 65]。计算模拟结果显示支架与牛主动脉瓣瓣叶在周向和径向上，刚度和峰值切线模量都吻合较好。支架上接种的猪瓣膜间质细胞不断产生胶原蛋白，表现出良好的细胞活性，而且支架的力学性能也保持良好。该报道为进一步研究在具有各向异性结构的材料上种植细胞，并形成组织奠定了基础。然而，这种方法并没有考虑到天然瓣膜细胞外基质的纤维结构。于是，有研究人员采用定向电纺丝技术制备了具有各向异性纤维结构的 PGS/PCL 支架[68]。原代人瓣膜间质细胞可根据 PGS/PCL 支架的纤维排列进行黏附和排列，并能主动表达 αSMA 和心脏瓣膜细胞外基质蛋白，如胶原蛋白、VIM 等。类似地，通过喷射喷涂技术制备了各向异性纳米纤维 PCL 支架。多孔支架支持细胞侵袭、增殖和细胞外基质蛋白沉积。更重要的是，排列的纤维结构能够指导细胞沿着纤维方向排列和极化[59]。

3. 仿天然心脏瓣叶三层结构的可降解合成弹性体支架

在实现各向异性纤维结构的基础上，在三层瓣叶的每一层上构建其独特细胞外基质纤维排列是对可降解合成弹性体支架的设计和制造的进一步挑战。然而，到目前为止，只有少数研究为了模拟天然瓣叶各向异性的结构和力学性能而设计了三层支架。以各向异性的三明治状 PEG-PCL 水凝胶-纤维复合物支架为例，该支架将 PCL 纤维嵌入 PEG 水凝胶中，培养于该三明治状复合材料上层的瓣膜间质细胞受各向异性的静电纺 PCL 纤维的引导而定向排列。尽管该支架被认为只是模拟纤维层，但是这项研究开创了一种结合水凝胶和纤维支架以制备可吸收瓣膜的新方法[57]。在另一项研究中，利用微成型技术制备了具有钻石花纹的 PGS 层作为中间层，然后将双向排列的 PGS/PCL 纤维直接通过静电纺喷涂在 PGS 中间层上以得到三层结构的可吸收支架。该支架能够支持瓣膜间质细胞和间充质干细胞的生长，并引导它们的排列，且培养四周后，支架的力学性能（硬度和拉伸强度）无论在周向还是径向都与天然瓣膜组织相当，利于新生细胞外基质蛋白的沉积。为了进一步评估该支架替代瓣叶的可行性，在离体新鲜猪心脏肺动瓣膜位置进行了替换试验，该三层支架具有充分的收缩和完整的舒张协同性能，表现优于单层支架[35]。

4. 小结

从总体来看，可生物降解弹性体支架的研究已经从非纤维状的聚合物薄膜或贴片，或者随机定向的多孔支架，转向模拟天然心脏瓣膜组织结构，具有各向异性和三层结构纤维的支架。然而，精确且全面地模拟天然心脏瓣膜瓣叶结构仍然是一个相当大的挑战。未来的研究应该集中在发展新技术和设计上，这些技术和设计将致力于通过组织工程构建仿天然心脏瓣膜组织中独特的三层结构，以及各向异性排列的胶原蛋白和弹性蛋白纤维。基于立体平版印刷的快速成型技术被证明使用可生物降解的弹性体能够重建人体肺动脉瓣膜和主动脉瓣膜。该技术为生产纤维状人工瓣叶提供了一种新的方法。利用这一技术可在不久的将来制造出在尺寸、形状、纤维密度和纤维排列方面类似于人类瓣膜的多孔瓣膜支架。最后，还应该指出，可吸收瓣膜的目标是重新实现原生瓣膜的功能，因此利用组织工程支架重建天然瓣膜的多尺度结构有利于实现这一目标。然而，对于功能性可吸收瓣膜是否需要完全复制天然瓣膜的结构仍有待确认，同时这种仿生设计的人工瓣膜的临床效益还需要在体内和临床环境中进行进一步验证。

4.2.3 调节基于可降解合成弹性体支架的可吸收瓣膜的力学性能

细胞外基质的力学性能是影响细胞行为（如细胞生物学、疾病病理学及组织再生等方面）的重要因素[77]。由于组织工程支架作为细胞外基质的临时替代品，为种植的细胞提供初始支撑，它们理想的力学性能是与目标原生组织相似，可以通过调节力学性能来激活细胞从而实现组织修复或再生。

1. 天然心脏瓣叶的力学性能

在人体中，心脏瓣膜负责控制血液连续单向地从心室流入/流出。正常情况下，人每天的平均心跳为 10 万次[78]。因此，心脏瓣膜要承受极高的动态机械载荷。由于血液的不断流动，心脏瓣叶要持续暴露在高压（成人高达 12kPa）和高剪切应力下。对猪心脏瓣叶进行单轴力学测试发现，瓣叶最初具有良好的柔韧性，但在较大的应变下脆性显著增加[79]。由于瓣膜细胞外基质（胶原蛋白和弹性蛋白）纤维独特的排列方式，瓣叶在周向和径向上均表现出各向异性的力学性能。

单轴力学实验还表明，在初始加载阶段，瓣叶径向弹性模量变化范围为 2～10kPa，径向弹性模量的变化范围为 20～100kPa[80]。双轴力学测试进一步证实了瓣叶的高度各向异性（各向异性指数：0.247），因为瓣叶的可延展性在周向（0.264±0.017）和径向（1.109±0.075）上存在显著差异[81]。因此，理想的可吸收瓣膜支架应具有足够的弹性和强度以适应体内的动态环境，而不会在反复的应力影响下产生永久变形。更重要的是，可吸收瓣膜支架应具有与天然瓣叶类似的各向异性，为瓣膜的功能性再生提供合适的生物力学支撑[82]。

2. 调节基于可降解合成弹性体的可吸收瓣膜的力学性能的方法

通过组织工程构建人工心脏瓣膜的研究，早期主要集中在脱细胞生物心脏瓣膜[83-85]。然而，这类组织工程生物瓣的一个主要缺点是缺乏长期的力学稳定性。虽然生物瓣可以通过使用交联剂来增强其力学性能，但是目前大多数交联剂都有一定的细胞毒性，因此限制了它们的使用。例如，戊二醛是最常用的交联剂之一，已被证明具有细胞毒性且会导致植入的生物瓣钙化，造成植入物失效[86]。同样地，环氧类化合物也具有细胞毒性，并可能引起不良的免疫反应[87]。因此，多项研究尝试制备了聚合物-脱细胞生物心脏瓣膜混合支架，使其既保留了聚合物支架良好的力学性能，又具备脱细胞生物心脏瓣膜独特的结构和优异的生物相容性[83]。

早期研究曾尝试通过浸涂和浸渍的方法将 P4HB 和 P3HB-co-4HB 混合于脱细胞的猪主动脉瓣基质中。结果表明，相比于仅使用脱细胞瓣膜基质的人工瓣膜，聚合物浸渍能够显著增强人工瓣膜的力学性能，表现为较高的缝合留置强度和拉伸强度[47]。同样，将 PHBHHx 共聚物涂覆于脱细胞的猪主动脉瓣表面，单轴拉伸实验结果表明其拉伸强度显著提高。将该人工瓣膜植入绵羊肺动脉瓣的位置，16 周后瓣膜组织及其功能完全恢复，而未涂覆聚合物的瓣膜仅部分实现了内皮细胞的增殖[68]。此外，静电纺丝技术也被用于制备聚合物/脱细胞基质混合人工瓣膜，例如，将 P4HB 通过静电纺丝技术引入猪主动脉瓣叶，显著提高了材料的抗拉强度和弹性模量，同时也能保持材料的生物相容性[69]。近年来，脱细胞的牛心包膜的细胞外基质被证明具有良好的生物相容性和较低的免疫原性，是一种很好的组织工程基材，但其力学性能较差，应用受到限制。在脱细胞的牛心包膜的细胞外基质上通过静电纺包覆 PCL-壳聚糖纳米纤维，即可显著提供其拉伸强度、弹性模量和爆裂强度[60]。

3. 优化可吸收瓣膜支架力学性能的策略

人工可吸收瓣膜的早期研究主要强调其力学性能，为组织再生提供力学支撑，且能够承受体内的动态力学环境以及植入手术中的缝合过程等[41]。但是目前对于可吸收瓣膜的最佳力学性能，无论是在植入前，还是在体内降解过程中，以及组织再生的过程中，都没有达成统一的观点。因此，建立一种能精确调控可吸收瓣膜力学性能的方法，并以此为基础筛选出最优的力学性能具有重要的科学意义。

调节弹性体支架的力学性能的方法之一是改变弹性体的化学结构。Kidane 等在聚碳酸酯上接枝笼型聚倍半硅氧烷，发现聚碳酸酯-笼型聚倍半硅氧烷具有比纯聚碳酸酯更高的拉伸强度、杨氏模量和断裂伸长率。可能的原因为纳米级的笼型聚倍半硅氧烷片段与相邻分子形成较强的分子间作用力，降低其偶极矩相互作用的可能，从而提高聚合物力学强度[88]。

弹性材料的弯曲刚度是影响其在可吸收瓣膜上应用的主要因素。Amoroso 等通过调节静电纺聚酯（聚氨酯）尿素纤维的交叉密度来精确调节制备的聚酯（聚氨酯）尿素瓣膜支架的刚度。这是通过在静电纺丝时，增加一种新的聚合物应变（不可浸出的 PCL 或可浸出的 PEO）来实现[88]。聚酯（聚氨酯）尿素纤维的交叉密度越高，弯曲模量就越低。此外，加入不可浸出的刚性 PCL 纤维会增强聚酯（聚氨酯）尿素瓣膜支架的弯曲模量，而 PEO 纤维的浸出会导致瓣膜支架弯曲模量的降低。在弹性体瓣膜支架制备完成后再进行改性也可以进一步调节瓣膜支架的力学性能。其后续改进也为进一步调整弹性支架的力学性能提供了可能。Tseng 等分别通过蛋白吸附、碱处理和丙烯酰化改性电纺聚己内酯支架。与未改性的支架相比，三种改性方法均成功改变了支架的理化性质，显著降低了支架的弹性模量。此外，通过丙烯酰化和蛋白吸附改性的瓣膜支架，其力学各向异性也能随之改变[57]。

生物力学调控能够促进细胞外基质沉积，提高力学性能，被认为是促进体外培养的组织工程心脏瓣膜成熟的重要方法。生物反应器能够精确模拟体内的生物化学和生物物理条件，如温度、pH 值、营养浓度、剪切应力和搏动性血流等，被广泛用于调控人工心脏瓣膜支架。生物反应器的调控作用对人工心脏瓣膜的成熟有显著影响。而且，多项研究表明，与静态培养相比，动态（流动）的培养环境可以促进多种人工弹性体可吸收瓣膜上的胶原沉积和细胞增殖。更有趣的是，通过动态弯曲或舒张负荷的生物力学调节可以诱导仿生各向异性结构和力学性能。因此，生物力学调控是一种有效调节可吸收瓣膜支架的力学性能以及引导支架上细胞行为的工具。

4. 小结

总之，开发具有理想力学性能的组织工程支架来促进功能瓣膜的再生越来越受到关注。许多研究已经证明将刚性材料的弹性模量降低到生理范围，可以使支架具有更好的生物相容性。然而，对于包括可吸收瓣膜在内的任何一种组织工程材料的应用，人们对于组织再生所需的最佳力学性能还没有共识。人们目前还不清楚可吸收瓣膜是否应该具有与原生瓣膜相似或更高的力学性能，因为在瓣膜再生和新的细胞外基质形成之前，可吸收瓣膜支架会降解，从而导致力学性能下降。因此，为了指导未来可吸收瓣膜结构的发展，现在迫切需要更多的关于支架设计和生物力学要求的体内研究。另一个重要的因素是，需要综合考虑瓣膜力学性能、其他理化性质和降解性能对细胞再生行为的影响。此外，目前的研究是在不同的实验条件下进行的，包括使用不同的力学试验（单轴力学试验、双轴力学试验、弯曲试验、循环力学试验）和不同的试验参数（试样尺寸、试验程序、试验重现性）。因此，未来对可吸收瓣膜的研究应着重于：

（1）弹性体支架的力学性能对可能用于心脏瓣膜再生的不同细胞的增殖、活化/失活或分化的影响；

（2）利用标准化的力学测试，制作和测试能够模拟原生组织力学各向异性的机械模拟支架；

（3）详细研究可以使支架降解率与瓣膜再生率达成平衡的最佳力学性能；

（4）对组织工程心脏瓣膜支架进行统一标准的力学性能测试。

4.3 组织工程瓣膜面临的挑战

在解决与组织工程瓣膜相关的挑战时，研究人员必须时刻留意最终目标：提高其对先天性心脏病和其他结构性瓣膜疾病的临床治疗效果。实验室的成功并不能保证成果成功转化为临床实践。非活体人工瓣膜的监管指南已明确定义，相关监管部门对活性组合瓣膜（细胞+支架）进行审批的指南正在研究，而且在此前国内外监管部门还尚未批准过此类活性组合瓣膜的产品。瓣膜的功能性与安全性肯定是最重要的问题，然而，保证在脱细胞瓣膜上产生统一的再细胞化程度，并且填充的细胞的表型要与瓣膜相匹配才是最大的挑战。同时，我们还需要能够非破坏性地分析体内瓣膜再细胞化的新技术。因此，组织工程瓣膜的最终成功依赖于科学技术的发展，以满足组织工程瓣膜的设计标准，经受监管审查，并最终在临床效果上不断取得突破。

4.3.1　与患者相关的挑战

组织工程瓣膜的概念既取决于用于构建瓣膜的材料，也取决于宿主对植入瓣膜的反应。考虑到瓣膜上种植的细胞是从受体获得的，这些细胞来源的质量将直接影响瓣膜移植的成功率。因此，组织工程瓣膜面临的一个主要挑战是确定哪些与患者相关的因素将影响瓣膜的原位再细胞化，以及如何在瓣膜设计中预测这些因素。虽然细胞对支架材料的反应很难确定其精确来源和特性，但一般认为实现心脏瓣膜的再细胞化需要祖细胞。而与患者相关的许多危险因素会导致患者的祖细胞功能受损，例如，糖尿病和高龄等危险因素与循环祖细胞（CD34+）水平降低有关，Ⅱ型糖尿病患者的祖细胞对支架材料的黏附性较差，并且参与血管结构形成的能力也明显降低。细胞迁移对脱细胞瓣膜的再细胞化有重要作用，而细胞迁移与 CD34+细胞的数量有关，但是 CD34+细胞的数量在吸烟者和有冠状动脉疾病家族史的个体中显著降低。因此，任何阻碍祖细胞迁移的因素都是组织工程瓣膜成功的一大挑战。

4.3.2　与细胞生物学相关的挑战

细胞生态位是在组织工程瓣膜上形成组织最重要的因素。瓣膜植入后与瓣膜支架接触的细胞种类繁多，不同细胞类型对组织再生的影响尚不明确。对于组织工程应用来说，植入后的第一反应是异物反应引发的免疫细胞的浸润。浸润的单核细胞/巨噬细胞随后可表现出促炎细胞与组织再生细胞这两种不同表型，即 M1 与 M2 表型。在这简化的模型中，γ 干扰素激活的 M1-巨噬细胞代表炎症表型，而白介素-4 活化的 M2-巨噬细胞则代表再生表型。这些免疫细胞会慢慢降解支架材料，并将其替换为组织。控制这种平衡对瓣膜组织再生至关重要。白细胞介素和干扰素等细胞因子在指导巨噬细胞分化中发挥着重要作用，但其他信号通路也参与巨噬细胞的调控，Notch 信号通路甚至可以阻断其他细胞因子对巨噬细胞极化的诱导作用。这说明巨噬细胞的命运可以通过多种方式控制；然而，要成功有力地实现这一控制，还需要更为深入的实验测试。

在理想状态下，早期形成的组织会过渡到稳定组织，这种稳态瓣膜需要尽可能地模仿天然的、健康的瓣膜。在天然瓣膜中，主要的细胞类型是 VEC 和 VIC，

VEC 与 VIC 之间的相互作用维持了天然心脏瓣膜的结构完整性。VEC 和 VIC 都有多种不同的表型变异，其中五种 VIC 亚型在发育、生理和病理上具有不同的功能。目前对于瓣膜间质中特定细胞类型的特异性表征仍是一大挑战。目前人们仍不清楚从早期组织形成到成熟瓣膜组织的转变是如何发生的，可能是由循环系统的 EPC 引起内皮化，随后是内皮向间质转化。如果能够对早期组织的形成进行精确调控，那么随后的组织成熟过程在不同患者之间的变异化可能会较少，然而，检验这一变化的实验是复杂的。由于支架在这些阶段已经部分降解，因此控制组织形成过程比控制支架设计更难，并且可能需要药物干预，但是将药物传递到心脏瓣膜又十分困难。

4.3.3 与细胞生物力学相关的挑战

心脏瓣膜是在力学信号下工作的组织。在每个心脏周期中，瓣膜确保血液在心房和心室中沿着正确的方向流动。收缩期和舒张期交替在瓣膜上产生压力梯度。当这个梯度与正确的流动方向相反时，瓣膜关闭并拉伸，阻止血液流动。当压力梯度处于正确的流动方向时，瓣叶打开，血液流过孔口并且瓣叶的拉伸被释放。瓣膜植入后，瓣膜支架材料是主要的承受应力的结构。随着材料的降解并逐步被 ECM 和细胞所取代，瓣膜的力学性能会发生变化，但是在整个过程中瓣膜必须保持力学完整。类似于天然心脏瓣膜，随着 ECM 成为瓣膜承受应力的组件，这些载荷对细胞的结构和 ECM 的重塑具有持续的影响。为了模拟这些条件，可以先将组织工程瓣膜放入体外生物反应器中进行力学调节，然而将瓣膜植入体内仍然观察到反流和瓣叶回缩。瓣叶回缩是在舒张期施加在瓣膜上的载荷不平衡和瓣叶中细胞的收缩及各向异性造成的。通过对血流的动态计算模拟，进行瓣膜设计的优化，平衡瓣膜的动态应力，有效降低反流。对瓣膜几何形状和组织各向异性的重新设计也能改善瓣膜的围合面积和组织稳定性。宏观力和微观应力的平衡如何影响组织工程瓣膜的原位细胞化，仍有待研究。

关于细胞对应力反应的细胞机制通路，人们也进行了一定的研究。调控巨噬细胞极化的 Notch 信号通路也可能是力学传导的信号通路，Notch 信号通路是一种控制细胞-细胞直接接触的信号通路，在组织特别是心血管的发展中起着重要的作用。Notch 信号通路的缺陷，包括受体基因（*Notch 1*~*Notch 4*）、配体基因（*Jag 1* 和 *Jag 2*，*Dll 1*、*Dll 3* 和 *Dll 4*）以及效应基因（*Rbpjk*）的缺陷都会导致先天性瓣膜缺陷，包括流出道畸形和心脏瓣膜缺陷。*Notch 1* 是第一个发现导致家族性二叶主动脉瓣和钙化动脉瓣膜疾病的基因。Notch 信号通路的缺陷改变了应变下细胞对 VIC 的反应，也改变了 VEC 在剪切力下的反应，从而导致细胞发生钙化。这与在其他组织中发现的 Notch 信号通路直接响应机械信号的结果是一致的。

Notch 信号通路缺陷导致细胞在应力环境下发生行为改变，使对组织工程瓣膜的原位再细胞化的控制更加复杂。

4.3.4　与组织诱导相关的挑战

　　除了对瓣膜预处理进行细胞种植以外，另一种引导组织形成的方法是通过改变材料来诱导组织形成。生物活性高分子材料的主要研究重点是重新生成 ECM，如胶原蛋白、糖胺聚糖等能够黏附细胞的物质。这种方法基于这样的概念：组织之所以会有特殊的力学和生物学特征，一方面是因为特殊的细胞组成，另一方面是因为具有特定结构的 ECM。组织工程瓣膜需要非常高水平的组织发育来产生足够的 ECM，以充分取代组织工程瓣膜中的瓣膜材料，并刺激和维持细胞群落。因此，选择合适的组织工程瓣膜材料，不仅应看重其细胞黏附的能力，还应注重材料影响细胞生长和分化以形成具有完全功能的生物组织的能力。因此，人工瓣膜原位组织工程的一大挑战是寻找能够吸引和协调细胞群落数的分子，使组织工程瓣膜上黏附的细胞从无到有地生成活性组织。

4.3.5　与瓣膜支架相关的挑战

　　从体外细胞种植向原位再细胞化发展组织工程瓣膜时，对瓣膜支架而言面临更多的挑战。重要的是，与瓣膜组织形成和再生有关的生物过程需要用单一的、非活的、最好是可降解的瓣膜支架材料来刺激、协调和控制。从材料的角度来看，这些挑战是多方面的。在微观层面上，有必要设计合适的空间来控制细胞捕获、行为（增殖、分化、基质产生）、静息、维持和生长。这可以通过控制支架的生物学、生物化学和生物物理等特性，以及与生理环境之间的相互作用来实现。最终目的是引导在天然心脏瓣膜、心室、纤维和海绵状组织中形成相应的细胞与 ECM。

　　在介观水平上，控制支架的力学性能是非常重要的。瓣膜的开启和关闭会引起局部变形，而瓣膜上的应力分布和随后的力学各向异性会导致其在打开和闭合状态之间的差异。支架降解速率对于在组织形成的早期阶段保持瓣膜完整性是非常重要的，而这一点主要取决于材料和加工工艺。

　　在宏观层面上，无论是通过外科手术植入还是微创输送，支架的处理和植入在手术期间是相关的。在微创输送的情况下，植入后，瓣膜必须从输送的形状展开到发挥其功能的形状。对脱细胞瓣膜来说，这些性质很难控制，但是对合成瓣膜来说，可以在不同尺度内进行控制，并且具有很好的重复性。

4.3.6　组织再生建模的挑战

为了加速瓣膜材料的设计过程，高通量分析等方法至关重要。体内试验是其临床转化前的最后一步，但体外试验也可以获得大量信息。瓣膜组织再生可以定义为通过瓣膜细胞维持瓣膜结构完整性的一种机制。激活 VIC 和去激活 VIC 的平衡是瓣膜 ECM 重塑与维持组织稳态的关键，因此，在设计心脏瓣膜时也是一个重要的挑战。

体外模型允许更准确地分离和控制组织形成的独立变量。体外系统通常使用培养皿来研究瓣膜细胞的作用及其在组织形成中的作用。然而，刚性底物的固有非自然环境和培养细胞所处的二维环境限制了这种方法。如前所述，VIC 对力学具有很高的敏感性，导致二维培养系统中无法控制它的表型变化。因此，人们开始研究开发三维体外培养系统，希望不仅能够独立地调节 VIC 和 VEC 的表型，而且还能模拟整个细胞驱动的瓣膜稳态过程。这种三维体外模型将能够在人体外研究天然瓣膜组织的形成过程，最终为我们提供一张引导人体组织形成的图谱。

为了克服这一挑战，水凝胶微工程应运而生。水凝胶可以使用天然蛋白质来制备，如胶原蛋白、透明质酸和弹性蛋白，以再现自然组织中重要的环境信号。越来越多的证据表明，水凝胶的力学特性可以激活和改变细胞内的通路从而调控 VIC 功能。利用水凝胶进行三维培养可以维持 VIC 的静息状态，这一点类似于健康的天然瓣膜。通过改变水凝胶底物和力学机制，有助于阐明 VIC 激活肌成纤维细胞的机制。实验结果表明剪切应力、基底硬度和细胞间距会影响 VIC 的激活程度，从而影响 VEC 对 VIC 的旁分泌调节和 ECM 的破坏程度等。

仅仅了解导致天然组织中的 VIC 进行 ECM 沉积的原因还不够，还需要了解如何才能维持瓣膜组织处于健康的平衡状态，从而防止活化的细胞继续沉积 ECM导致纤维化。此外，大多数三维培养体系使用单一的天然蛋白质，如胶原蛋白或透明质酸，在将来需要做的工作是将所有天然瓣膜的蛋白质组合成一个模拟心脏瓣膜ECM 的三维培养系统。此外，在三维培养系统中模拟瓣膜血流动力学环境仍面临挑战。因此，目前人们正在开发"器官芯片"技术和不同的脉冲生物反应器。

4.3.7　结论

组织工程瓣膜与目前的机械植入物或同种异体移植物的标准大不相同，这给我们带来了新的前景和挑战。挑战来自组织工程瓣膜组织再生过程的复杂性。患者的差异、在支架中加入引导信号从而对再生过程进行控制等是目前需要克服的主要挑战。而最大的挑战是使 TEHV 的效果至少与目前常规的瓣膜置换手术治疗效果一样好。由于大型动物模型与患者之间的巨大差异，将所有类型的 TEHV 转化到临床仍将是一个具有不确定性的过程。若这些挑战可以克服，TEHV 将成为一种新型的用于瓣膜置换的理想疗法。

参 考 文 献

[1] Crapo P M, Gilbert T W, Badylak S F. An overview of tissue and whole organ decellularization processes. Biomaterials, 2011, 32(12): 3233-3243.

[2] Brody S, Pandit A. Approaches to heart valve tissue engineering scaffold design. Journal of Biomedical Materials Research, Part B, Applied Biomaterials, 2007, 83(1): 16-43.

[3] Cebotari S, Tudorache I, Ciubotaru A, et al. Use of fresh decellularized allografts for pulmonary valve replacement may reduce the reoperation rate in children and young adults: early report. Circulation, 2011, 124 (11 suppl): S115-S123.

[4] Sarikouch S, Horke A, Tudorache I, et al. Decellularized fresh homografts for pulmonary valve replacement: a decade of clinical experience. European Journal of Cardio-Thoracic Surgery, 2016, 50(2): 281-290.

[5] Yu B T, Li W T, Song B Q, et al. Comparative study of the Triton X-100-sodium deoxycholate method and detergent-enzymatic digestion method for decellularization of porcine aortic valves. European Review for Medical and Pharmacological Sciences, 2013, 17(16): 2179-2184.

[6] Liao J, Joyce EM, Sacks M S. Effects of decellularization on the mechanical and structural properties of the porcine aortic valve leaflet. Biomaterials, 2008, 29(8): 1065-1074.

[7] VeDepo M C, Buse E E, Quinn R W, et al. Species-specific effects of aortic valve decellularization. Acta Biomaterialia, 2017, 50: 249-258.

[8] Wong M L, Leach J K, Athanasiou K A, et al. The role of protein solubilization in antigen removal from xenogeneic tissue for heart valve tissue engineering. Biomaterials, 2011, 32(32): 8129-8138.

[9] Wong M L, Wong J L, Athanasiou K A, et al. Stepwise solubilization-based antigen removal for xenogeneic scaffold generation in tissue engineering. Acta Biomaterialia, 2013, 9: 6492-6501.

[10] Qiao W H, Liu P, Hu D, et al. Sequential hydrophile and lipophile solubilization as an efficient method for decellularization of porcine aortic valve leaflets: structure, mechanical property and biocompatibility study. Journal of Tissue Engineering and Regenerative Medicine, 2018, 12(2): e828-e840.

[11] Simon P, Kasimir M T, Seebacher G, et al. Early failure of the tissue engineered porcine heart valve SYNERGRAFT in pediatric patients. European Journal of Cardio-Thoracic Surgery, 2003, 23(6): 1002-1006.

[12] Voges I, Brasen J H, Entenmann A, et al. Adverse results of a decellularized tissue-engineered pulmonary valve in humans assessed with magnetic resonance imaging. European Journal of Cardio-Thoracic Surgery, 2013, 44(4): e272-e279.

[13] Ruzmetov M, Shah J J, Geiss D M, et al. Decellularized versus standard cryopreserved valve allografts for right ventricular outflow tract reconstruction: a single-institution comparison. The Journal of Thoracic and Cardiovascular Surgery, 2012, 143(3): 543-549.

[14] Bibevski S, Ruzmetov M, Fortuna R S, et al. Performance of SynerGraft decellularized pulmonary allografts compared with standard cryopreserved allografts: results from multiinstitutional data. The Annals of Thoracic

Surgery, 2017, 103(3): 869-874.

[15] Cebotari S, Tudorache I, Ciubotaru A, et al. Use of fresh decellularized allografts for pulmonary valve replacement may reduce the reoperation rate in children and young adults: early report. Circulation, 2011, 124(11 Suppl): S115-S123.

[16] Da Costa F D, Costa A C, Prestes R, et al. The early and midterm function of decellularized aortic valve allografts.The Annals of Thoracic Surgery, 2010, 90(6): 1854-1860.

[17] James I, Yi T, Tara S, et al. Hemodynamic characterization of a mouse model for investigating the cellular and molecular mechanisms of neotissue formation in tissue engineered heart valves. Tissue Enging Part C Methods, 2015, 21(9): 987-994.

[18] Assmann A, Delfs C, Munakata H, et al. Acceleration of autologous *in vivo* recellularization of decellularized aortic conduits by fibronectin surface coating. Biomaterials, 2013, 34(25): 6015-6026.

[19] Williams J K, Miller E S, Lane M R, et al. Characterization of CD133 antibody-directed recellularized heart valves. Journal of Cardiovascular Translational Research, 2015, 8(7): 411-420.

[20] Quinn R W, Bert A A, Converse G L, et al. Performance of allogeneic bioengineered replacement pulmonary valves in rapidly growing young lambs. The Journal of Thoracic and Cardiovascular Surgery, 2016, 152(4): 1156-1165.

[21] Hopkins R A, Bert A A, Hilbert S L, et al. Bioengineered human and allogeneic pulmonary valve conduits chronically implanted orthotopically in baboons: hemodynamic performance and immunologic consequences. The Journal of Thoracic and Cardiovascular Surgery, 2013, 145(4): 1098-1107.

[22] Rieder E, Kasimir M T, Silberhumer G, et al. Decellularization protocols of porcine heart valves differ importantly in efficiency of cell removal and susceptibility of the matrix to recellularization with human vascular cells. The Journal of Thoracic and Cardiovascular Surgery, 2004, 127(2): 399-405.

[23] Dainese L, Guarino A, Burba I, et al. Heart valve engineering: decellularized aortic homograft seeded with human cardiac stromal cells. The Journal of Heart Valve Disease, 2012, 21(1): 125-134.

[24] Vincentelli A, Wautot F, Juthier F, et al. *In vivo* autologous recellularization of a tissue-engineered heart valve: are bone marrow mesenchymal stem cells the best candidates?. The Journal of Thoracic and Cardiovascular Surgery, 2007, 134(2): 424-432.

[25] Liu A C, Joag V R and Gotlieb A I. The emerging role of valve interstitial cell phenotypes in regulating heart valve pathobiology. The American Journal of Pathology, 2007, 171(5): 1407-1418.

[26] Converse G L, Buse E E, Neill K R, et al. Design and efficacy of a single-use bioreactor for heart valve tissue engineering. Journal of Biomedical Materials Research Part B: Applied Biomaterials, 2017, 105(2): 249-259.

[27] Cebotari S, Lichtenberg A, Tudorache I, et al. Clinical application of tissue engineered human heart valves using autologous progenitor cells. Circulation, 2006, 114 (1 Suppl): I132-I137.

[28] Kajbafzadeh A M, Ahmadi Tafti S H, Mokhber-Dezfooli M R, et al. Aortic valve conduit implantation in the descending thoracic aorta in a sheep model: the outcomes of pre-seeded scaffold. International Journal of Surgery, 2016, 28: 97-105.

[29] Hong H, Dong N, Shi J, et al. Fabrication of a novel hybrid scaffold for tissue engineered heart valve. Journal of Huazhong University of Science and Technology - Medical Science, 2009, 29(5): 599-603.

[30] Zhou J, Nie B, Zhu Z, et al. Promoting endothelialization on decellularized porcine aortic valve by immobilizing branched polyethylene glycolmodified with cyclic-RGD peptide: an *in vitro* study. Biomedical Materials, 2015,

10(6): 065014.

[31] Ye X, Hu X, Wang H, et al. Polyelectrolyte multilayer film on decellularized porcine aortic valve can reduce the adhesion of blood cells without affecting the growth of human circulating progenitor cells. Acta Biomaterialia, 2012, 8(3): 1057-1067.

[32] Theodoridis K, Tudorache I, Calistru A, et al. Successful matrix guided tissue regeneration of decellularized pulmonary heart valve allografts in elderly sheep. Biomaterials, 2015, 52: 221-228.

[33] Dohmen P M, Lembcke A, Holinski S, et al. Ten years of clinical results with a tissue-engineered pulmonary valve. The Annals of Thoracic Surgery, 2011, 92(4): 1308-1314.

[34] Boon N, Bloomfield P. The medical management of valvar heart disease. Heart, 2002, 87(4): 395-400.

[35] Masoumi N, Annabi N, Assmann A, et al. Tri-layered elastomeric scaffolds for engineering heart valve leaflets.Biomaterials, 2014, 35(27): 7774-7785.

[36] Bettinger C J. Biodegradable elastomers for tissue engineering and cell-biomaterial interactions. Macromolecular Bioscience, 2011, 11(4): 467-482.

[37] Li Y, Thouas G A, Chen Q. Biodegradable soft elastomers: synthesis/properties of materials and fabrication of scaffolds. RSC Advances, 2012, 2(22): 8229-8242.

[38] Serrano M C, Chung E J, Ameer G A. Advances and applications of biodegradable elastomers in regenerative medicine. Advanced Functional Materials, 2010, 20(2): 192-208.

[39] Xue Y F, Sant V, Phillippi J, et al. Biodegradable and biomimetic elastomeric scaffolds for tissue-engineered heart valves. Acta Biomaterialia, 2017, 48(15): 2-19.

[40] Sodian R, Hoerstrup S P, Sperling J S, et al. Evaluation of biodegradable, three-dimensional matrices for tissue engineering of heart valves. ASAIO Journal, 2000, 46(1): 107-110.

[41] Sodian R, Sperling J S, Martin D P, et al. Fabrication of a trileaflet heart valve scaffold from a polyhydroxyalkanoate biopolyester for use in tissue engineering. Tissue Engineering, 2000, 6(2): 183-188.

[42] Hoerstrup S P, Sodian R, Daebritz S, et al. Functional living trileaflet heart valves grown *in vitro*. Circulation, 2000, 102(19): 11144-11149.

[43] Sodian R, Hoerstrup S P, Sperling J S, et al. Early *in vivo* experience with tissue-engineered trileaflet heart valves. Circulation, 2000, 102(19): 11122-11129.

[44] Sodian R, Loebe M, Hein A, et al. Application of stereolithography for scaffold fabrication for tissue engineered heart valves. ASAIO Journal, 2002, 48(1): 12-16.

[45] Engelmayr G C, Hildebrand D K, Sutherland F W H, et al. A novel bioreactor for the dynamic flexural stimulation of tissue engineered heart valve biomaterials. Biomaterials, 2003, 24(14): 2523-2532.

[46] Grabow N, Schmohl K, Khosravi A, et al. Mechanical and structural properties of a novel hybrid heart valve scaffold for tissue engineering. Artificial Organs, 2004, 28(11): 971-979.

[47] Sodian R, Lueders C, Kraemer L, et al. Tissue engineering of autologous human heart valves using cryopreserved vascular umbilical cord cells. The Annals of Thoracic Surgery, 2006, 81(6): 2207-2216.

[48] Hong H, Dong G N, Shi W J, et al. Fabrication of biomatrix/polymer hybrid scaffold for heart valve tissue engineering in vitro. ASAIO Journal, 2008, 54(6): 627-632.

[49] Kortsmit J, Driessen N J B, Rutten M C M, et al. Nondestructive and noninvasive assessment of mechanical properties in heart valve tissue engineering. Tissue Engineering, Part A, 2008, 15(4): 797-806.

[50] Sodian R, Schaefermeier P, Abegg-Zips S, et al. Use of human umbilical cord blood-derived progenitor cells for

tissue-engineered heart valves. The Annals of Thoracic Surgery, 2010, 89(3): 819-828.

[51] Weber B, Emmert M Y, Behr L, et al. Prenatally engineered autologous amniotic fluid stem cell-based heart valves in the fetal circulation. Biomaterials, 2012, 33(16): 4031-4043.

[52] van Lieshout M I, Vaz C M, Rutten M C M, et al. Electrospinning versus knitting: two scaffolds for tissue engineering of the aortic valve. Journal of Biomaterials Science, Polymer Edition, 2006, 17(1/2): 77-89.

[53] Del Gaudio C, Grigioni M, Bianco A, et al. Electrospun bioresorbable heart valve scaffold for tissue engineering. The International Journal of Artificial Organs, 2008, 31(1): 68-75.

[54] Gottlieb D, Kunal T, Emani S, et al. *In vivo* monitoring of function of autologous engineered pulmonary valve. The Journal of Thoracic and Cardiovascular Surgery, 2010, 139(3): 723-731.

[55] Brugmans M M C P, Driessen-Mol A, Rubbens M P, et al. Poly-ε-caprolactone scaffold and reduced *in vitro* cell culture: beneficial effect on compaction and improved valvular tissue formation. Journal of Tissue Engineering and

[56] Tseng H, Puperi D S, Kim E J, et al. Anisotropic poly(ethylene glycol)/polycaprolactone hydrogel-fiber composites for heart valve tissue engineering. Tissue Engineering, Part A, 2014, 20(19/20): 2634-2645.

[57] Hinderer S, Seifert J, Votteler M, et al. Engineering of a bio-functionalized hybrid off-the-shelf heart valve. Biomaterials, 2014, 35(7): 2130-2139.

[58] Sohier J, Carubelli I, Sarathchandra P, et al. The potential of anisotropic matrices as substrate for heart valve engineering. Biomaterials, 2014, 35(6): 1833-1844.

[59] Jahnavi S, Kumary T V, Bhuvaneshwar G S, et al. Engineering of a polymer layered bio-hybrid heart valve scaffold. Materials Science and Engineering: C, 2015, 51: 263-273.

[60] Jana S, Lerman A, Simari R D. *In vitro* model of a fibrosa layer of a heart valve. ACS Applied Materials & Interfaces, 2015, 7(36): 20012-20020.

[61] Brugmans M M C P, Soekhradj-Soechit R S, van Geemen D, et al. Superior tissue evolution in slow-degrading scaffolds for valvular tissue engineering. Tissue Engineering, Part A, 2015, 22(1/2): 123-132.

[62] Sales V L, Engelmayr G C, Johnson J A, et al. Protein precoating of elastomeric tissue-engineering scaffolds increased cellularity, enhanced extracellular matrix protein production, and differentially regulated the phenotypes of circulating endothelial progenitor cells. Circulation, 2007, 116(11 Suppl): 155-163.

[63] Masoumi N, Jean A, Zugates J T, et al. Laser microfabricated poly(glycerol sebacate)scaffolds for heart valve tissue engineering. Journal of Biomedical Materials Research, Part A, 2013, 101A(1): 104-114.

[64] Masoumi N, Johnson K L, Howell M C, et al. Valvular interstitial cell seeded poly(glycerol sebacate)scaffolds: toward a biomimetic in vitro model for heart valve tissue engineering. Acta Biomaterialia, 2013, 9(4): 5974-5988.

[65] Sant S, Iyer D, Gaharwar A K, et al. Effect of biodegradation and de novo matrix synthesis on the mechanical properties of valvular interstitial cell-seeded polyglycerol sebacate-polycaprolactone scaffolds. Acta Biomaterialia, 2013, 9(4): 5963-5973.

[66] Eslami M, Vrana N E, Zorlutuna P, et al. Fiber-reinforced hydrogel scaffolds for heart valve tissue engineering. Journal of Biomaterials Applications, 2014, 29(3): 399-410.

[67] Masoumi N, Larson B L, Annabi N, et al. Electrospun PGS: PCL microfibers align human valvular interstitial cells and provide tunable scaffold anisotropy. Advanced Healthcare Materials, 2014, 3(6): 929-939.

[68] Eslami M, Javadi G, Agdami N, et al. Expression of *COLLAGEN 1* and *ELASTIN* genes in mitral valvular interstitial cells within microfiber reinforced hydrogel. Cell Journal, 2015, 17(3): 478-488.

[69] Hinton R B, Yutzey K E. Heart valve structure and function in development and disease. Annual Review of Physiology,

2011,.73: 29-46.

[70] Ye Q, Zund G, Jockenhoevel S, et al. Scaffold precoating with human autologous extracellular matrix for improved cell attachment in cardiovascular tissue engineering. ASAIO Journal, 2000, 46(6): 730-733.

[71] Daebritz S H. Introduction of a flexible polymeric heart valve prosthesis with special design for mitral position. Circulation, 2003, 108 (10 Suppl.): 11134-11139.

[72] Thierfelder N, Koenig F, Bombien R, et al. *In vitro* comparison of novel polyurethane aortic valves and homografts after seeding and conditioning. ASAIO Journal, 2013, 59(3): 309-316.

[73] Courtney T, Sacks M S, Stankus J, et al. Design and analysis of tissue engineering scaffolds that mimic soft tissue mechanical anisotropy. Biomaterials, 2006, 27(19): 3631-3638.

[74] Fan R, Bayoumi A S, Chen P, et al. Optimal elastomeric scaffold leaflet shape for pulmonary heart valve leaflet replacement. Journal of Biomechanics, 2013, 46(4): 662-669.

[75] Hobson C M, Amoroso N J, Amini R, et al. Fabrication of elastomeric scaffolds with curvilinear fibrous structures for heart valve leaflet engineering. Journal of Biomedical Materials Research, Part A, 2015, 103(9): 3101-3106.

[76] Sapir L, Tzlil S. Talking over the extracellular matrix: how do cells communicate mechanically? Seminars in Cell& Developmental Biology, 2017, 71: 99-105.

[77] Schoen F J. Heart valve tissue engineering: quo vadis? Current Opinion in Biotechnology, 2011, 22(5): 698-705.

[78] Butcher J T, Mahler G J, Hockaday L A. Aortic valve disease and treatment: the need for naturally engineered solutions. Advanced Drug Delivery Reviews, 2011, 63(4/5): 242-268.

[79] Mavrilas D, Missirlis Y. An approach to the optimization of preparation of bioprosthetic heart valves. Journal of Biomechanics, 1991, 24(5): 331-339.

[80] Stella J A, Liao J, Sacks M S. Time-dependent biaxial mechanical behavior of the aortic heart valve leaflet. Journal of Biomechanics, 2007, 40(14): 3169-3177.

[81] Hasan A, Ragaert K, Swieszkowski W, et al. Biomechanical properties of native and tissue engineered heart valve constructs. Journal of Biomechanics, 2014, 47(9): 1949-1963.

[82] Schmidt D, Stock U A, Hoerstrup S P. Tissue engineering of heart valves using decellularized xenogeneic or polymeric starter matrices. Philosophical Transactions of the Royal Society of London, Series B, Biological Sciences, 2007, 362(1484): 1505-1512.

[83] Hopkins R A. Tissue engineering of heart valves. Circulation, 2005, 111(21): 2712-2714.

[84] Neumann A, Cebotari S, Tudorache I, et al. Heart valve engineering: decellularized allograft matrices in clinical practice. Biomedizinische Technik, 2013, 58(5): 453-456.

[85] Jayakrishnan A, Jameela S R. Glutaraldehyde as a fixative in bioprostheses and drug delivery matrices. Biomaterials, 1996, 17(5): 471-484.

[86] 雷洋, 胡雪丰, 王云兵, 等. 组织工程方法在人工心脏瓣膜领域上的应用. 生命科学, 2020, 32(3): 288-298.

[87] Kidane A G, Burriesci G, Edirisinghe M, et al. A novel nanocomposite polymer for development of synthetic heart valve leaflets. Acta Biomaterialia, 2009, 5(7): 2409-2417.

[88] Amoroso N J, Damore A, Hong Y, et al. Microstructural manipulation of electrospun scaffolds for specific bending stiffness for heart valve tissue engineering. Acta Biomaterialia, 2012, 8(12): 4268-4277.

>>

第5章

未来发展方向

　　随着瓣膜疾病患者人数的增加，用于瓣膜置换手术的人工心脏瓣膜的需求逐年增长，发展具有优良综合性能的人工心脏瓣膜具有重要的基础研究及应用意义。

　　当前，应用于开胸瓣膜置换手术中的机械瓣膜及生物瓣膜，仍然将在临床应用中占据一定的市场需求。对于机械瓣膜，未来的主要发展方向是提高机械瓣膜材料的抗凝血性能，这样患者就不需要长期服用抗凝药物，从而可以提高患者的生活质量。对于生物瓣膜，通过提高其抗钙化、降低免疫原性、提高材料抵抗生物降解能力、提高抗凝血性能等，可进一步提高其耐久性。

　　介入生物瓣膜目前逐渐成为人工心脏瓣膜的主流产品。当前介入主动脉瓣膜产品开发进展迅速，介入肺动脉瓣膜、二尖瓣、三尖瓣等也成为基础研究、应用研究及临床研究的热点。未来介入生物瓣膜，特别是介入主动脉瓣膜、介入肺动脉瓣膜等主要的研究方向包括可预装干燥瓣膜、抗钙化、抗凝血、促内皮化、降低免疫原性及防瓣周漏研究。可预装干燥瓣膜可以简化瓣膜手术前的准备流程并提高瓣膜材料的耐久性。抗钙化、抗凝血、促内皮化、降低免疫原性研究集中于解决瓣膜材料与人工血液环境的生物相容性。

　　合成高分子瓣膜是另一个人工瓣膜的研究热点。目前进行了广泛研究的合成高分子瓣膜包括聚硅氧烷聚合物瓣膜、聚四氟乙烯及膨体聚四氟乙烯聚合物瓣膜及聚氨酯聚合物瓣膜等。这些瓣膜材料的研究取得了一定成果，但仍有很多需要改进的方面。未来的研究方向集中于对合成高分子在长期血液接触环境以及严苛的长期机械弯折服役环境下，如何确保其耐久性。目前哪种聚合物的性能最好还没有确定的结论，前期的研究数据表明，在现有生物材料技术的基础上，能够提供心脏瓣膜所需的机械性能、耐久性、生物相容性和可加工性的聚合物材料仍较少。目前有部分聚合物瓣膜已经取得了较为理想的实验结果，使得聚合物瓣膜有望大规模应用于临床。基于新型材料合成的发展和瓣膜制备工艺的不断提高，有望制备出性能优异的合成高分子瓣膜，拯救成千上万患者的生命。

　　组织工程心脏瓣膜一般是按照组织工程学原理，首先构建具有心脏瓣膜形态的支架，然后在支架上种植自体活细胞，自体细胞在支架上生长并产生细胞外基质，逐渐对原来的支架进行改建，最终形成完全由自体细胞和基质所构成的活性瓣膜组织。组织工程瓣膜有着良好的自我修复、重建能力，它按照组织工程学原理构建，具有自体活细胞和细胞外基质，因而具有自我更新和重构能力，生物力学和血流动力学性能优良、耐久性好、无须抗凝，有望克服现有人工瓣膜的不足。组织工程瓣膜未来需要解决的问题包括支架材料降解速率与组织再生速率的匹配性以及种子细胞的稳定来源等。

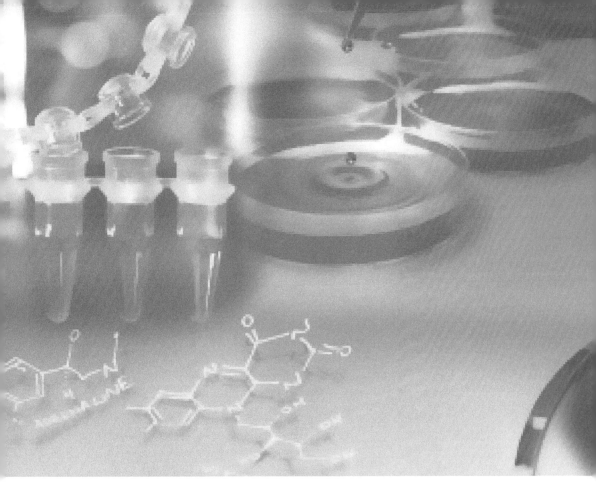

第二篇
心血管支架研究进展及前沿

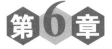

心血管支架概述

6.1　动脉粥样硬化

目前，心血管疾病（cardiovascular disease，CVD）已成为人类健康的第一杀手，全世界每年约有 1900 万人死于该类疾病，到 2030 年，预计将超过 2500 万人。心血管疾病被定义为一组由心脏及血管功能失常引起的疾病，广义上包括冠状动脉粥样硬化性心脏病（coronary atherosclerotic heart disease，简称冠心病）、风湿性心脏病、先天性心脏病等。其中，动脉粥样硬化是引发心血管疾病的主要原因。冠状动脉粥样硬化可影响心脏动脉的供血，它是指动脉壁上斑块堆积，进而导致冠状动脉管腔变窄、血供减少，进而导致心肌缺血、缺氧等系列病理变化[1]。动脉粥样硬化通常由血管内皮细胞功能性损伤启动，血管腔中的单核细胞募集在血管内层，启动炎症反应；平滑肌细胞随即从血管中层向血管内层迁移和增殖，并分泌大量细胞外基质蛋白。该过程导致血管内皮通透性增加，各类脂质及细胞代谢产物沉积，沉积物进一步被平滑肌细胞所分泌的胞外基质包被，进而形成粥样斑块。

6.1.1　动脉粥样硬化的形成

尽管现阶段动脉粥样硬化疾病的诊疗技术已取得巨大进展，但是动脉粥样硬化疾病仍然是心血管疾病致死的主要原因。因此，动脉粥样硬化的诊治疗一直是医学界迫切需要解决的重大健康问题[2]。现代临床医学将动脉粥样硬化斑块（atherosclerosis plaque）形成分为以下阶段[3]，即非动脉硬化性内膜损伤病变（nonatherosclerotic intimal lesions）与动脉粥样硬化的发展进入进行性动脉粥样硬化病变（progressive atherosclerotic lesions）。如图 6.1 所示。其中非动脉粥样硬化的内膜损伤阶段包括：内膜增厚阶段与内膜黄色瘤形成阶段。在内膜增厚阶段，平滑肌细胞自然堆积，而形成的脂质（lipid）、巨噬泡沫细胞（macrophage foam cell)、血栓形成则不参与该过程。在内膜黄色瘤形成阶段，泡沫细胞在管腔内表面堆积但不形成坏死核心（necrotic core），同时也不会形成纤维帽（fibrous cap）和血栓。随着动脉粥样硬化的发展，病变血管进入粥样硬化性的内膜损伤阶段，按其进展顺序可分为以下几步：①平滑肌细胞进一步堆积并分泌大量透明质酸（hyaluronan）和蛋白多糖基质（proteoglycan matrix），同时细胞外脂质体也开始堆积，该过程被称为病理性内膜增厚阶段。②在纤维化动脉粥样斑块形成早期，巨噬细胞局部性地浸润到具有纤维帽的脂质区域。在纤维化动脉粥样斑块

非动脉粥样硬化的内膜损伤		粥样硬化性的内膜损伤				
内膜增厚	内膜黄色瘤形成	病理性的内膜增厚		纤维化动脉粥样斑块		薄帽纤维粥样斑块
		无巨噬细胞参与	有巨噬细胞参与	早期	晚期	

    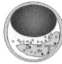

急性血栓损伤					
斑块破裂	斑块腐蚀		钙化结节	斑块裂缝	斑块纤维化
	发生于病理性内膜增后期	发生于斑块纤维化期			

斑块愈合和稳定期的出血和/或血栓并发症					
	愈合期的破裂				
斑块内部出血	单层血栓	多层血栓	慢性全堵塞	钙化层形成	钙化结节

◎血管壁	◎巨噬细胞	●坏死核心	●血管新生	○血栓
●管腔	◎细胞外脂质体	◜胆固醇结晶	●出血	◎●愈合性血栓
●平滑肌细胞	○胶原	●钙化斑块	◢纤维蛋白	

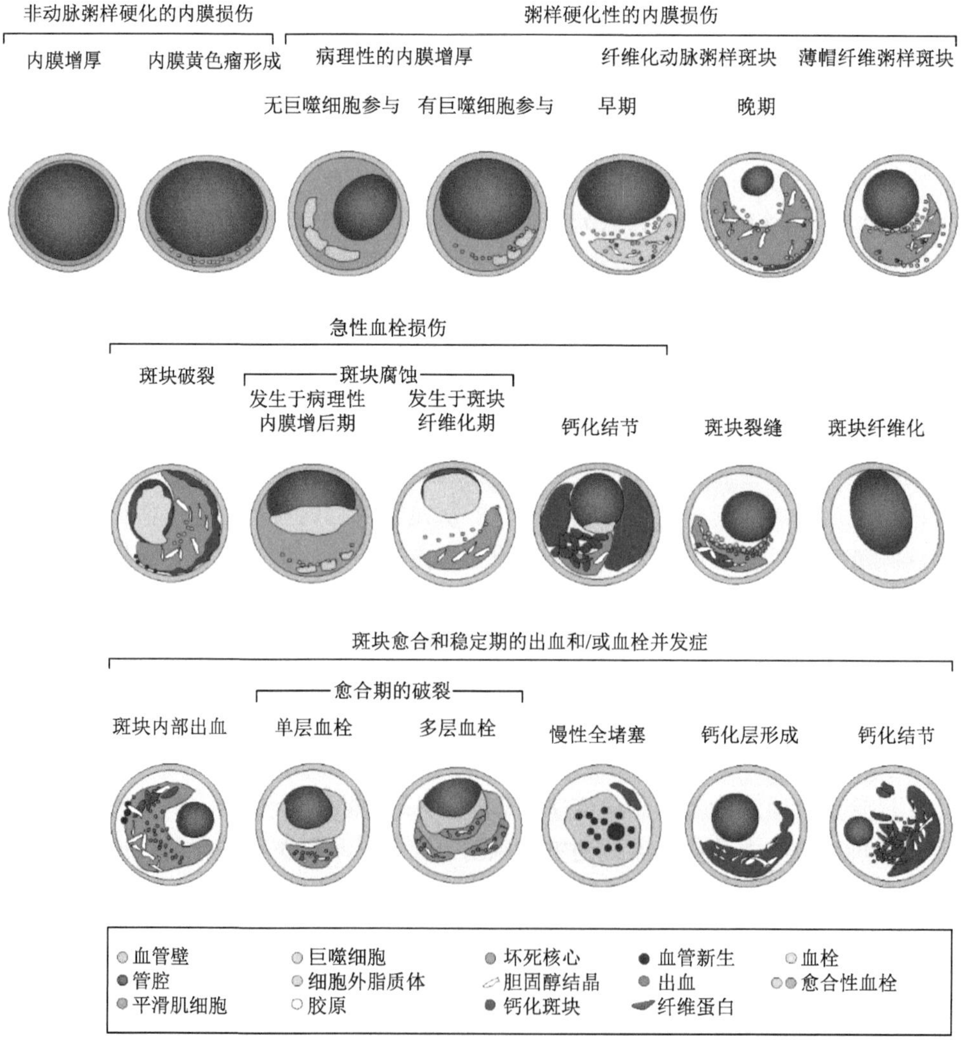

图 6.1　人类动脉粥样硬化发生、发展及转归示意图[3]

形成晚期，细胞外基质丢失，大量细胞碎片伴随成熟的纤维帽形成，该过程可能会有钙化发生但无血栓形成。③当斑块形成坏死核心后，在坏死核心内部会有少量的新生血管，同时坏死核心表面会形成较小的细缝与血管腔相通，形成物质交流通道。④当纤维帽变薄时，大量的巨噬细胞及淋巴细胞渗透进斑块，形成较大的坏死核心，该过程可能会伴随着斑块内部的出血。动脉粥样硬化发展后期通常会伴随斑块破裂并诱发血栓的形成，该过程被称为急性血栓损伤，通常分为以下三种情况：①纤维帽破裂，血栓形成并与斑块坏死核心相连，此时的血栓根据体积大小可能堵塞血管腔。②斑块表面被侵蚀，此时也会形成血栓但不与斑块坏死核心相连，由血栓体积大小决定是否堵塞血管腔。③已钙化的结节脱落，通常不会堵塞血管腔。动脉粥样硬化的发展除上述三种情况外，还有一种较为特殊的情况。即由平滑肌细胞、蛋白聚糖和Ⅲ型胶原组成的较为稳定的斑块，这种斑块通常没有纤维帽的形成，没有坏死核心也无钙化结节。

6.1.2 动脉粥样硬化的危险因素

至今人们对动脉粥样硬化的病因仍不十分清楚，但有一些危险因素（risk factors）被认为与动脉粥样硬化发病密切相关[4]。这些危险因素包括：可逆性危险因素与不可逆性危险因素。

1）动脉粥样硬化发生、发展的可逆性危险因素

（1）高脂血症（hyperlipidemia）：是诱发动脉粥样硬化的主要危险因素。现有实验证明，高胆固醇和高脂肪饮食可引起血浆胆固醇水平升高，促进动脉粥样硬化斑块形成和发展。

（2）高血压：高血压患者与同年龄、同性别的非高血压者相比，动脉粥样硬化发病更早，病变更重。

（3）吸烟：是动脉粥样硬化的危险因素之一，同时也是冠心病主要的独立危险因子。现有研究结果表明，大量吸烟可导致血管内皮细胞受损和血液中一氧化碳浓度的升高，碳氧血红蛋白增多。血液中一氧化碳浓度的升高可刺激血管内皮细胞释放生长因子[如血小板衍生生长因子（PDGF）]，促使血管中膜平滑肌细胞向内膜迁移并增生，诱导动脉粥样硬化的形成。

（4）糖尿病和高胰岛素血症：冠心病是糖尿病的重要并发症，糖尿病和高胰岛素血症是与继发性高脂血症有关的疾病。

2）动脉粥样硬化发生、发展的不可逆性危险因素

（1）遗传因素：动脉粥样硬化有家族聚集性的倾向，家族遗传是一种较强的独立的危险因素。家族性高胆固醇血症和家族性脂蛋白脂酶缺乏症等患者动脉粥样硬化的发病率显著高于正常组人群。

（2）年龄：病理研究资料显示，动脉粥样硬化是从婴儿期就开始的缓慢发展过程，其检出率和病变程度的严重性随年龄增加而增加，并与动脉壁的年龄性变化有关。

（3）性别：女性在绝经期前冠状动脉粥样硬化的发病率低于同龄组男性，其高密度脂蛋白胆固醇（HDL）水平高于男性，低密度脂蛋白胆固醇（LDL）水平低于男性。女性绝经期后，两性间的这种差异消失，这可能与雌激素的分泌有关。

6.1.3　动脉粥样硬化的发病机制

动脉粥样硬化对人类危害的严重性使人们做出极大努力去探索其发病机制。历经多年的研究，学术界对于动脉粥样硬化的发病机制形成了多种学说，包括脂质渗入假说（lipid infiltration/insudation hypothesis）、血栓镶嵌假说（thrombus encrustation hypothesis）、单克隆假说（monoclonal hypothesis）、损伤应答假说（response to injury hypothesis）、炎症假说（inflammation hypothesis）、内膜细胞群和新内膜形成假说（intimal cell mass and neointima formation hypothesis）及血流动力学假说（hemodynamic hypothesis）等。目前较多学者认为损伤应答学说具有较强的说服力，但任何一种学说均不能单独而全面地解释动脉粥样硬化的发病机制。这说明动脉粥样硬化的发病机制是复杂的和多机制联动的[5]。

目前，对动脉粥样硬化发病机制中的某些方面有较详细的了解。

（1）脂质的作用：高脂血症在动脉粥样硬化发病中的作用机制，除了慢性高脂血症（主要是高胆固醇血症）可以直接引起内皮细胞的功能障碍及高脂血症可使内皮细胞的通透性增加外，主要与 LDL 的氧化修饰有关，特别是内皮细胞和单核/巨噬细胞可使 LDL 氧化修饰而成为 ox-LDL，ox-LDL 对动脉粥样硬化的病变形成有几种作用：可与单核/巨噬细胞的清道夫受体（scavenger receptor）结合使之形成泡沫细胞；对血液中的单核细胞具有较强的趋化作用，使单核细胞在病灶内蓄积；通过内皮细胞黏附分子增加对单核细胞的黏附；刺激各种生长因子和细胞因子的产生；对内皮细胞和平滑肌细胞产生细胞毒性等作用。

（2）内皮细胞损伤的作用：慢性或反复内皮细胞损伤是动脉粥样硬化的起始病变，是损伤应答学说的基础。目前认为，多种危险因素如机械损伤、血流动力学变化、免疫复合物沉积、放射线、引起内膜增厚的化学物质、高脂饮食、低氧、吸烟或感染等均可引起内皮细胞的损伤。此外，早期的动脉粥样硬化病变可发生于内皮细胞形态完整的动脉内膜，所以近年来的研究认为内皮细胞的非剥脱性功能障碍在动脉粥样硬化病变的形成中更为重要。内皮细胞的功能障碍及形态学损伤可增加内皮通透性、增强白细胞黏附和改变内皮细胞多种基因的表达。例如，内皮细胞的通透性增加使血液中的脂质易于沉积在内膜；内皮细胞的损伤或功能障碍可使单核细胞、血小板黏附增加；并产生多种生长因子促进动脉粥样硬化斑块中平滑肌细胞的增生及分泌细胞外基质等。

（3）炎症的作用：炎症机制贯穿动脉粥样硬化病变的开始、进展和并发症形成的全过程。正常内皮细胞不与血液中白细胞黏附，而在动脉粥样硬化的发病早期，内皮细胞就开始在其表面选择性地表达能黏附不同类型白细胞的黏附分子。单核细胞的黏附被认为是动脉粥样硬化的早期病变。在动脉粥样硬化的早期，单核细胞可在内皮细胞表达的黏附分子如细胞间黏附分子（intercellular adhesion molecule 1，ICAM 1）或血管黏附分子（vascular adhesion molecule 1，VCAM 1）的作用下黏附于内皮细胞表面，并在趋化因子作用下迁入内膜下间隙，转化成巨噬细胞，吞噬脂质尤其是 ox-LDL，转变成泡沫细胞（巨噬细胞源性泡沫细胞），是动脉粥样硬化的早期病变脂纹、脂斑的主要成分。

（4）平滑肌细胞的作用：中膜平滑肌细胞迁移入内膜并增生，是动脉粥样硬化进展期病变形成的主要环节。由于渗入脂质的刺激，附着于内皮的血小板、单核细胞、内皮细胞以及平滑肌细胞自身产生的一些生长因子，如血小板源性生长因子、纤维母细胞生长因子（FGF）和平滑肌源性趋化因子等，均具有促进平滑肌细胞迁移和增生的作用，动脉中膜的平滑肌细胞经内弹力膜窗孔迁入内膜并增生。迁移或增生的平滑肌细胞发生表型转变，即由收缩型（细胞长梭形，胞质内含大量肌丝和致密体）转变为合成型（细胞类圆形，胞质内含大量粗面内质网、核蛋白体及线粒体）。此种平滑肌细胞表面也有 LDL 受体，可以结合、摄取 LDL 及 VLDL 而成为肌源性泡沫细胞，是此时泡沫细胞的主要来源。此外，这些增生的内膜平滑肌细胞又称为肌内膜细胞（myointimal cells），能合成大量胶原蛋白、弹性蛋白和蛋白多糖等细胞外基质，而且巨噬细胞吞噬 LDL 并释放游离脂质，使病变的内膜显著增厚、变硬，促进硬化斑块的形成。

6.1.4　动脉粥样硬化常见发病部位

（1）冠状动脉粥样硬化。冠状动脉粥样硬化（coronary atherosclerosis）是冠状动脉最常见的疾病（冠心病），占 95%～99%，其余冠心病可为冠状动脉的炎性疾病，如风湿性动脉炎、梅毒性动脉炎及畸形等。冠状动脉粥样硬化是动脉粥样硬化中对人体构成威胁最大的疾病，也是最常见的狭窄性冠心病。

（2）主动脉粥样硬化。动脉粥样硬化的病变多见于主动脉后壁和其分支开口处，以腹主动脉最重，胸主动脉次之，升主动脉最轻。动脉瘤主要见于腹主动脉，可于腹部触及搏动性的肿块，听到杂音，并可因其破裂发生致命性大出血。

6.1.5 冠状动脉粥样硬化性心脏病的治疗

根据冠状动脉粥样硬化的严重程度，通常将冠状动脉粥样硬化性心脏病的治疗分为：药物治疗、冠状动脉旁路移植术（coronary artery bypass grafting，CABG）和经皮冠状动脉介入治疗（percutaneous coronary intervention，PCI）。药物治疗是冠心病治疗的基础，旨在通过改善对血压和胆固醇水平的控制来降低风险。同时，改变生活方式也可作为冠心病治疗的必要手段。然而，在动脉粥样硬化中、晚期，血管通路重建是非常重要的治疗手段。多年来，CABG 是被用来实现重建血管通路的重要方法（特别是在多血管疾病或主要血管复杂病变的患者中）[6]。但是，随着介入诊疗技术的发展，临床上有 PCI 取代 CABG 治疗的趋势；PCI 通常以导管介入为基础，经桡动脉或股动脉建立通路，术后只留微小创口。因其创伤小、操作简单、并发症少等优点，目前 PCI 已成为治疗冠状动脉粥样硬化的主流方法。近年来，各种技术发展推动着 PCI 的发展和使用，下节内容将概述最重要的发展，特别关注冠状动脉支架设计的创新。

6.2 心血管支架的发展历程

6.2.1 经皮冠状动脉腔内成形术

使用球囊进行经皮冠状动脉腔内成形术（percutaneous transluminal coronary angioplasty，PTCA）是由德国医生 Andreas Grüntzig 在 20 世纪 70 年代开创的。该过程通过从外周动脉（通常是股动脉或桡动脉）插入导管并将球囊输送到血管狭窄部位。然后在压力下使球囊膨胀，扩张病变血管，恢复管腔有效血流直径，从而改善血液流动。Grüntzig 于 1977 年 9 月进行了第一次冠状动脉球囊血管成形术，成功地使左前降支动脉狭窄完成血运重建。1979 年，他报道了 50 名接受这种治疗的患者的结果[7]，由于球囊设计和材料等各方面的技术进步，PTCA 在随后的十年中变得越来越普遍[8]。然而，PTCA 仍然受到急性血管内血栓形成和短期弹性回缩以及长期再狭窄的限制。PTCA 后约三分之一的患者 1 年内出现血管内再狭窄，再狭窄的过程被认为是动脉对球囊扩张引起的严重损伤的反映，其特征是平滑肌细胞增殖和细胞外基质沉积导致管腔持续狭窄[9]。因此，人们通过改进球囊设计，并研发出药物洗脱球囊（drug eluting balloon，DEB）以期降低再狭窄率[10]。然而，这些方法在治疗重度冠状动脉狭窄及冠状动脉严重钙化病变中受到极大的限制。因此，血管支架的研发应运而生，支架的介入治疗一

般是指在球囊介入治疗的同时于病变血管处放置一枚或多枚支架。现有的支架
可分为以下三类。

6.2.2　金属裸支架

在球囊血管成形术后立即将支架放置到狭窄病变部位可以减少急性血管闭塞
和再狭窄。这种技术首先由 Sigwart 和 Puel 在 1986 年使用自膨式不锈钢支架在人
体中进行。在此之后对 25 名有冠状动脉或髂动脉闭塞的患者的研究也证实了该观
点，从而证明了该装置的潜在用途[11]。许多临床试验的结果表明，与球囊血管成
形术相比，支架植入能够降低再狭窄率[12-14]。然而，金属裸支架（bare metal stent，
BMS）在血管内早期可引起炎症反应，导致细胞黏附和增生，因此，人们改进了
支架设计和支架材料及递送方法，多项临床试验显示，BMS 再狭窄率可降至
15%～25%。尽管 BMS 对降低血管内再狭窄发生的效果是可喜的，但 BMS 面临
着一个新的挑战，即支架内再狭窄（in-stent restenosis，ISR）。如图 6.2 所示，ISR
不同于冠状动脉原位的动脉粥样硬化过程，当介入治疗引发的炎症反应诱发血管
修复程序启动后，ISR 即可在数周内形成[15]。ISR 最重要的标志是新生内膜增生
（neointimal hyperplasia，NIH），而 SMCs 迁移至血管内层并增殖则是 NIH 的病理
性基础[16]。

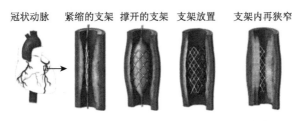

冠状动脉　　紧缩的支架　撑开的支架　支架放置　　支架内再狭窄

图 6.2　金属裸支架植入诱发支架内再狭窄[15]

世界首例球囊扩张术在 20 世纪 70 年代被实施，尽管短期治疗效果较好，但却面临晚期血管再狭窄及坍塌的问题。
20 世纪 80 年代支架被第一次提出并用于解决球囊扩张术后的再狭窄问题。然而支架的植入又引起了新的治疗难
点——支架内的再狭窄

6.2.3　药物洗脱支架

药物洗脱支架（drug eluting stent，DES）的发展显著降低了 ISR 发生率。2001 年
欧洲心脏病学会上公布了有关新支架研发的结果，开辟了药物洗脱支架的新纪元。
DES 的基本原理是将一些抗细胞增殖的药物结合载药聚合物涂覆在金属支架上以
期实现对抗支架内再狭窄的目的。第一代 Cypher DES（强生 Cordis 公司）与金
属裸支架相比较，Cypher 支架的再狭窄率明显较低[17]。早期的 DES 以西罗莫斯

药物和紫杉醇药物为代表。两种支架基体材料都是不锈钢,在钙化和弯曲血管内不易被观察到,与 BMS 相同,后期的 DES 也多采用含钴合金。随着 DES 的不断应用,人们逐渐意识到,尽管其载药涂层是具有良好生物相容性的不可降解聚合物,但由于长期存在于体内,仍然有可能造成晚期支架血栓和再狭窄等。DES 的植入会引起局部的炎症反应和超敏反应,其所携带的药物在抑制平滑肌细胞增殖的同时也会抑制血管内皮细胞的迁移和黏附行为,进而延缓支架的再内皮化进程,最终有可能诱导晚期支架内血栓的形成。出于这些原因,学术界和工业界仍在不断改进 DES 的设计。

6.2.4 生物可吸收支架

2012 年,生物可吸收支架(BRS)在欧洲获批上市,其不仅具有良好的生物相容性,而且在经过短时间的血管壁支撑后最终降解,对人体无刺激,能够对病变处血管保持通畅提供更好的治疗。BRS 是血管支架最具有潜力的发展方向,开启了血管支架植入疗法的新篇章,具有里程碑式的意义[18-26],被评价为心血管疾病介入治疗的第四次革命。

生物可吸收支架(图 6.3)的功能初期像金属含药洗脱支架,然后在体内全部吸收,血管重构时,没有永久金属残留物,从而恢复血管对生理刺激的自然反应,有助于血管晚期扩张重建,并为今后的再介入手术去除了长期炎症的刺激源,从而减免长期服用抗血小板聚集药物及抗凝药物;此外,同一部位或前端部位以后若发生了血管壁二次狭窄,仍可进行支架的再次植入。生物可吸收支架的研发主要有两个阶段,即不含药物涂层的全降解支架(20 世纪 80 年代至 2006 年)和含药物涂层的全降解支架。

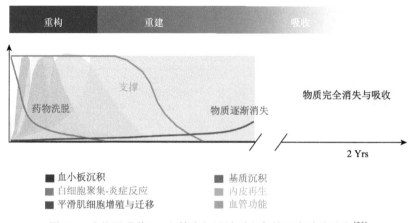

图 6.3 生物可吸收 1 s 血管支架设计时必备的三个功能阶段[23]

　　目前，正在研究开发的生物可吸收支架材料主要有可降解聚合物材料和金属材料，在短期内支撑血管，重建血管通路，然后随着机体的新陈代谢降解为无毒的产物。理想的可降解材料需要和血管壁有较好的匹配，并且不产生明显的炎症反应，所以应满足如下性能要求：

　　（1）具有良好的生物相容性和生物可降解性，且生物降解速率可控，没有明显的免疫原性、炎症反应及细胞毒性，在体外和体内的降解和吸收速率应与细胞和组织生长速率相匹配。

　　（2）具有良好的径向支撑力、韧性和抗疲劳性，使得在血管狭窄扩张后弹性回缩的高危阶段提供理想的机械支撑，不会造成塌陷，且短期/长期回缩性小。

　　（3）支架表面理化性质要有助于细胞的黏附、增殖和分化。

　　（4）支架材料需要良好的物理性能，即抗物理老化、压握尺寸小，传输性好，可以加工成各种形状和结构，易于重复操作。

　　（5）具有显影性。

6.3　小结

　　支架设计源自材料科学、微细加工和药物缓释技术领域的创新。下一代支架设计正在借助材料科学的发展，在各种材料（从新型合金到生物可吸收材料）的创新上研发支架平台。可以利用新合金设计更复杂的支架，而生物可吸收支架提供了支架发展的新方向，即产生没有体内永久异物存留的健康产品。现有的支架平台研发更具有前瞻性，其设计理念为具有更小的径向轮廓和组织接触，同时保持足够的机械强度。此外，血管支架还可利用支架本体材料结构的改变来改善药物的靶向递送。现有的支架生产和设计已经将药物贮备及递送结合到支架的本体材料构建中。药物控释技术与支架设计的协同作用可增强局部药物释放的灵活性，并可提升实现靶向治疗的可能性。

参 考 文 献

[1]　Hansson G K. Inflammation, atherosclerosis, and coronary artery disease. The New England Journal of Medicine, 2005, 352(16): 1685-1695.

[2]　Heitzer T, Schlinzig T, Krohn K, et al. Endothelial dysfunction, oxidative stress, and risk of cardiovascular events in patients with coronary artery disease. Circulation, 2001, 104(22): 2673-2678.

[3]　Yahagi K, Kolodgie F D, Otsuka F, et al. Pathophysiology of native coronary, vein graft, and in-stent atherosclerosis. Nature Reviews Cardiology, 2016, 13(2): 79-98.

[4]　Zietz C, Bogner J R, Goebel F D, et al. An unusual cluster of cases of Castleman's disease during highly active antiretroviral therapy for AIDS. The New England Journal of Medicine, 1999, 340(24): 1923-1924.

[5] Farkouh M E, Domanski M, Sleeper L A, et al. Strategies for multivessel revascularization in patients with diabetes. The New England Journal of Medicine, 2012, 367(25): 2375-2384.

[6] Serruys P W, Morice M C, Kappetein A P, et al. Percutaneous coronary intervention versus coronary-artery bypass grafting for severe coronary artery disease. The New England Journal of Medicine, 2009, 360(10): 961-972.

[7] Grüntzig A R, Senning A, Siegenthaler W E. Nonoperative dilatation of coronary-artery stenosis: percutaneous transluminal coronary angioplasty. The New England Journal of Medicine, 1979, 301(2): 61-68.

[8] Mueller R L, Sanborn T A. The history of interventional cardiology: cardiac catheterization, angioplasty, and related interventions. American Heart Journal, 1995, 129(1): 146-172.

[9] Hamon M, Bauters C, McFadden E P, et al. Restenosis after coronary angioplasty. European Heart Journal, 1995, 16(suppl I): 33-48.

[10] Garas S M, Huber P, Scott N A. Overview of therapies for prevention of restenosis after coronary interventions. Pharmacology & Therapeutics, 2001, 92(2/3): 165-178.

[11] Sigwart U, Puel J, Mirkovitch V, et al. Intravascular stents to prevent occlusion and re-stenosis after transluminal angioplasty. The New England Journal of Medicine, 1987, 316(12): 701-706.

[12] Betriu A, Masotti M, Serra A, et al. Randomized comparison of coronary stent implantation and balloon angioplasty in the treatment of *de novo* coronary artery lesions(START): a four-year follow-up. Journal of the American College of Cardiology, 1999, 34(5): 1498-1506.

[13] Fischman D L, Leon M B, Baim D S, et al. A randomized comparison of coronary-stent placement and balloon angioplasty in the treatment of coronary artery disease. The New England Journal of Medicine, 1994, 331(8): 496-501.

[14] Serruys P W, de Jaegere P, Kiemeneij F, et al. A comparison of balloon-expandable-stent implantation with balloon angioplasty in patients with coronary artery disease. The New England Journal of Medicine, 1994, 331(8): 489-495.

[15] Zbinden R, von Felten S, Wein B, et al. Impact of stent diameter and length on in-stent restenosis after DES *vs* BMS implantation in patients needing large coronary stents: a clinical and health-economic evaluation. Cardiovascular Therapeutics, 2017, 35(1): 19-25.

[16] Shishido K, Antoniadis A P, Takahashi S, et al. Effects of low endothelial shear stress after stent implantation on subsequent neointimal hyperplasia and clinical outcomes in humans. Journal of the American Heart Association, 2016, 5(9): e002949.

[17] Pache J, Dibra A, Mehilli J, et al. Drug-eluting stents compared with thin-strut bare stents for the reduction of restenosis: a prospective, randomized trial. European Heart Journal, 2005, 26(13): 1262-1268.

[18] Blindt R, Hoffmeister K M, Bienert H, et al. Development of a new biodegradable intravascular polymer stent with simultaneous incorporation of bioactive substances. The International Journal of Artificial Organs, 1999, 22(12): 843-853.

[19] Finkelstein A, McClean D, Kar S, et al. Local drug delivery via a coronary stent with programmable release pharmacokinetics. Circulation, 2003, 107(5): 777-784.

[20] Krucoff M W, Kereiakes D J, Petersen J L, et al. A novel bioresorbable polymer paclitaxel-eluting stent for the treatment of single and multivessel coronary disease: primary results of the COSTAR (cobalt chromium stent with antiproliferative for restenosis) II study. Journal of the American College of Cardiology, 2008, 51(16): 1543-1552.

[21] Enomoto K, Hasebe T, Asakawa R, et al. Controlling the drug release rate from biocompatible polymers with

micro-patterned diamond-like carbon (DLC) coating. Diamond and Related Materials, 2010, 19(7/8/9): 806-813.

[22]　杨立, 雷洋, 王云兵, 等. 微创介入全降解血管支架和心脏瓣膜国内外研发现状与研究前沿. 材料导报, 2019, 33(1), 40-47.

[23]　Kleiner L W, Wright J C, Wang Y B. Evolution of implantable and insertable drug delivery systems. Journal of Controlled Release, 2014, 181:1-10.

[24]　Wang Y B, Zhang X D. Vascular restoration therapy and bioresorbable vascular scaffold. Regenerative Biomaterials, 2014, 1(1): 49-55.

[25]　Yang L, Wang Y B, Zhang X D, et al. A tailored extracellular matrix (ECM) - mimetic coating for cardiovascular stents by stepwise assembly of hyaluronic acid and recombinant human type III collagen. Biomaterials, 2021, 276:121055.

[26]　Wang Y B. Research and Progress of Implantable Cardiovascular Materials and Devices. Engineering, 2021, https://doi.org/10.1016/j.eng.2021.08.011.

第7章

>>

非降解金属基心血管支架

　　血管支架的发展经历了球囊血管成形术、金属裸支架（bare metal stent，BMS）、药物洗脱支架（drug eluting stent，DES）及生物可吸收支架的发展历程[1]。球囊血管成形术的使用会引起血管的急性再狭窄、新生内膜增生及不良血管重构等诸多临床问题，通过金属支架的植入，则可以有效地克服血管急性再狭窄[2]。综观临床上使用过的金属裸支架，多采用耐腐蚀材料，如316L医用不锈钢、Co-Cr合金、Ni-Ti合金等[3]。支架的关键特性主要体现为其可以在维持血运通畅的基础上，能够防止原有病变狭窄血管的弹性回缩。临床上金属裸支架存在的主要问题是植入后的支架内再狭窄的发生，比例高达30%，这也是后续药物洗脱支架得以发展的核心驱动力。与金属裸支架相比，药物洗脱支架在抑制支架内再狭窄方面表现更好，但是其同时伴随了血管愈合延迟[4]，这点将在本章节后续部分加以讨论。

　　图7.1总结了血管支架研发所涉及的关键因素和影响环节，其涉及机械工程、高分子化学、血管生物学和药理学等方面的研究。支架的研究包括支架本体材料的

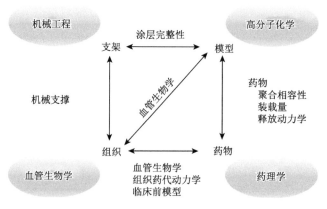

图7.1　血管支架研发所涉及的关键因素和影响环节

力学支撑性能、支架涂层及药物释放性能等。在支架撑开后，动脉壁重塑的同时，血管壁上也会产生相应的机械应力。支架重塑过程一般为 3～6 个月，当达到期望的平衡状态后就不需要支架的存在，这是由于支架长期存在于血管中，会导致慢性炎症的发生和晚期血栓的形成，并且还会引起支架内再狭窄的问题[5]。

7.1　金属裸支架

7.1.1　金属支架的力学性能需求

金属支架植入后，首先应当满足基本的力学支撑，使其得以有效地维持血运通畅[6, 7]。支架的具体力学性能需求如下：

（1）高径向支撑强度：可为血管提供径向或结构支撑从而防止支架发生回弹。

（2）低弹性径向回弹：可确保支架贴壁性良好。

（3）良好的柔韧性：临床治疗时，需要通过导管将支架放置在曲折血管的适当位置，因而需要支架具备良好的柔韧性。

（4）出色的可输送性：导管沿着血管弯曲路线将支架放置于目标位置的能力称为可输送性。这主要取决于以下两个方面：①支架表面与其相邻血管环境之间的低摩擦阻力；②导管的高柔韧性：导管的轴向扭转会由于其轴向变形能力的提高而减小。由于上述参数是彼此相关的，因此可通过平衡上述参数来实现导管轴向扭转的最小化，进而可以实现良好的可输送性。

（5）尽可能小的支架轮廓：为了在植入期间易于穿过血管狭窄部位以及避免不必要的血流扰动，支架轮廓应尽可能小。

（6）低纵向弹性回弹：纵向回弹会使支架和血管壁之间发生剪切作用，在支架扩张期间可能引起内皮细胞从血管腔内脱落。因此，低纵向弹性回弹性能对于支架而言是非常重要的。

（7）优异的支撑效果：优异的支撑效果要求植入支架后不会破坏血管结构，以免在植入位置形成斑块。此外，为了减少支架表面血栓的形成，支架表面和血管之间的接触面积应尽可能小。

7.1.2　金属支架材料的性能要求

（1）生物相容性：不得因支架材料引起任何不良反应或损伤，因此生物相容性非常重要。

（2）射线不透过性：为了便于在适当的位置输送支架，射线不透过性是非常重要的。

（3）耐腐蚀性：所选择的支架材料必须具备耐腐蚀性。

（4）优异的疲劳特性：支架服役在血流环境中，血流会引起循环应力，因此增加了材料疲劳失效的可能性。支架材料最少应该能承受 3.8 亿次循环负载，超过 10 年服役期。

以上材料学性能需求通常由如下的变量决定，包括材料选择、支架的横截面和尺寸、支架制造工艺及几何形状等[8]，具体总结如下。

金属材料显微结构中的晶胞尺寸及取向和金属材料的晶体结构对金属的机械性能具有重要影响。金属的晶胞尺寸决定了金属变形时所需的应力，大量的晶界会给位错滑移造成障碍；因此，晶胞尺寸较小时，晶界的数量会增多，因而材料发生形变时的阻碍会变多，需要的应力会变大。支架前体材料的制备采用不同的生产工艺，包括通过拉伸和挤出成型制造出的线状或管状材料[9]。

高弹性模量材料被认为是球囊扩张型支架的理想材料，这样的材料强度高并有屈服应力。自膨胀式支架的理想材料应具有高屈服应力和低弹性。因此，支架所需材料的特性因不同类型的支架而异。球囊扩张型支架的材料主要包括 316L 不锈钢及钴铬合金等，而自膨胀式支架材料主要采用镍钛合金。316L 不锈钢作为一种制造支架的材料，主要用于裸金属和金属涂层材料的临床试验。这种材料具有突出的耐腐蚀性和良好的机械性能，这赋予其在生物材料领域中的适用性。支架材料理想的疲劳强度是可以在持续的循环载荷下不发生失效；此外，316L 不锈钢不仅具有良好的抗降解性，还具有优越的生物相容性[10,11]。

7.1.3　支架设计的有限元分析[12]

有限元分析（finite element analysis，FEA）在血管支架结构设计中具有了举足轻重的作用。对于 FEA 而言，其模型的建立包括确定设计方式和所需材料，模型建立后再执行应力分析以获得特定的结果。通过观察分析支架在加载疲劳载荷期间，以及在加载规定次数的循环载荷期间模型所发生的应力集中及可能发生失效的位置，可以较为便捷地对现有的产品进行设计和改进。可以借助于支架设计的有限元分析来进行设计参数的修改和优化，并且可以对最终产品的失效进行预测。图 7.2 和图 7.3 分别显示了血管支架的设计和网格化处理。

使用 FEA 工具可以很容易地验证所设计的支架模拟使用的可行性。通过严格评估 von Mises 应力、径向位移和血流速度的变化，可预估可能发生失效的部位。

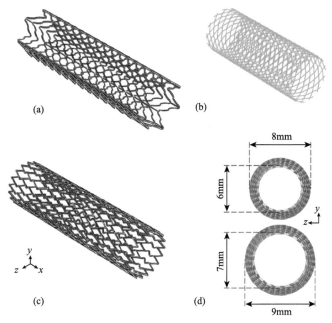

图 7.2　血管支架的设计模型[12]

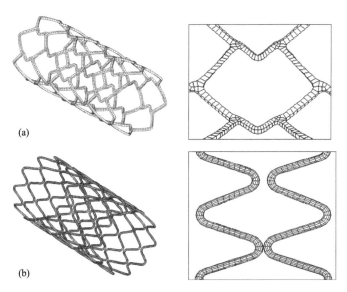

图 7.3　血管支架模型的网格化处理[13]

当 2atm[①]的压力作用在支架上时，使用 FEA 工具对支架进行静态分析，发现

① 1atm = 1.01325×10⁵Pa。

von Mises 应力在中心位置的纵向方向上更集中,这表明在设计时应该增加支架中心部分与动脉接触的面积。可在支架的末端观察到 von Mises 应力,同时应力从中心部分朝向边缘呈指数衰减。对支架模型的 von Mises 应力和径向形变的模拟结果如图 7.4 和图 7.5 所示。

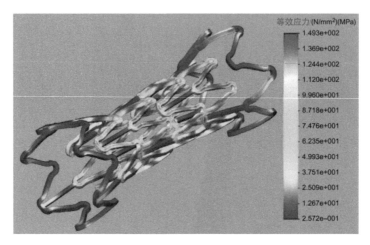

图 7.4 血管支架表面的应力分布[14]

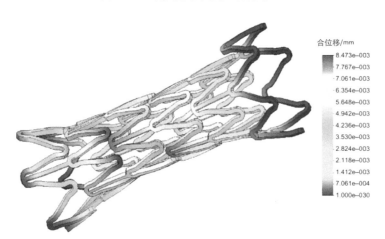

图 7.5 血管支架的径向形变[14]

血流速度和弯曲形变是对支架开展动态分析时,需要优先考虑的两个参数[13-15]。支架的弯曲形变模拟如图 7.6 所示,动脉壁会在支架表面的径向方向施加环形压力,这种压力同时被施加到动脉内的血流中,于是血流会对支架的内表面产生压力,支架内外壁上的压力与支架在不同条件下的姿态共同作用,导致支架的弯曲变形。

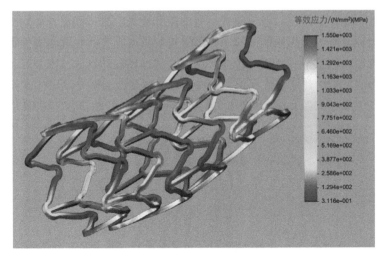

等效应力/(N/mm²)(MPa)

1.550e+003
1.421e+003
1.292e+003
1.163e+003
1.033e+003
9.043e+002
7.751e+002
6.460e+002
5.169e+002
3.877e+002
2.586e+002
1.294e+002
3.116e-001

图 7.6　血管支架的弯曲形变[14]

通过分析血流模式变化得知，最大血流速度在支架入口处，然后沿支架纵向方向血流速度逐渐衰减。由于沿着支架的内表面存在阻碍血流的摩擦，因此在模拟结果中存在显著的弯曲形变。

支架的模拟分析首先需要设计模型，选择材料，随后借助有限元分析结果，进一步结合部件期望特性得出结论。其主要目的是对支架的机械性能进行检查，包括支柱的长度、宽度、厚度和几何分布、支柱数量、支架半径和长度、材料的杨氏模量等，这些都是研究中需要考虑的[16]。

当模拟的服役条件被确定时，支架的可行性与其动态条件下的有限元分析有关。通过 FEA 工具可以得到径向形变和 von Mises 应力。通过分析 von Mises 应力和径向形变，可以在静态分析中研究支架的压缩过程。从图 7.6 可以观察到，von Mises 应力在弯曲处更大，并且从弯曲部分移开时会衰减。对支架支柱的调整可以补偿这种趋势的发生，因为支柱压缩是在连接和弯曲部分处产生较大应力的主要因素。在动态条件下进行模拟时，弯曲分析则显得非常重要，因为弯曲会导致大变形的产生，同时伴随机械不稳定性而导致支架结构失效。当弯曲发生时，支架会发生扭曲，产生轴向张力和外部压力，通过施加管腔压力和组织束缚导致静脉和动脉上产生复杂的机械负载条件[17]。

7.1.4　金属裸支架小结

金属裸支架的设计和开发代表了心血管疾病微创介入治疗技术上的一次飞跃式突破。在血管受损后，金属裸支架通过对病变血管提供一段时间的支撑作用，促使其完全的愈合和重塑。在设计支架时，径向轮廓设计应尽可能小，并同时具有足够的输送能力和最小的组织接触面积。但由于支架材料固有的生物相容性缺陷，支架植入后的支架内再狭窄发生概率较高，这也是其逐渐被药物洗脱支架取代的主要原因。目前有研究集中在通过支架诱导内皮修复层面对金属裸支架进行优化，但其更为重要的意义在于，它为设计新一代支架时考量各种特性提供了基准[18]。

7.2 药物洗脱支架

7.2.1 药物洗脱支架应用背景

1. 经皮冠状动脉介入治疗（PCI）、支架内再狭窄（ISR）与药物洗脱支架

虽然金属裸支架植入后通过双重抗血小板联用治疗，已较为有效地克服血小板激活问题，但支架内再狭窄仍然是其亟待解决的问题，尤其是对于一些高危病态的患者，如病灶处血管狭窄、植入支架段长、病灶处血管分叉的患者和糖尿病患者等[19]。导致支架内再狭窄发生的机制主要有三种：第一是动脉壁弹性回缩，其通常发生在手术后几个小时内；第二是血管负性重塑，包括动脉壁收缩和管腔狭窄，通常被理解为血管组织对损伤的响应，与愈合过程和内皮细胞活性有关；通过支架植入可以成功地消除这些过程，因为硬质金属支架可阻止血管壁回缩；第三是内膜增生，即支架内再狭窄的主要机制[20, 21]。平滑肌细胞迁移到内膜形成一个多细胞层，生长到血管腔中。再狭窄包括两个阶段，第一阶段主要发生血小板聚集和活化，第二阶段主要是炎性细胞（巨噬细胞和白细胞）在损伤部位的聚集，随后释放生长因子和细胞因子，激活血管壁中的平滑肌细胞，使它们迁移到内膜并增殖。即使这些细胞分裂停止（通常在损伤后数周），细胞仍继续产生细胞外基质，然后该基质生长到血管腔内导致进一步狭窄[22]。

研究表明血管损伤后，平滑肌细胞迁移至内膜并增生是导致经皮冠状动脉金属裸支架介入治疗术后再狭窄的关键因素[23]。血管平滑肌的增生类似良性肿瘤，因此，科学家们从这一生物学特性中获得灵感，着手研究多种具有抗增生作用的抗肿瘤药物，并将其应用于抑制和预防 PCI 术后再狭窄，其中西罗莫司（又称雷帕霉素）、紫杉醇等药物已经被成功应用，并制成 DES[1]。DES 通过精确控制药物的作用特点和起效时间，提高了药物在局部组织中的浓度且不产生全身毒副作用。DES 的问世使支架内再狭窄率降至 10% 以下，目前已到 5% 以下，已经成为介入心脏病学发展的里程碑之一[24]。表 7.1 列举了一些重要的商业化 DES 设计概述。

表 7.1　一些重要的商业化 DES 设计概述[25]

商业名称	支架材料	药物种类	支柱厚度/μm	生产商	药物释放情况	上市年份
Cypher	不锈钢	西罗莫司	140	Cordis	80% 1 个月	2003
Taxus Express/Liberte	不锈钢	紫杉醇	132	Boston Scientific	10% 10 天	2004
Endeavor	钴铬合金	佐他莫司	91	Medtronic	> 95% 10 天	2008
Resolute Integrity	钴铬合金	佐他莫司	91	Medtronic	85% 2 个月	2012
Xience V Prime	钴铬合金	依维莫司	81	Abbot Vascular	80% 1 个月	2008
Promus element	钴铬合金	依维莫司	81	Boston Scientific	80% 1 个月	2008
Promus Premier	钴铬合金	依维莫司	81	Boston Scientific	80% 2 个月	2013
SYNERGY	钴铬合金	依维莫司	74	Boston Scientific	90% 1 个月	2012

2. 第一代 DES

典型的 DES 设计包括：金属裸支架本体平台、聚合物药物载体层和抗炎、抗平滑肌增生等药物。尽管有一些特殊的 DES 结构设计可以直接将抗增生药物与支架金属材料进行结合[26]，大多数制造商更倾向于使用聚合物作为药物释放载体，聚合物保证了在支架植入期间的药物保留有效性和药物在支架表面的分布均匀性。聚合物可分为可生物降解的和不可生物降解两种类型。第一代 DES 中，最常见的是使用不可生物降解的聚合物来防止炎症反应。最为常用的药物载体材料是合成有机聚合物，但也有研究者使用了天然聚合物，如纤维蛋白、纤维素、白蛋白和磷酰胆碱等。

从理论上讲，理想药物洗脱支架应该具有抗再狭窄、促内皮化和促血管愈合等作用，同时不会引起不良的全身反应。许多抗增生和抗炎物质被用作药物洗脱支架中的活性物质，它们大多通过抑制某些 DNA 的合成而发挥作用[27]。主要的药物包括紫杉醇、依维莫司、他克莫司、西罗莫司、干扰素、地塞米松、环孢素等[28]。巴马司他、卤夫酮等抑制剂虽然在理论上可以防止平滑肌细胞迁移到内膜，然而在实践中，释放这些物质的支架并不能降低再狭窄率。

最初，西罗莫司和紫杉醇这两种抗再狭窄药物在临床试验中显示出非常显著的疗效。1977 年，西罗莫司被发现可作为抗真菌大环内酯类的抗生素，具有较强的免疫抑制作用，且作为亲脂性分子，它容易扩散到血管平滑肌细胞和白细胞的细胞膜上。在细胞质中，它与细胞内蛋白 FKBP12 形成复合物，这种复合物分子会抑制 TOR 调节酶（西罗莫司的靶标）。它抑制细胞周期的 G1 期到 S 期[29]，从而抑制平滑肌细胞的复制和增殖。紫杉醇是一种抗肿瘤药物，最初是从太平洋红豆杉中分离出来的，最早被用于治疗乳腺癌和卵巢癌。它也是一种亲脂性分子，容易通过细胞膜扩散，主要作用是稳定微管，使细胞不能从 G2 期进入有丝分裂周期的 M 期[30]。

西罗莫司洗脱支架（SES）是第一个应用于临床的药物洗脱支架，最初由强生公司下属的 Cordis 公司研制，商品名称 Cypher。有研究小组在 2001 年率先进行了西罗莫司洗脱支架的可行性研究，得到的血管造影和临床结果显示，只有极小程度的内膜增生和低水平的靶位病变及靶血管血运重建（TVR）。随后，该研究小组做了大量的随机试验，在一年的随访中，植入西罗莫司洗脱支架患者的主要心脏不良事件（MACE）的发生率相比金属裸支架明显降低（5.8% *vs.* 28.8%，$P < 0.001$）[31]。

美国更大的试验项目 SIRIUS 研究了更多的高危患者和病变（糖尿病、狭窄血管和长支架段），在 9 个月的随访中，SES 的再狭窄率远低于 BMS[32]。其他试验也得出植入 SES 后，再狭窄、MACE 和靶血管血运重建等的发生率要明显降低。

临床上广泛应用的紫杉醇聚合物洗脱支架是由 Boston Scientific 公司研制上市的，商品名为 Taxus。研究人员对 Taxus 进行了一系列随机对照研究，包括 Taxus.Ⅰ、Taxus.Ⅱ、Taxus.Ⅳ、Taxus.Ⅴ、Taxus.Ⅵ等。Taxus.Ⅰ中 61 例患者经过 6 个月的造影证实再狭窄率为洗脱支架组的 0%，裸支架组的 10%，12 个月主要冠状动脉事件发生率为洗脱支架组的 0%，裸支架组的 10%。后期发表的 Taxus.Ⅴ临床试验选取了具有更为复杂病变的患者，包括小血管、植入支架段长、支架重叠置入，同样得到了显著降低再狭窄率的效果。

对于紫杉醇及其衍生物，研究人员对不同的支架设计和不同的涂层进行了研究。经过紫杉醇洗脱支架（PES）与 BMS 的随机试验对比，显示靶血管血运重建（TLR）发生率（4.4% *vs.* 15.1%，$P < 0.001$）、TVR 发生率（7.1% *vs.* 17.1%，$P < 0.001$）、复合 MACE 发生率（10.8% *vs.* 20.0%，$P < 0.001$）明显降低[33,34]。在 Taxus.Ⅵ试验中，更复杂的病变（长斑块，小血管）被引入，将 PES 与 BMS 植入 9 个月后观察到，PES 同样显示出较低的再狭窄发生率（12.4% *vs.* 35.7%，$P < 0.0001$）和 TLR（6.8% *vs.* 18.9%，$P = 0.0001$）[34]。

3. 第二代 DES

许多证据表明支架厚度与炎症反应相关，因此第二代 DES 通过采用钴铬合金使得其支柱厚度更薄，并且保留了第一代 DES 设计的径向强度。大型临床试验（SPIRIT Ⅲ）结果表明，以依维莫司洗脱支架（EES）为代表的第二代 DES 与紫杉醇洗脱支架相比，MACE 相对减少 43%，且 3 年期随访结果也证明了其长期的安全性和有效性，此外，在更复杂的冠状动脉病变 SPIRIT Ⅳ试验中也获得了类似的结果[35]。

另一种第二代 DES——佐他莫司洗脱支架（ZES）由 Medtronic 公司研制成功，

商品名为 ENDEAVOR。其使用了钴铬支柱材料和与之前不同的聚合物药物载体，这使得其在植入后前 2 周内能够更快地释放药物。快速和慢速的药物释放都存在其自身的一些优点和缺点，在某些情况下，再狭窄过程在植入后数月仍然活跃，只有长时间药物释放的支架才能抑制这种现象。然而，长时间药物释放的缺点是它会使支架表面内皮化延迟，并可能发生晚期支架内血栓。在 ENDEAVOR Ⅲ试验中，药物释放速率减缓的 ZES 与药物释放速率减缓较快的 SES 相比，管腔丢失率升高[36]。

第二代 DES 的另一个创新性设计是使用钴铬合金平台，这使得其理论上具有更好的顺应性。与不锈钢支架平台相比，这种第二代 DES 在临床试验中显示出等效性或更优异的性能，在某些情况下，尤其是在弯曲血管中具有更好的可递送性和适应性以及更好的侧支通过性。但在某些如需要更大的径向支撑强度（如钙化病变）的部位，则可能不太合适。由于支架外围形变被认为是支架血栓形成的危险因素之一，为解决这些问题，研究人员对支架结构进行了微小的修改，即用更多的连接点组成刚性更强的结构[37]。较新的第二代 ZES 被设计得更加灵活，但是螺旋支柱的设计比新的 EES 具有更高的纵向稳定性。此外，药物释放动力学也发生改变，允许更长时间的药物释放。一些试验也将新一代的 EES 与新一代的 ZES 进行比较，发现两者在主要的治疗效果方面没有表现出差异。然而，支架血栓的发生率有显著差异，ZES 组相对 EES 组较高（两者的血栓发生率都处于较低水平）[38]。

4. 新型 DES

1）改良了外涂层的 DES

DES 的进一步发展是改良聚合物和药物在支架外表面的覆盖方式，通过设计让药物在最需要的地方（血管壁侧）释放输送，而靠近血流的一侧则保留为裸金属，使得病变处更易发生内皮化。这类支架也已经上市，临床试验显示出了较优异的结果[39]。此外，可降解聚合物涂层包覆的支架系统也得以成功运用，如生物可降解涂层药物洗脱支架爱克塞尔（EXCEL）支架系统，在金属裸支架表面涂覆了可降解聚合物涂层，该聚乳酸类材料在体内被降解为 CO_2 和 H_2O，并被人体所代谢和排出体外[40]。这一设计特点，使该支架在保持了降低再狭窄发生的同时，又降低了支架术后亚急性血栓形成及动脉瘤的发生，保证了支架术后期临床的安全性和有效性。该支架还采取了非对称涂层工艺，在支架外表面涂层携带了抗增生药物西罗莫司的聚合物载体，在血管和组织一侧发挥其减少内膜增生的作用。同时，在面向血管腔侧则携带少量的药物，起到了支持血管内皮愈合的作用，与此类似的还有 OPTIMA 他克莫司支架，如图 7.7 所示。

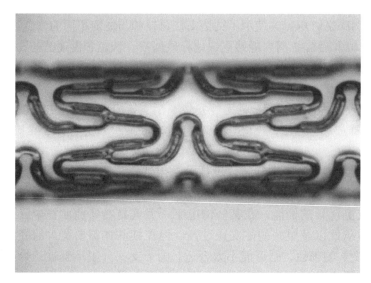

图 7.7 一种指向目标血管壁释药的支架——OPTIMA[41]

2）促愈合 DES

DES 中使用的药物会影响不同的细胞类型，它们在抑制平滑肌细胞增殖的同时，也延缓了支架表面内皮化，因此，在支架表面促进内皮生长是一个可行的解决方案。有学者对血管内皮生长因子洗脱支架进行了实验，结果表明其能够促内皮化的进程[42]。CD34 抗体洗脱支架（Genous）利用支架中携带的药物抑制平滑肌细胞的快速增生，从而抑制再狭窄的发生。由 OrbusNeich 公司研制的 CD34 抗体洗脱支架利用抗体吸引循环血液中的内皮祖细胞（EPC）到支架部位，加速血管内皮化进程而减少再狭窄率，并减少血栓形成。研究表明，这种支架植入后在循环 EPC 数量正常的情况下，无再狭窄发生，而口服他汀类药物则可增加循环 EPC 数量。然而在临床试验中，这种类型的支架和 PES 之间没有显著差异，据推测，CD34 抗体不仅吸引内皮祖细胞，而且吸引其他造血细胞，如平滑肌祖细胞[43]。总体而言，促内皮愈合支架，将 CD34 抗体、西罗莫司可生物降解聚合物涂覆于洗脱支架的外表面后，在猪模型上表现良好，并且在临床试验中安全。

7.2.2 药物洗脱支架材料选择、涂层及药物选择

图 7.8 列举了 DES 的发展过程，其发展的演变是基于临床结果反馈驱动的。对再狭窄问题的合理解决方案是局部（即在损伤部位）递送阻止平滑肌细胞增殖的药物。典型的 DES 设计包括金属裸支架平台、药物载体涂层和抗增生药物。

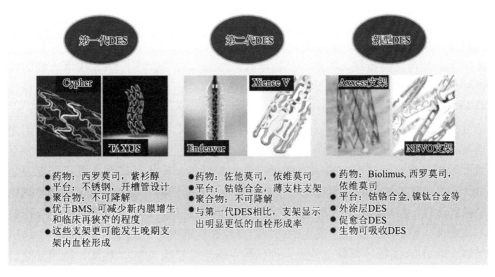

图 7.8 DES 的发展过程[1]

1. 支架材料

支架设计能影响短期和长期的临床结果。在植入过程中，被压握在输送球囊上的支架，通过股动脉或桡动脉进入血管狭窄部位。支架材料所具备的特点有：①一个低卷曲的轮廓；②高度的顺应性，使其能通过弯曲复杂的血管；③在支架植入血管的过程中，它应符合血管几何形状；④支架应提供较好的血管覆盖面，并具有高的径向强度、小的径向回缩[44]。

靶病变支架置放失败的手术并发症包括血管损伤、剥离和血栓形成。病理研究表明支架植入后会导致动脉愈合延迟及内皮化不良现象的发生。早期的支架通常由生物惰性金属制成，如不锈钢，近年来，钴铬等金属合金作为支架设计的材料已被证明优于不锈钢，自膨胀 DES 通常采用镍钛合金作为平台材料。由于这些金属合金的强度和 X 射线衰减水平都得到了提高，使得支架可以设计得更薄。第一代 DES 的长期安全性问题也增加了临床对开发更具生物相容性的支架的需要，包括使用仿生和生物可降解聚合物涂层的支架和完全生物可吸收支架[1, 45]。

2. 支架涂层

经皮冠状动脉成形术只能在损伤血管和引起再狭窄的情况下进行，在靶部位进行药物洗脱是解决这一问题的有效方法。因此，目前大多数经批准的 DES 由金属支架组成，支架周围是包裹了药物的聚合物涂层。由于聚合物可能引起一些不良生物应答反应，因此涂层支架聚合物的生物相容性是非常重要的。为了有效抑制内膜生长，理想的 DES 所用聚合物应该是抗凝、抗炎、细胞毒性低，并且可通过再内皮化促进血管愈合。支架表面涂层应与血液相容，直到内皮化过程完成前应避免血栓栓塞形成。部分实验研究了聚合物支架涂层对支架血液相容性的影响，证实聚合物可支持持续、可控的药物释放。Parker 等[46]总结了 DES 中聚合物的关键要求，包括物理性能、稳定性、与药物的相容性、与血管组织的生物相容性以及药物释放的控制。

尽管 DES 在治疗冠状动脉粥样硬化性心脏病（CAD）方面取得了成功，但由于有可能造成支架血栓形成等晚期不良临床事件的发生，需对其长期安全性和有效性做更多观察研究。DES 设计的研究和发展目前集中于提高其性能和长期安全性。另外，支架材料的表面特征，包括表面能、表面结构、表面电位以及表面氧化层的稳定性，都是影响血栓形成和内膜新生的因素。有人研究并描述了涂层存在的不规则性，如在商用支架中发生的分层、开裂和剥落现象。在各种支架聚合物涂层模型上对 DES 进行了体外定量耐久性试验，即定量缺陷（QD）检测，以区分涂层之间的性能差异。采用光学显微镜、扫描电镜和微天平对支架涂层缺陷进行了检测，实验结果表明不同的涂层模型表现出不同的 QD 指标，反映了涂层耐久性的优劣。根据这些结果，采用所述方法则能够区分出不同的聚合物涂层模型[47]。

用于支架涂层的聚合物可大致分为：①非生物降解型聚合物，如聚甲基丙烯酸正丁酯、聚苯乙烯-b-异丁烯-苯乙烯等；②可降解聚合物，如聚乳酸或其共聚物等；③生物类聚合物，如磷酸胆碱聚合物、透明质酸和纤维蛋白等[48]。

根据支架使用的要求，最有效的方法是促进药物装载和稳定释放。第一代 DES 涂上永久的聚合物能够使其持续释放药物，随后，这些永久聚合物开始被磷酰胆碱等生物相容性更好的永久聚合物和共聚物取代。这些改进的聚合物模拟血红细胞的磷脂外表面，大大降低了血栓的形成，使后期临床不良事件发生率大幅降低。

在 BMS 和 DES 之间，市场上也有直接使用不含药物的特殊涂层支架抑制血小板黏附，也就是所谓的钝化涂层支架。这些涂层的主要目的是在支架表面之间提供生物惰性屏障来抑制血小板黏附，这类涂层包括类金刚石、碳化硅、氧化钛等[49]。

使用 DES 局部给药已成为一种非常有前景的有效对抗 ISR 的方法。为了使局部给药成功，需要解决的挑战包括：①使用最合适的药物；②确定局部所需与全身剂量的比例；③确定能够为所需治疗部位提供药物的生物相容性载体。DES 的候选药物主要包含四类药物（抗炎、抗血栓形成、抗增殖和免疫抑制型），这些药物能有效抑制导致再狭窄的一个或多个生化途径。一些研究也使用了抗体阻断特定受体作为活性化合物。目前关于这些药物的释放动力学、有效剂量、临床应用安全性和效益的评价已有了充分的研究报道。

3. 药物[3, 21, 38, 50]

1）紫杉醇

紫杉醇是一种亲脂分子，来源于太平洋红豆杉短叶红豆杉，是癌症化疗中非常常见的药物成分。紫杉醇对球囊和支架介导的损伤后新生内膜增生的血管相容性和疗效已在体内和体外实验中得到证实。工作模式是聚合微管蛋白的 α 单元和 β 单元，从而稳定微管，停止其从 G2 期向有丝分裂期的过渡。紫杉醇能抑制平滑肌细胞的增殖和迁移，因为细胞骨架的结构变化是动脉粥样硬化和再狭窄发展的主要步骤之一。

2）西罗莫司/雷帕霉素

迄今已对西罗莫司、佐他莫司、依维莫司、比欧莫司 A9、他克莫司、吡美莫司等 6 种莫司药物进行了研究。西罗莫司又称雷帕霉素，是一种具有强免疫抑制作用的大环抗生素。它作为一种药物能结合特定的细胞浆蛋白（FK-506 结合蛋白-12），阻止细胞增殖。西罗莫司还能抑制再狭窄级联的几个阶段，如炎症、新内膜增生的形成、总蛋白和胶原的合成以及平滑肌细胞的迁移。同时它也是一种低剂量无细胞毒性的强炎症抑制剂。

3）佐他莫司（zotarolimus）和依维莫司（everolimus）

佐他莫司和依维莫司是西罗莫司的类似物。两者在预防再狭窄方面具有相似的作用机制。它们与胞质 FK-506 结合蛋白-12 结合，抑制平滑肌细胞和 T 细胞的增殖。这些化合物的乙醇-水分配系数也比西罗莫司高，后者有利于支架的缓慢释放。此外，它们的亲脂性有利于通过细胞膜抑制靶组织的新生内膜增殖。

4）他克莫司

他克莫司也是一种免疫抑制剂，也可与胞质 FK-506 结合蛋白-12 结合,由此产生的复合物相互作用并抑制钙调神经素，从而抑制 T 细胞信号转导和 IL-2 转录。细胞培养实验表明，他克莫司比西罗莫司具有更早的内皮细胞再生能力。然而，他克莫司抑制血管平滑肌细胞增殖或迁移的作用不如西罗莫司。结合其强大的抗炎作用，他克莫司是一种有希望用于药物洗脱支架的化合物。

5）比欧莫司（biolimus）A9

比欧莫司 A9 是一种高度亲油的半合成西罗莫司类似物。在细胞水平上，比欧莫司 A9 与细胞内 FK-506 结合蛋白-12 形成复合物，与哺乳动物西罗莫司靶蛋白结合，可逆地抑制增殖平滑肌细胞的细胞周期转变，其效力与西罗莫司类似。比欧莫司 A9 具有增强的抗炎和抗增殖活性，并具有更好的药代动力学特性。临床研究表明，生物支架具有良好的耐受性和有效性。

6）地塞米松

支架植入后再狭窄主要表现为对程序性损伤的炎症反应和包括平滑肌细胞增

殖在内的纤维细胞的强烈反应。地塞米松是皮质类固醇，是公认的抗炎药物，系统地用于广泛的炎症疾病治疗和抑制成纤维细胞、平滑肌细胞和巨噬细胞的增殖。临床前数据表明，地塞米松涂层 DES 对新内膜增殖有抑制作用。不过地塞米松支架的抗再狭窄临床效果无法与西罗莫司或第一代紫杉醇洗脱支架相比。

7）抗体

一般来说，球囊血管成形术后，无论是否植入支架，都要系统地给予抗血栓形成药物。为此，Aggarwal 等评估了抗血小板 GP Ⅱ b/Ⅲa 抗体洗脱的纤维素涂层支架在兔动物模型中的应用。研究表明，这些抗体洗脱支架能有效抑制支架微环境中血小板聚集，从而减少血栓形成，改善血流和动脉效能，抑制循环血流变化。

7.2.3 药物洗脱支架与金属裸支架临床应用比较

1. 支架内血栓形成

尽管 DES 已得到广泛的临床应用，但支架内血栓形成（ST）仍然是一种潜在的具有高死亡率的并发症。目前，口服抗血小板药物是 PCI 后缓解 ST 的主流治疗方法，但人们也越来越认识到支架设计和聚合物涂层等因素可能对临床结果造成显著的影响。涂层技术显示出很大的发展潜力，因为它们可减少口服抗血小板药物的需求，而这些药物往往会导致出血风险增加，甚至在某些条件下增加患者的死亡率。

ST 的发生与发展不能归纳为单一因素，而是由包括病变、血流环境、手术操作、患者体质在内的多种因素共同导致的[50, 51]。光学相干断层扫描研究表明，早期 ST（在手术后 30 天内发生）主要是由手术相关因素，如支架扩张不良、贴壁不良、残余解剖和流入/流出疾病导致的。然而，到目前为止，早期或晚期发生 ST 的最常见原因是过早中断双重抗血小板治疗（DAPT）。对于 BMS 而言，DAPT 的规定持续时间至少为 1 个月，随着 DES 的出现，这个窗口期大大延长[52]。

在植入金属裸支架的人冠状动脉中，血小板和纤维蛋白沉积分别持续 14 天和 30 天。由多形核白细胞和巨噬细胞组成的炎症细胞在 1～3 天内存在，巨噬细胞则至少持续存在 3 个月。T 淋巴细胞在支架植入后 2～3 周出现，并持续存在超过 6 个月[5]。平滑肌细胞是再狭窄病变的主要细胞成分，在支架术后 14 天，内膜平滑肌细胞的聚集非常明显。最初由蛋白多糖和Ⅲ型胶原组成的细胞外基质在 9 个月后逐渐被 Ⅰ 型胶原替代。在接受 BMS 植入的受试者的人体尸检中，支架植入术后 3 个月左右，支架段内皮化几乎完成。然而在第一代 DES 的 23 次匹配尸检中，仍然存在一些样本在支架植入后长达 40 个月的时间内未发生血管内皮愈合[53]。

晚期 ST 是指在 DES 植入后占据管腔体积 30%的富含血小板的血栓。研究表明，植入 DES 后动脉愈合的延迟更加明显，其特征是在 DES 植入后约 6 个月内缺乏内皮化和持续的纤维蛋白沉积[53]。这些数据表明第一代 DES 导致晚期 ST 发生的最常见因素是 DES 植入后的愈合延迟。与此同时，一些病例报告和观察性研究显示在 DES 植入后 1 年以上患者晚期 ST 的发生。进一步的临床数据表明接受第一代 DES 植入的患者血栓形成事件增加，表明此类事件的重要风险因素是 DAPT 的停止。

各种支架设计和聚合物涂层的急性血栓形成可以在体内模型中进行评估，这些模型可以更完全地复制病症的复杂性（图 7.9）。一种代表性的有效模型是离体猪动脉分流模型。在该模型中，颈动脉至颈静脉瘘是由硅橡胶管内的三个内嵌支架的测试电路制成的，并且使用静脉内肝素在 150s 的目标活化凝血时间下，在血液灌注压下使血液循环 1h。在实验期间，将带支架的管路保持在 37℃的水浴中，并使用超声换能器连续监测流速。在每次运行结束时（即 1h），通过重力灌注支架，将其固定在 10%中性福尔马林溶液中，并纵向切成两半。使用 CD61 和 CD42b 抗

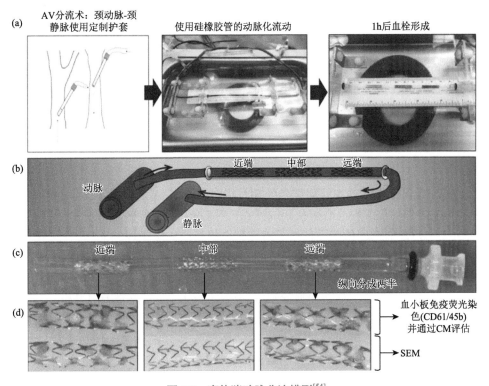

图 7.9 离体猪动脉分流模型[54]

体，使用与血小板和免疫细胞的聚集和黏附相关的特异性血小板标记对每个支架的一半进行免疫染色。通过共聚焦显微镜检查支架，而另一半用于扫描电子显微镜（SEM）观察。这种设置专门用于检查由不同设计的 DES 诱导的血小板介导的血栓形成。

2. BMS 与 DES 临床效果比较

慢性肾病（CKD）是心血管疾病（如冠心病）的主要危险因素之一。由于晚期肾功能衰竭，CKD 患者更容易死于冠心病并发症[55]。此外，CKD 患者在接受经皮冠状动脉介入治疗时支架相关并发症的风险增加，如 ST 和靶病变/血管血运重建（TLR/TVR）。Gabriele 等在 2005 年至 2017 年 5 月期间从数据库中检索了 2066 篇文章[56]。最终样本包括 376169 名患者，其中 76557 名 CKD 患者接受 BMS（35807 例）或 DES（第 1 代 37650 例，第 2 代 DES 3100 例）。结果归纳如下：①DES 在减少临床并发症方面优于 BMS，全因死亡率下降 18%，心肌梗死综合征风险降低 22%；②这可能因为与支架相关的事件相对风险（RR）较低，如 ST（–43%），TVR/TLR（–31%）和心血管原因死亡（–57%）；③第 2 代 DES 与第 1 代 DES 相比，与临床事件的相关性进一步减少：全因死亡率为–18% RR，ST 为–39% RR。

DES 在 CKD 患者中优于 BMS 有两个主要原因：①支架类型的直接影响（聚合物和药物）；②第二代 DES 具有更薄的设计，更低的金属与血管比，涂层生物相容性更好，且抗增生药物的使用可进一步减少局部炎症反应，支架相关并发症发生率更低。

7.2.4 药物洗脱支架小结

DES 长期安全性的主要问题是晚期及极晚期支架血栓形成，这是一种潜在致命的不良事件，常常导致心肌梗死或死亡。对 DES 的长期安全性的讨论中，第一代 DES 的初始临床评估期间使用了对支架血栓形成的限制性和非均匀性定义，随后推出了支架内血栓形成的标准化定义，在 2007 年，这些定义被用于对涉及 Cypher SES 和 Taxus Express2 PES 的 8 项临床试验的长期随访进行的汇总分析中。

尽管尚未完全了解支架内血栓形成的确切原因，但多数患者中发现，血栓发生存在个体差异及与治疗进程相关，如年龄增加、糖尿病、肾功能衰竭、支架和病变长度增加、支架和血管直径减小、分叉治疗、冠状动脉慢性完全闭塞（CTO）治疗、ISR 治疗、支架扩张不足和双重抗血小板过早停用等。值得注意的是，普遍的研究发现延迟愈合和不完全内皮覆盖是支架内血栓形成的主要危险因素。研究表明，DES 使用的非降解聚合物涂层（特别是第一代 Cypher SES 和 Taxus

Express2 PES）可能会削弱支架内皮化，并可能诱发晚期超敏反应和随后的支架内血栓形成。由于这些发现，该领域的研究集中在改进 DES 的开发和评估上。

目前商业的 DES 已显著降低了血管再狭窄的发生率，目前其研发重点是支架本体及涂层优化，以提高这些支架的长期安全性和有效性，未来的研究预计会集中于如何促内皮化等方面。

参 考 文 献

[1]　Khan W, Farah S, Domb A J. Drug eluting stents: developments and current status. Journal of Controlled Release, 2012, 161(2): 703-712.

[2]　Nakazawa G. Stent thrombosis of drug eluting stent: pathological perspective. Journal of Cardiology, 2011, 58(2): 84-91.

[3]　Toklu B, Amoroso N, Fusaro M, et al. Bare metal stents, durable polymer drug eluting stents or biodegradable polymer stents for coronary artery disease: a mixed treatment comparison analysis of 254 361 patient-years of follow-up from randomized trials. Circulation, 2013, 128(22): A10908.

[4]　Wańha W, Mielczarek M, Smolka G, et al. Safety and efficacy of self-apposing STENTYS drug-eluting stent in left main coronary artery PCI: multicentre LM-STENTYS registry. Catheterization and Cardiovascular Interventions, 2019, 93(4): 574-582.

[5]　Borovac J A, D'Amario D, Vergallo R, et al. Neoatherosclerosis after drug-eluting stent implantation: a novel clinical and therapeutic challenge. European Heart Journal-Cardiovascular Pharmacotherapy, 2019, 5(2): 105-116.

[6]　Foin N, Lee R D, Torii R, et al. Impact of stent strut design in metallic stents and biodegradable scaffolds. International Journal of Cardiology, 2014, 177(3): 800-808.

[7]　Lagerqvist B, James S K, Stenestrand U, et al. Long-term outcomes with drug-eluting stents versus bare-metal stents in Sweden. The New England Journal of Medicine, 2007, 356(10): 1009-1019.

[8]　Walke W, Paszenda Z, Filipiak J. Experimental and numerical biomechanical analysis of vascular stent. Journal of Materials Processing Technology, 2005, 164/165: 1263-1268.

[9]　Nordmann A J, Briel M, Bucher H C. Mortality in randomized controlled trials comparing drug-eluting *vs.* bare metal stents in coronary artery disease: a meta-analysis. European Heart Journal, 2006, 27(23): 2784-2814.

[10]　Stoeckel D, Bonsignore C, Duda S. A survey of stent designs. Minimally Invasive Therapy & Allied Technologies, 2002, 11(4): 137-147.

[11]　Adam A, Chetty N, Roddie M, et al. Self-expandable stainless steel endoprostheses for treatment of malignant bile duct obstruction. American Journal of Roentgenology, 1991, 156(2): 321-325.

[12]　Auricchio F, Conti M, de Beule M, et al. Carotid artery stenting simulation: from patient-specific images to finite element analysis. Medical Engineering & Physics, 2011, 33(3): 281-289.

[13]　Lally C, Dolan F, Prendergast P J. Cardiovascular stent design and vessel stresses: a finite element analysis. Journal of Biomechanics, 2005, 38(8): 1574-1581.

[14]　Saraf A R, Yadav S P. Functionalized cardiovascular stents//Fundamentals of Bare-metal Stents, Cambridge: Woodhead Publishing, 2018.

[15]　Gomes I V, Puga H, Alves J L, et al. Finite element analysis of stent expansion: influence of stent geometry on performance parameters. 2017 IEEE 5th Portuguese Meeting on Bioengineering, 2017: 1-4.

[16] Welch T R, Eberhart R C, Banerjee S, et al. Mechanical interaction of an expanding coiled stent with a plaque-containing arterial wall: a finite element analysis. Cardiovascular Engineering and Technology, 2016, 7(1): 58-68.

[17] Kumar G P, Kabinejadian F, Liu J F, et al. Simulated bench testing to evaluate the mechanical performance of new carotid stents. Artificial Organs, 2017, 41(3): 267-272.

[18] Martinez A W, Chaikof E L. Microfabrication and nanotechnology in stent design. WIREs Nanomedicine and Nanobiotechnology, 2011, 3(3): 256-268.

[19] Ako J, Bonneau H N, Honda Y, et al. Design criteria for the ideal drug-eluting stent. The American Journal of Cardiology, 2007, 100(8): S3-S9.

[20] Virmani R, Liistro F, Stankovic G, et al. Mechanism of late in-stent restenosis after implantation of a paclitaxel derivate-eluting polymer stent system in humans. Circulation, 2002, 106(21): 2649-2651.

[21] Kang S J, Mintz G S, Park D W, et al. Mechanisms of in-stent restenosis after drug-eluting stent implantation: intravascular ultrasound analysis. Circulation: Cardiovascular Interventions, 2011, 4(1): 9-14.

[22] Marx S O, Totary-Jain H, Marks A R. Vascular smooth muscle cell proliferation in restenosis. Circulation: Cardiovascular Interventions, 2011, 4(1): 104-111.

[23] Curcio A, Torella D, Indolfi C. Mechanisms of smooth muscle cell proliferation and endothelial regeneration after vascular injury and stenting: approach to therapy. Circulation Journal, 2011, 75(6): 1287-1296.

[24] Cui K Y, Zhang D F, Lyu S Z, et al. Meta-analysis comparing percutaneous coronary revascularization using drug-eluting stent versus coronary artery bypass grafting in patients with left ventricular systolic dysfunction. The American Journal of Cardiology, 2018, 122(10): 1670-1676.

[25] Khan W, Farah S, Domb A J. Drug eluting stents: developments and current status. Journal of Controlled Release, 2012, 161(2): 703-712.

[26] Mori K, Saito T. Effects of stent structure on stent flexibility measurements. Annals of Biomedical Engineering, 2005, 33(6): 733-742.

[27] Teomim D, Fishbien I, Golomb G, et al. Perivascular delivery of heparin for the reduction of smooth muscle cell proliferation after endothelial injury. Journal of Controlled Release, 1999, 60(1): 129-142.

[28] Martin D M, Boyle F J. Drug-eluting stents for coronary artery disease: a review. Medical Engineering & Physics, 2011, 33(2): 148-163.

[29] Bonaa K H, Mannsverk J, Wiseth R, et al. Drug-eluting or bare-metal stents for coronary artery disease. The New England Journal of Medicine, 2016, 375(26): 2603-2604.

[30] Sollott S J, Cheng L, Pauly R R, et al. Taxol inhibits neointimal smooth muscle cell accumulation after angioplasty in the rat. The Journal of Clinical Investigation, 1995, 95(4): 1869-1876.

[31] Morice M C, Serruys P W, Sousa J E, et al. A randomized comparison of a sirolimus-eluting stent with a standard stent for coronary revascularization. The New England Journal of Medicine, 2002, 346(23): 1773-1780.

[32] Serruys P W, Degertekin M, Tanabe K, et al. Intravascular ultrasound findings in the multicenter, randomized, double-blind RAVEL(RAndomized study with the sirolimus-eluting VElocity balloon-expandable stent in the treatment of patients with de novo native coronary artery Lesions) trial. Circulation, 2002, 106(7): 798-803.

[33] Onuma Y, Serruys P W, Kukreja N, et al. Randomized comparison of everolimus- and paclitaxel-eluting stents: pooled analysis of the 2-year clinical follow-up from the SPIRIT Ⅱ and Ⅲ trials. European Heart Journal, 2010, 31(9): 1071-1078.

[34] Dawkins K D, Grube E, Guagliumi G, et al. Clinical efficacy of polymer-based paclitaxel-eluting stents in the treatment of complex, long coronary artery lesions from a multicenter, randomized trial: support for the use of drug-eluting stents in contemporary clinical practice. Circulation, 2005, 112(21): 3306-3313.

[35] Kedhi E, Joesoef K S, McFadden E, et al. Second-generation everolimus-eluting and paclitaxel-eluting stents in real-life practice(COMPARE): a randomised trial. The Lancet, 2010, 375(9710): 201-209.

[36] Maeng M, Tilsted H H, Jensen L O, et al. 3-year clinical outcomes in the randomized SORT OUT III superiority trial comparing zotarolimus- and sirolimus-eluting coronary stents. JACC: Cardiovascular Interventions, 2012, 5(8): 812-818.

[37] Williams P D, Mamas M A, Morgan K P, et al. Longitudinal stent deformation: a retrospective analysis of frequency and mechanisms. EuroIntervention: Journal of EuroPCR in Collaboration with the Working Group on Interventional Cardiology of the European Society of Cardiology, 2012, 8(2): 267-274.

[38] Serruys P W, Silber S, Garg S, et al. Comparison of zotarolimus-eluting and everolimus-eluting coronary stents. The New England Journal of Medicine, 2010, 363(2): 136-146.

[39] Abizaid A, Costa J R. New drug-eluting stents: an overview on biodegradable and polymer-free next-generation stent systems. Circulation: Cardiovascular Interventions, 2010, 3(4): 384-393.

[40] Han Y L, Jing Q M, Li Y, et al. Sustained clinical safety and efficacy of a biodegradable-polymer coated sirolimus-eluting stent in "real-world" practice: three-year outcomes of the CREATE(multi-center registry of EXCEL biodegradable polymer drug eluting stents) study. Catheterization and Cardiovascular Interventions, 2012, 79(2): 211-216.

[41] Aslanabadi N, Separham A, Beheshti R, et al. OPTIMA tacrolimus-eluting stent: a twelve-month clinical follow up with two different periods of dual antiplatelet therapy; 2-month vs. 6-month approach. Journal of Cardiovascular and Thoracic Research, 2012, 4(3): 81.

[42] Haude M, Lee S W L, Worthley S G, et al. The REMEDEE trial: a randomized comparison of a combination sirolimus-eluting endothelial progenitor cell capture stent with a paclitaxel-eluting stent. JACC: Cardiovascular Interventions, 2013, 6(4): 334-343.

[43] Beijk M A M, Klomp M, Verouden N J W, et al. Genous™ endothelial progenitor cell capturing stent vs. the Taxus Liberté stent in patients with de novo coronary lesions with a high-risk of coronary restenosis: a randomized, single-centre, pilot study. European Heart Journal, 2009, 31(9): 1055-1064.

[44] Pendyala L K, Yin X H, Li J S, et al. The first-generation drug-eluting stents and coronary endothelial dysfunction. JACC: Cardiovascular Interventions, 2009, 2(12): 1169-1177.

[45] Mishra A K, Edla S, Tripathi B, et al. Comparison of outcomes with drug eluting versus bare metal stent in very elderly population. Journal of the American College of Cardiology, 2019, 73(9): 240.

[46] Parker T, Dave V, Falotico R. Polymers for drug eluting stents. Current Pharmaceutical Design, 2010, 16(36): 3978-3988.

[47] Levy Y, Tal N, Tzemach G, et al. Drug-eluting stent with improved durability and controllability properties, obtained via electrocoated adhesive promotion layer. Journal of Biomedical Materials Research Part B: Applied Biomaterials: An Official Journal of the Society for Biomaterials, the Japanese Society for Biomaterials, and the Australian Society for Biomaterials and the Korean Society for Biomaterials, 2009, 91(2): 819-830.

[48] Garg S, Bourantas C, Serruys P W. New concepts in the design of drug-eluting coronary stents. Nature Reviews Cardiology, 2013, 10(5): 248-260.

[49] Kavanagh C A, Rochev Y A, Gallagher W M, et al. Local drug delivery in restenosis injury: thermoresponsive co-polymers as potential drug delivery systems. Pharmacology & Therapeutics, 2004, 102(1): 1-15.

[50] Mauri L, Hsieh W H, Massaro J M, et al. Stent thrombosis in randomized clinical trials of drug-eluting stents. The New England Journal of Medicine, 2007, 356(10): 1020-1029.

[51] Oh Y S, Lee H J, Lee J, et al. Long-term clinical outcomes after a percutaneous coronary intervention with a drug-eluting stent in patients with unprotected left main coronary artery disease excluded from clinical trials. Coronary Artery Disease, 2019, 30(4): 239-248.

[52] Zhang D, Sun Y, Liu X L, et al. Long-term follow-up after treatment of drug-eluting stent restenosis and *de novo* lesions using SeQuent please paclitaxel-coated balloons. Angiology, 2019, 70(5): 414-422.

[53] Li C G, Shen Y, Xu R D, et al. Evaluation of preprocedural laboratory parameters as predictors of drug-eluting stent restenosis in coronary chronic total occlusion lesions. Angiology, 2019, 70(3): 272-278.

[54] Nakazawa G. Stent thrombosis of drug eluting stent: pathological perspective. Journal of Cardiology, 2011, 58(2): 84-91.

[55] Palmerini T, Biondi-Zoccai G, Della Riva D, et al. Stent thrombosis with drug-eluting and bare-metal stents: evidence from a comprehensive network meta-analysis. The Lancet, 2012, 379(9824): 1393-1402.

[56] Crimi G, Gritti V, Galiffa V A, et al. Drug eluting stents are superior to bare metal stents to reduce clinical outcome and stent‐related complications in CKD patients, a systematic review, meta-analysis and network meta-analysis. Journal of Interventional Cardiology, 2018, 31(3): 319-329.

第**8**章

>>

生物可吸收心血管支架

8.1 生物可吸收支架的应用背景

随着科学技术的不断发展，冠状动脉血管内支架的发展也经历了多次技术革命。从最初的基于球囊导管的血管成形术的兴起[1, 2]，到金属裸支架的应用[3]，再到 DES[4]的推广，都在上一次的技术革新基础上进一步抑制了再狭窄的发生。即便如此，根据近年来的临床数据显示，DES 在药物释放完全后，仍然会有可能造成远期血管内膜增生，引起血管内再狭窄、支架内血栓形成等风险[5-7]。因此，在体内永久使用 DES 并不是最理想的[8]。例如，由于内皮功能受损，血管重塑的可能性降低，且正常动脉愈合过程将受到干扰，不仅如此，DES 所引起的新生内膜增生可能进一步导致侧支血管闭塞[9-13]。又如，DES 所引起的支架内再狭窄或支架内血栓一旦发生后，受支架永久存留的影响，处理起来也非常困难，常常需要在支架里二次安装支架，而这一手术本身又增加了支架内血栓的发生风险，未来对同一部位的治疗存在较严重的隐患[14, 15]。此外，支架永久性地存留，局部血管被长期禁锢，其正常血管的收缩和舒张运动受到限制，晚期"封堵"隐患仍然存在。截至目前，全球几个大型 DES 登记处的临床观察表明，晚期不良事件，如晚期支架内血栓形成或晚期靶病变血运重建超过 1 年，引起了体内永久使用 DES 的担忧[16]。

理想的心血管支架应该是在损伤愈合的特定时间内对血管起力学支撑作用，但在愈合后支架可被机体逐步吸收。此理想支架在植入期间，其降解速率和力学支撑性应与血管组织生理修复反应过程完美匹配。随着生物可降解材料的合成、改性及加工技术的日趋完善，生物可吸收支架（BVS）应运而生。按照原材料的种类不同，BVS 可分为生物可吸收聚合物支架和生物可吸收金属支架两大类。这两类支架都可在完成血管支撑作用后逐渐降解至完全吸收，而不必永久性地存留于体内，从而避免各类永久性金属支架引起的并发症和晚期血栓等系列问题[17-20]。从长远来看，发展 BVS 是血管支架的未来必然趋势[18, 19, 21, 22]。如表 8.1 所示，各大企业投入大量人力、物力和财力进行全降解血管支架的研制，在开发的 BVS 中，大部分为全降解的聚合物支架[20, 23-31]。

表 8.1　不同种类的全降解支架产品[20, 23-31]

公司	支架名称	材料	药物涂层	涂层材料
雅培公司（Abbott）	Absorb™	PLLA	依维莫司	PLA
REVA 医疗公司（REVA Medical）	ReZolveV	酪氨酸衍生的聚碳酸酯	雷帕霉素	可吸收聚合物 PLA
Elixir 公司	DESolve™	PLLA	诺沃莫司	PLA
京都医疗（Kyoto Medical）	Igaki-Tamai	PLLA	无	无
Amaranth Medical	Amaranth PLLA	PLLA	无	无
乐普（北京）医疗器械股份有限公司	NeoVas®	PLLA	雷帕霉素	PLA
Orbus Neich 公司	Acute	PLLA 基聚合物	雷帕霉素 CD34	可吸收聚合物
Arterial Remolding Technologies 公司	ARTDIVA	PLLA	无	无
Xenogenics 公司	IDEAL	PAE 水杨酸	西罗莫司 水杨酸	己二酸连接的水杨酸酯
Biotronik 公司	AMS Ⅰ	WE43 镁合金	无	无
	DREAMS Ⅰ	精制镁合金	紫杉醇	PLGA
	DREAMS Ⅱ	精制镁合金	雷帕霉素	PLA
深圳先健科技有限公司	Nitriding iron stent	充氮镁合金	无	无

8.2　生物可吸收聚合物支架

该类支架材料由生物可降解聚合物构成，其理念是为血管提供特定时期的支持，通常服役结束后可以逐渐降解直至完全吸收，同时使血管完成自适应重塑，最终使血管愈合并恢复到自然的状态，这是传统 DES 不具备的功能[32]。由于这类 BVS 可被人体完全吸收，可有效降低传统 DES 晚期再狭窄及血栓形成的风险。理想情况下，BVS 在植入早期需保持足够的径向支撑强度以防止血管回缩，同时释放抗增殖药物。在愈合期结束后，BVS 将降解并完全被吸收，使病变血管逐渐恢复正常的血管收缩功能[33-35]。也就是说，BVS 在短期疗效上类似于当前使用的 DES，但能改善 DES 所导致的长期不良结果。与 DES 相比，BVS 不仅适用于年龄较小的患者，还适用于 DES 效果不良的急性冠脉综合征患者。研究表明，DES 的剪切应力模式可影响支架植入后新内膜增生的程度[36]。与 DES 相比，由生物可吸收的聚合物材料制成的 BVS 更柔顺，因此其剪切应力模式的影响程度将更小。

而且，BVS 的使用可免去血管被永久性禁锢，因而使得血管可以有效响应生理刺激以进行晚期重塑。进一步，随着 DES 的逐渐降解和血管重塑的逐渐完成，患者无须长期双重抗血小板治疗（DAPT），大大降低了出血风险[37, 38]。对于年轻患者，BVS 的原位吸收允许将来在同一部位进行再次干预并且便于进入被原始支架禁锢的侧支。表 8.2 中对比了使用 BVS 的潜在优势。

表 8.2　BVS 与早期其他几种支架的性能对比

性能	BMS	DES	BVS
径向支撑	永久	永久	临时
长期双重抗血小板治疗	需要	需要	不需要
急性闭塞	有	有	有
急性反冲	有	有	有
极晚期血栓形成可能性	小	较大	基本无
严重新生内膜增生可能性	大	很小	很小
血管重塑能力	无	无	有
血管运动恢复	无	无	良好
晚期管腔扩张	无	无	良好
血管治疗段的再次干预	难	难	容易
侧支永久被禁锢	是	是	无

8.2.1　全降解聚合物支架的设计原则与阶段功能

BVS 植入后大体上需经历以下三个功能阶段：血运重建、血管重构、支架吸收[22, 39]，如图 8.1 所示。

1）血运重建

此阶段类似于 DES 的功能，主要是为血管狭窄病变处提供足够的力学支撑，从而减轻因缺血引起的冠脉狭窄。与 BMS 和 DES 相比，BVS 增加了支撑宽度和厚度以提供与金属材料相媲美的强度。但即便如此，在血运重建期，BVS 仍然显示出比金属材料更多的优势，如更大的灵活性与适应性、更少的几何畸变、更少的血小板沉积。此阶段一般发生在 PCI 术后前 3 个月内。

2）血管重构

BVS 在这个阶段逐渐降解，从而使聚合物的分子量逐渐降低，开始失去原有的机械支撑作用。一般情况下，首先观察到 BVS 骨架开始逐步丧失机械支撑能力，进一步其表面和内部逐渐开始溶解，其溶解速度主要受温度和水的影响。随着聚合物支架的逐步降解过程的发生,其对血管病变处机械支撑和约束力也逐步消失,管腔得以逐步恢复,进而血管的生理脉动功能也开始逐步恢复。此阶段一般发生在 PCI 术后 3～12 个月内。

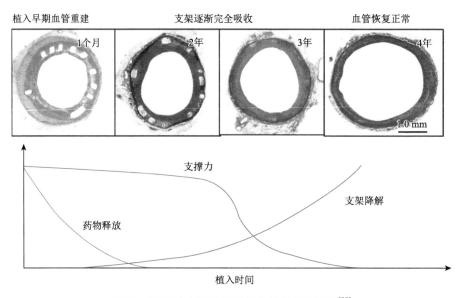

图 8.1 可吸收支架的降解与血管的重建过程[39]

3）支架吸收

通过 BVS 的完全吸收来完成血管结构和功能的重建,根据所使用的材料不同,全部完成可能需要 2～4 年。研究表明,在 BVS 植入猪模型后的 12～18 个月后,管腔内外弹性区域和管腔面积明显增加[22, 39]。相似的是,在患者植入可吸收支架 1～5 年后,连续血管内超声和光学相干断层成像（OCT）也证实了管腔面积的明显增加。这与 DES 是完全不同的,DES 会随着斑块在金属框架内聚积,其血管的平均/最小管腔直径会逐渐减少。而 BVS 则会随着聚合物被人体的逐渐吸收变成由胶原和血管平滑肌取代,并随着时间的推移,其管腔反而会逐渐恢复。进一步,这个过程中扩大的管腔还会对血管内皮功能和动脉粥样硬化的预防有利。

8.2.2 生物可吸收聚合物支架制备加工技术、种类及优缺点

1. 当前的制备技术

1）管材挤出-激光切割加工成型

国际上大多数公司的研制工作通常都是利用螺杆挤出机将原料熔融挤出制备

管材，再对管材进行激光切割以制成最终的支架产品[40]。其中，塑料挤出成型是用加热的方法使塑料成为流动状态，然后在一定压力作用下使其通过塑模，经定型后制得连续的型材。挤出成型具有效率高、投资少、制造简便、可连续化生产等优点。聚合物血管支架的挤出-切割原理与金属支架的挤出-切割原理类似，其具体原理和过程如图 8.2 所示[41]。为了制备成最终可压握在球囊导管上的支架花型，聚乳酸等聚合物材料经挤出加工成一定直径的管材结构后，需选用合适的激光切割装置进行进一步的激光切割雕刻出复杂的网状结构。与其他切割方法相比，飞秒激光切割具有切缝宽度小、切口平行度好、表面粗糙度小、尺寸精度高、工件变形和热影响区小、无机械应力及表面损伤等特点，可精确切割形状复杂的精细零件。迄今为止，以雅培、Elixir Medical 和 Amaranth Medical 公司为代表的全球几大主流 BVS 生产制造公司均采用此套生产制造工艺。

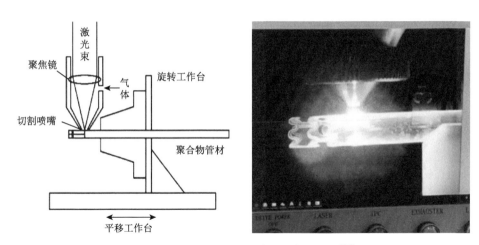

图 8.2　血管支架激光切割原理与过程图[41]

2）编织成型

近年来，受人工小血管制造工艺的启发，血管支架也出现了采用编织结构的工艺技术。Upma Sharma 等开发了一种采用编织方法制备的基于 PLGA 材料制备的新型 BVS，见图 8.3，在猪股动脉中体现出良好的生物可吸收性能。在羊体内，支架可以支撑管腔 12 个月之久，并且 18 个月可以被完全吸收[42]。据报道，这种新型的 BVS 可以充分利用编织结构灵活性高的特点，使支架具有较好的纵向柔顺性，更易贴合血管内壁，对血管内膜的损伤较小，不易诱发血管内膜的增生。然而，编织结构的 BVS 的力学支撑力较差，编织过密又不易实现支架的扩张。为此，他们在 PLGA BVS 表面进一步涂敷一层聚乙交酯-己内酯（PGCL）弹性体，并用六亚甲基二异氰酸酯（HDI）原位进一步交联，结果表明，涂敷此弹性体后，支架的力学强度（如压缩膨胀和弹性性能）得以显著提升，可以和作为对比的金属材料支架的力学性能相媲美。这种改性方法可以通过调节涂层的交联度、分子量和分子支化结构来调控其力学性能。

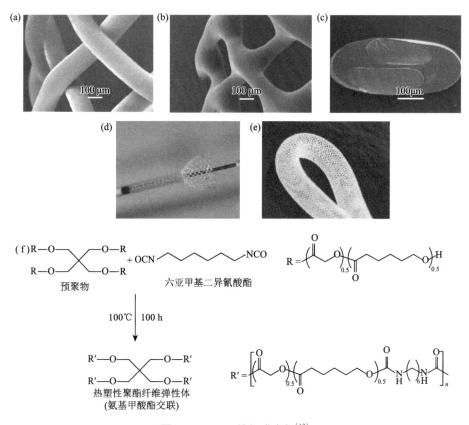

图 8.3　PLGA 编织成支架[42]

（a）PLGA 编织物的扫描电镜图；（b）涂层后的 PLGA 编织物的扫描电镜图；（c）涂层后纤维截面图，其中黄色的是 PLGA 纤维，蓝色的是涂层；（d）和（e）支架的实物图；（f）涂层的化学反应示意图

3）3D 打印成型

挤出-激光切割和编织成型的支架通常是根据临床统计数据而筛选出的几种相对常见的尺寸进行预先批量式生产，因而医生仅能从中选择与患者血管尺寸相对较为接近的支架进行植入手术。3D 打印则可根据不同患者的尺寸形态进行个性化定制化制备，不仅如此，3D 打印成型还具有精度高、速度快、用料省等优点，且可实现复杂外形与内部精细结构的一体化制造，这是传统支架加工制备方法所无法实现的。近年来，随着 3D 打印技术的不断发展，利用 3D 打印制备血管支架的报道也开始涌现。其中，光固化立体印刷（SLA）是最早，也是现今应用最广

泛的 3D 打印技术。SLA 具有精度高、性能稳定、材料力学性能可调等优点，因而成为制备个性化心血管支架的一种新型加工成型方法。在此基础上，来自美国西北大学的科学家通过对 SLA 进一步改良，开发了一种被称为投影微立体光刻（projection micro-stereo-lithography，PμSL）的 3D 打印技术（图 8.4），结合实验室自主研发的柠檬酸酯类聚合物，成功研制出新型 3D 打印血管支架[43]。此外，北京阿迈特医疗器械有限公司采用熔融沉积成型（FDM，图 8.5）制备了 PLA 和 PCL 血管支架[44]。因此，开发适用于全降解聚合物支架的新型 3D 打印技术将是未来的发展方向之一。

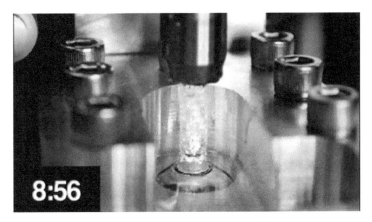

图 8.4　PμSL 工作原理示意图[43]

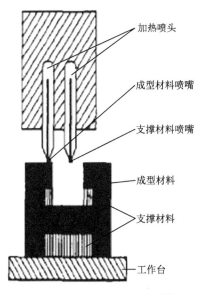

图 8.5　FDM 工作原理图[44]

2. 现有 BVS 种类

目前用作血管支架的聚合物材料最常见的是聚乳酸（PLA），具体包括左旋聚乳酸（PLLA）、右旋聚乳酸（PDLA）和外消旋聚乳酸（PDLLA），另外还有聚己内酯（PCL）、聚乙交酯（PGA）以及由这几种高分子组成的嵌段聚合物，如聚乳酸-羟基乙酸共聚物（PLGA）。嵌段共聚物可以改善单一组分聚合物的力学性能和降解性能，是一种常见的改性方式。可降解聚合物支架相较于可降解金属支架的优势在于可以通过合成及加工的手段改变聚合物的各组分配比来改善聚合物的各种性能，例如，通过引入 PGA 来提高聚乳酸的降解速率，或通过引入 PCL 来提高聚乳酸的柔韧性，降低脆性断裂的风险。这几种高分子在体内最终的降解产物都为水和二氧化碳，不会对人体产生毒副作用。

8.2.3 基于聚乳酸系列材料的血管支架

1. 聚乳酸的性能

PLLA 是一种生物可降解且生物相容性良好的合成聚合物，现已广泛用于生物医学领域，如手术缝合线和组织工程支架。PLLA 是半结晶聚合物（最大结晶度为 70%），包括结晶相和低密度非晶相的混合物，其结晶度直接影响 PLLA 材料的机械强度和降解速率。在众多生物可降解聚合物中，PLLA 具有相对较高的机械性能[33]。然而，与传统的金属支架材料相比，PLLA 的机械强度仍然不够。因此，需要采用特殊的材料加工方法和独特的支架结构设计来最大化地优化基于 PLLA 生产制备的 BVS 的力学性能。

2. PLLA 的生物吸收过程

PLLA 的体内降解主要是通过水解反应实现。该过程通常是酯键的断裂，如图 8.6 所示。

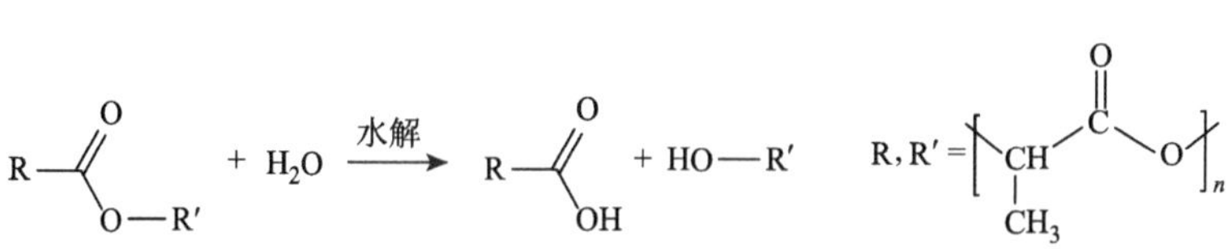

图 8.6 PLLA 的水解机理

在聚合物水合后的第一阶段，无定形连接链首先开始水解，导致分子量降低，但这个阶段对机械性能几乎没有影响。在第二阶段，聚合物开始碎裂成低聚物的片段，出现明显的质量损失（图 8.7），由于连接结晶区域的无定形连接链的断裂，径向强度通常从第 6 个月开始下降，并且通常在植入后第 24 个月左右完全失去支撑[45]。第三阶段是吞噬细胞溶解单体。第二阶段中的低聚物进一步水解成水溶性的小分子，并进入体液循环，随后在机体吞噬细胞的吞噬作用下，将单体（如 L-乳酸盐）变为丙酮酸盐，进入克雷布斯循环并进一步转化为二氧化碳和水。这些最终产物通过肾脏或肺从体内排出，至此，PLLA 完全被生物吸收[23, 46, 47]。这一过程在雅培的聚乳酸基支架体内植入后的 OCT 图像得到了证实。支架植入后OCT 图像显示 6 个月时腔内衬呈波纹状，支架被新生内膜组织覆盖。24 个月时，大部分支板消失，腔内表面光滑，呈圆形[48]。

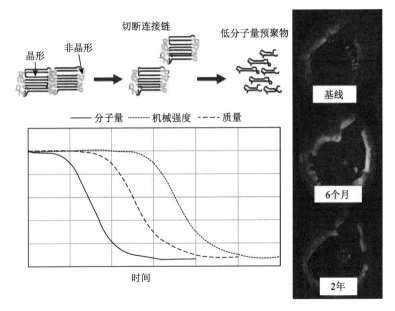

图 8.7　PLLA 的水解过程示意图及植入后不同时间点下的 OCT 图像[45]

3. 国外支架产品

1）雅培（Abbott）公司的 ABSORB 支架

ABSORB（Abbott，美国加利福尼亚州）是唯一同时获得欧洲 CE 认证和美国FDA 批准的 BVS。它是全球首个能完全被人体吸收的全降解聚合物心血管支架，标志着全球全降解血管支架技术已开始从研发阶段向临床实际应用迈进。它由半结晶的 PLLA 制成，由无定形 PDLLA 负载依维莫司作为涂层，支架厚度 150μm，见图 8.8。雅培的第一代支架产品 Absorb BVS 1.0 是从 2006 年开始在 Absorb Cohort A 临床试验中进行首例人体试验（First-in-man）的研究[49]。对 30 个患者 6个月和 2 年的临床随访表明，与第二代 DES 相比，Absorb BVS 1.0 的晚期管腔丢失率（LLL）都更大[其中 6 个月为(0.43±0.37)mm，2 年为(0.48±0.28)mm]。经分析，发现在支架服役晚期，随着支架在体内的不断降解，对血管壁的支撑不均匀可能导致了内膜增生并进一步促使管腔面积减小。为了解决 Absorb BVS 1.0 晚期管腔收缩的问题，公司在它的基础上对支架结构进行了优化，发展了 Absorb BVS 1.1。Absorb BVS 1.1 与 Absorb BVS 1.0 相比，对血管壁可提供更大的径向支撑。Absorb Cohort B 临床试验验证了其安全性和有效性[50]。该试验共征集了 101 名患者。这些患者的临床随访结果表明，支架植入后在 6 个月和 2 年的晚期管腔丢失率分别为(0.19±0.18)mm 和(0.27±0.20)mm，与第二代 DES 结果相似。在 Absorb Cohort B 进行的同时，ABSORB Extend、ABSORB Ⅱ、ABSORB FIRST、ABSORB China、ABSORB Japan 等临床试验也逐步展开进行，这一系列的临床试验都证明了 ABSORB 的安全性和有效性不劣于 DES[50]。

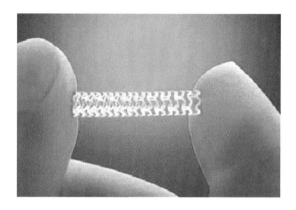

图 8.8　ABSORB 支架产品

2）Elixir Medical 公司的 DESolve™ 支架

第二个获得 CE 认证的 DESolve BVS（Elixir Medical 公司，美国加利福尼亚州）也是由 PLLA 制造的，但是它选用了诺沃莫司（novolimus）作为抗增殖药物，这类支架的径向支撑力可以与 Elixir 的金属裸支架相媲美，完全降解吸收需要 2～3 年。DESolve 结构设计如图 8.9 所示。第一代 DESolve BVS 的支柱厚度为 150μm，但后来将其降低到 120μm（DESolve Cx），后来又推出了 DESolve 100（支柱厚度为 100μm）。DESolve 与其他 BVS 的区别特征是：①DESolve 在支架花纹上专有的处理技术，使得支架具有自校正特性；②相对较好的延展性，允许支架的膨胀范围较广而没有支架断裂的风险。DESolve 具有较高的扩张安全余量，3.0mm 支架可以扩展到 4.5mm 而无支架断裂[48]。最初的 DESolve Nx 试验证明了支架的安全性和有效性（150μm 支柱厚度），具有较低的晚期管腔丢失率[51]。

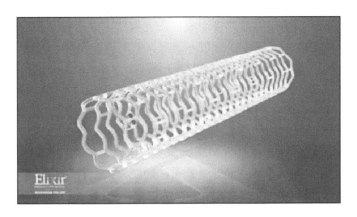

图 8.9　DESolve 支架产品图

3）Amaranth Medical 公司的 FORTITUDE 支架

FORTITUDE（美国加利福尼亚州）由美国 Amaranth Medical 公司研制而成。该支架的主体材料也为 PLLA，表面含有雷帕霉素药物涂层，支柱厚度为 150μm。该支架的最大特点是在 X 射线下完全可视，植入后在体内可维持良好力学支撑 3～6 个月，1～2 年可被完全吸收。初步研究证实，该支架在服役时间内的径向支撑力良好，同时回缩幅度很小。采用美国 Boston Scientific 公司的 Liberte 金属支架为对照组，以猪为动物模型，90 天的 OCT 随访结果证明 FORTITUDE 实验组的冠状动脉新生内皮厚度明显小于金属支架组[51]。

4）Manli Cardiology 公司的 MIRAGE 支架

MIRAGE（Manli Cardiology 公司，新加坡）是由一种新技术制成的 BVS。Manli Cardiology 公司基于聚乳酸分子取向的机理开发出一种微纤维技术，并在此基础上研制出一种具有特定力学性能的圆形单丝（直径 125μm/150μm）。然后将这种力学性能优异的 PLLA 纤维单丝以螺旋线圈结构的方式缠绕附在三个主体骨架上，最后在其表面涂覆一层雷帕霉素释放的药物涂层。MIRAGE BVS 的特点是：具有高柔韧性（断裂伸长率＞20%），由于螺旋设计，径向强度高达120kPa，支柱厚度为 125～150μm。与 BVS 相比，生物再吸收时间相对较短，约为 14 个月。改进的机械性能归因于通过挤出、拉伸和退火处理的单个微纤维结构。采用单盲实验将 60 例患者进行前瞻性随机人体评估，将 MIRAGE BVS 与 ABSORB BVS 进行比较，结果显示 12 个月时 MIRAGE 组与 ABSORB 组的疗效相当[51, 52]。

5）Arterius Limited 公司的 ArterioSorb 支架

ArterioSorb（Arterius Limited 公司，英国西约克郡）是经过挤出 PLLA 模管-口模拉伸取向的工艺制造的，表面涂覆载有雷帕霉素的 PDLLA 涂层。ArterioSorb

的支架由 8 个开放式结构单元连接而成，在支架的正中心有更小的结构单元以提高强度，整个结构单元呈螺旋状分布。该支架共有两个厚度，95μm 和 120μm。与 ABSORB 植入后的血管覆盖率（27%）相比，ArterioSorb 植入后血管覆盖率略高，为 29%。Katagiri 等公布了薄的 ArterioSorb 的临床前评估结果。研究表明，95μm 的 ArterioSorb 取向 PLLA 支架的急性反冲、管腔尺寸和内皮剪切应力（ESS）与 XIENCE 金属支架的相当。

6）Meril Life Science 公司的 MeRes 支架

MeRes 支架（Meril Life Science 公司，印度）由一种新构型的多聚乳酸材料制成，表面带有一层 Merilimus 药物，支架厚度仅为 100μm，其径向支撑力、可视性、生物相容性等方面的表现良好。该支架在中间部分的开孔设计和两端的闭孔设计使其具有混合几何形状，避免边缘处的过度膨胀，见图 8.10[51, 53-55]。动物研究结果表明，在猪模型中 30 天和 60 天有良好的愈合反应，在支架的吸收过程中无明显炎症反应，两年内可完全降解[51,55]。

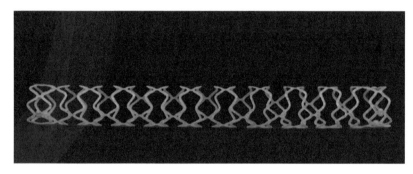

图 8.10 MeRes100 支架产品图[51, 53-55]

7）OrbusNeich 公司的 Acute 支架

Acute 支架（OrbusNeich 公司，美国佛罗里达州）由三种聚合物 PLLA/PDLA/聚 L-乳酸-共聚-己内酯（PLCL）组成。该支架采用管状设计和分区涂层技术相结合的方式，在支架外表面涂覆雷帕霉素涂层的同时在支架内腔面涂覆含有内皮祖细胞捕获抗体（CD34+）的聚合物涂层，从而使其同时具有抗增生和促内皮的功效。该支架厚度为 150μm[51]。抗体可将内皮祖细胞（EPC）吸引到该部位，实现更快的内皮化，目的是降低再狭窄的风险并可能减少支架内血栓。

4. 国内支架产品

1）乐普公司的 NeoVas 支架

NeoVas 支架（图 8.11）是我国自主研发的聚乳酸可降解支架，PLLA 为支架骨架，表面涂层为 PDLLA 负载雷帕霉素抗增生药物，支架可在 3 年左右被人体完全吸收。2016 年 11 月，NeoVas 支架首次人体试验结果公布，手术成功率为 100%（31/31 例）。在 6 个月时，靶病变血运重建失败率（TLF）的发生率为 3.2%，只有一名患者有临床指示的靶病变血运重建（TLR），未观察到支架内血栓形成。OCT 显示 6 个月时管腔损失(0.26 ± 0.32)mm，血管内超声（IVUS）显示最小的支架面积从术后(11 ± 1.56)mm^2 降至(6.74 ± 1.38)mm^2。OCT 结果显示新生内膜增生面积较小$[(1.56\pm0.46)$mm$^2]$，支架覆盖率高达 95.7%，初步证实了 NeoVas 支架的安全性及有效性[56]。该研究的 1 年临床随访结果在 2018 年发布，只有 1 例（3.2%）TLF，没有心源性死亡以及支架内血栓形成，多层螺旋 CT（MSCT）证实血管具有良好的通畅性，表明 NeoVas 支架在 1 年内对单支冠状动脉病变治疗的安全性和有效性[57]。此外，NeoVas 支架还开展了大规模的随机对照试验，560 例患者入组，并于 2018 年发布了 1 年的试验结果，晚期管腔丢失 NeoVas 组为(0.14 ± 0.36)mm，钴铬合金依维莫司 DES（CoCr-EES）组为(0.11 ± 0.34) mm，OCT 显示 NeoVas 组支架覆盖率较高（98.7% *vs.* 96.2%，$P<0.001$），支架贴壁不良较小（0% *vs.* 0.6%，$P<0.001$），表明 NeoVas 在各主要终点性能上不劣于 CoCr-EES[58]。2019 年 2 月，NeoVas 正式通过国家药品监督管理局（NMPA）审批，获准入市，成为我国首款获得 NMPA 审批通过的 BVS，标志着我国 BVS 研发能力达到国际先进水平。

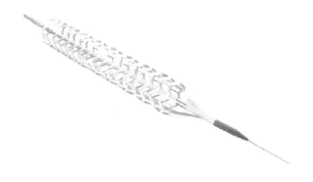

图 8.11　NeoVas 支架产品图

　2）华安公司的 XINSORB 支架

　　XINSORB 支架(山东华安生物技术有限公司)的支架药物涂层采用 PDLLA 聚合物负载雷帕霉素药物。支架两端各设有 1 个不透 X 射线的标记。支架中 PDLLA/雷帕霉素涂层在体外 28 天内释放出 80% 的药物，能够有效抑制内膜增生，维持植入部位管腔通畅，与 Tivoli 金属药物洗脱支架相比，体现出相似的临床效果。该支架植入动物体内一年的 OCT 结果显示两组间靶病变管腔面积无明显差异（图 8.12）[59]。该支架于 2020 年 3 月获得注册证，是我国第二款获批准上市的 BVS。

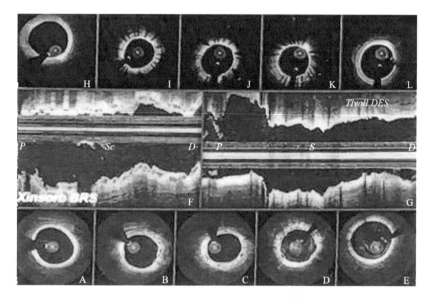

图 8.12　一年的 OCT 检测结果[59]

3）微创公司的 Firesorb™ 支架

由上海微创医疗器械（集团）有限公司自主研发的生物可吸收血管支架 Firesorb™，也是采用聚乳酸作为支架的骨架。Firesorb™ 产品使用的靶向洗脱设计工艺使药物涂层只存在于与血管接触的一面，与其他生物可吸收支架相比降低了载药物剂量，从而避免大量药物在腔内的长期残留[60]。Firesorb™用于治疗冠心病安全性和可行性的前瞻性、单组观察临床试验已完成所有病例入组。

8.2.4　其他生物可吸收聚合物支架

1. REVA Medical 公司的 ReZolve 和 Fantom 支架

酪氨酸衍生的聚碳酸酯（PC）是一组同源的碳酸酯-酰胺共聚物，它们各自的烷基酯侧链具有不同的长度。侧链结构的差异改变了聚合物的机械性能、热性能及降解速率。酪氨酸衍生的 PC 具有三个潜在的水解位点，即酰胺键、碳酸酯键和酯键。实验表明，在生理条件下（37℃，pH 7.4 和不存在酶），碳酸酯键和酯键易于水解，但酰胺键保持稳定。酯键的水解导致羧酸基团的形成，进一步导致降解产物的溶解度增加并促进聚合物的完全再吸收[61]。

Fantom 和 ReZolve BVS（REVA Medical 公司，美国加利福尼亚州）都是基于酪氨酸的 PC 聚合物研制而成，以水、二氧化碳、乙醇和碘化酪氨酸烷基作为最终降解产物，完全降解需要 3 年左右[49,51]。其中，Fantom 为公司研发的第一代 PC BVS，未负载抗增殖药物，采用具有获得专利保护的"滑动和锁定"设计，可在一定直径范围内机械打开后锁定到位，以保持急性管腔增益并提供足够的径向支撑[23]。然而，在 25 例单支冠状动脉病变的患者植入中，尽管 OCT 显示 Fantom 急性效果与 DES 相似，但在随访的 4~6 个月之间的 TLR 增大。对此，公司进一步对支架结构在设计上进行了改良，将"滑动和锁定"设计改良成"螺旋滑动和锁定"设计，同时在表面新增了西罗莫司载药涂层，支架厚度也减小至 114μm，由此推出了第二代产品，即 ReZolve BVS。

2. Xenogenics 公司的 IDEAL 支架

聚酸酐是一类生物相容性良好的可生物降解聚合物，并且是可以作为短期药物递送的生物材料。聚酸酐具有疏水骨架，具有对水解不稳定的酸酐键，比聚乳酸中的酯键更易于水解。因此，该聚合物的水解降解可以通过改变聚合物组成来调整，并且其降解产物为非细胞毒性的物质[62]。IDEAL BVS（Xenogenics 公司，马萨诸塞州，美国）包含两种组分：①与水杨酸和癸二酸连接体的聚合物混合形成核心聚合物主链的聚丙交酸酐；②含有雷帕霉素的水杨酸盐药物涂层[63]。水杨酸盐成分已显示出赋予支架抗炎和抗血小板黏附的特性，从而减少血管再狭窄和促进血管愈合[3]。聚酸酐具有高刚度，这使得它们适合作为支架材料，因为支架材料需要在膨胀后仍然不失效。在 IDEAL BVS 中的主链聚合物具有设定比例的酯键和酸酐键，可以通过调整酸酐键的浓度以提高表面降解速率，从而促进药物的连续释放。因此，聚酯和聚酸酐的组合结合了两组的释放特性，使该 BVS 具有所需的可变形性和形状保持性，以及在所需的支架期内合适的生物降解速率[64]。

8.2.5 3D 打印生物可吸收血管支架

1. 美国西北工业大学的光固化 3D 打印支架

当前 BVS 中使用的可降解材料，如 PLLA 或者镁合金等有可能会延长血管的修复周期[65, 66]。基于此，van Lith 等采用聚柠檬酸二醇为原料，利用 3D 打印技术制备了一种全新的血管支架，这种支架最大的特点是可显著降低支架在植入部位产生的氧化应激反应，同时兼具良好的生物相容性和可压缩性能（图 8.13）[43]。

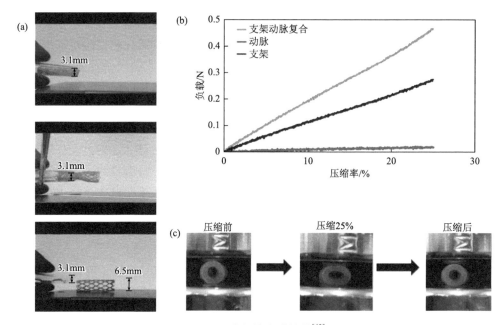

图 8.13　支架的力学性能[43]

（a）支架的直观图和可压缩性能图；（b）支架的压缩力学曲线，其中蓝色的是将支架植入到猪动脉血管后测试的，黑色的是单独的支架，红色的是猪的动脉血管；（c）支架植入到猪动脉后的压缩测试直观图

2. 阿迈特的熔融沉积成型（FDM）支架

北京阿迈特医疗器械有限公司（简称阿迈特）利用 3D 打印技术进行全降解血管支架研发。他们以医用级 PLLA 或 PCL 为聚合物原材料，制造出更好形状的支架，可在体内降解，2017 年进入临床试验阶段。如图 8.14 和图 8.15 所示，与激光雕刻法制备的 BVS 相比，阿迈特的支架具有如下优势：①横截面积不同，3D 打印的血管支架的支架杆的截面是圆形的，而激光切割出来的血管支架的截面积是长方形的。因此在支架杆厚度相同的情况下，圆形支架具有更小的截面积。②3D 打印血管支架的制备工艺更简单快捷。可以直接使用 PLLA 原材料进行打印，打印一个冠脉支架耗时不到 1min，成本低廉。而激光雕刻法需要先制备聚合物管材，然后进行激光雕刻，一次耗时长，成本高。③3D 打印可以精细地制造出各种形状的血管支架，包括激光雕刻技术做不出来的支架结构。阿迈特采用 3D 打印制备的全降解冠脉支架（AMSorb）具有独特的结构设计，以及良好的弯曲性和输送性。

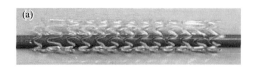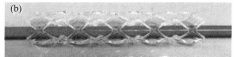

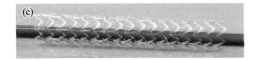
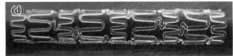

图 8.14　采用熔融沉积成型（FDM）制备的 PLLA 支架

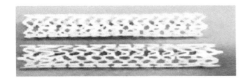
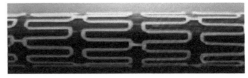

图 8.15　采用 FDM 制备的 PCL 支架

8.2.6　生物可吸收聚合物支架目前存在的问题

1. 机械强度

自从 1999 年人类植入第一个 Igaki-Tamai BVS 以来，BVS 已经引起了人们极大的兴趣，并且研究集中在提高径向强度和使装置不透射线的方法上[67]。目前，制造 BVS 采用的大部分材料都是聚合物，PLLA 是该领域最主要的材料，而以镁、锌、铁为代表的其他类可生物降解金属也被认为是潜在的 BVS 材料。通常，聚合物的强度重量比低于金属的强度重量比，因此对于制造具有足够径向强度并且具有适当降解周期的可降解支架将是一个挑战[68]。表 8.3 突出了目前用于生物医学材料领域的不同可生物降解材料的机械性能差异[23, 49, 54, 67, 69]。

表 8.3　生物降解材料的机械性能差异[23, 49, 54, 67, 69]

材料	拉伸模量/GPa	抗拉强度/MPa	断裂伸长率/%	降解/月
聚-L-乳酸	2～4	60～70	2～6	18～36
聚-D, L-乳酸	1～3.5	40～55	2～6	12～16
聚乙醇酸	6～7	90～110	1～2	4～6
聚己酸内酯	0.2～0.4	25～35	>300	24～36
聚（乳酸-乙醇酸）（85L/15G）	2～4	40～70	2～6	12～18
聚（D, L-乳酸-乙醇酸）（50DL/50G）	2～4	40～50	1～4	1～2
聚碳酸酯	2～2.4	55～75	80～150	>14

与传统的金属 DES 材料相比，PLLA 聚合物材料的拉伸模量要低得多。由于

拉伸模量与径向支撑力成正比，因此与传统金属支架相比，由这些聚合物制成的支架分别需要约 240%支柱厚度，以便与当前的 DES 相匹配[70]。图 8.16 显示了 Abbott Vascular 的 ABSORB 生物可吸收支架（BVS）与 PLLA[图 8.16（a）]和金属 Xience DES[图 8.16（b）]制造的支柱厚度差异。

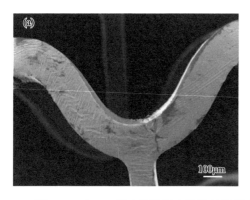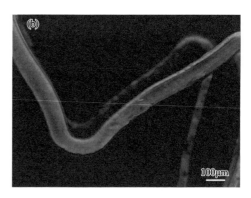

图 8.16　在 100 放大倍数下由不同材料制成的冠状动脉支架的扫描电子显微镜照片[70]

（a）Abbott 的 BVS 的支柱厚度为150μm（宽度 190mm）+6μm 聚合物药物涂层；（b）其 Xience DES 的支柱厚度为 81μm+7μm 聚合物药物涂层

可降解支架的壁厚几乎是当前金属 DES 厚度的两倍[69, 71]，较厚的壁厚有可能导致更多的流动干扰。此外，PLLA 支架具有固有的膨胀极限（低延展性）并且可能由于过度膨胀而破裂。因此，在保持径向强度的同时改善这类 BVS 的可延展性面临着挑战[72]。

2. 缺乏射线不透性

心脏病专家或介入放射科医师可以通过患者的脉管系统跟踪输送导管，并将支架准确地放置在病变部位，这可以通过荧光检查或类似的 X 射线可视化程序实现。为了使支架在荧光镜下可见，它必须比周围组织更能吸收 X 射线。然而，大多数聚合物组分的 X 射线衰减系数低，因此与传统的金属支架相比，聚合物 BVS 缺乏射线不透性。目前大多数 BVS 在装置中具有不透射线的金属标记，用于在 X 射线下观察。

这些不透射线的标记物由较高原子量的金属（如金、铂和钽）制成，并且通常放置在支架的远端和近端以便可视化。标记通常使用如微焊和微铆接的技术固定到结构元件。尽管在 BVS 中添加不透射线标记物可以帮助准确定位支架，但支架扩张和病变覆盖率的评估仍然是一个挑战[73]。这也使得在从输送导管移出 BVS 的情况下的体内寻找变得复杂。

8.2.7 聚合物支架发展的难点及未来

可降解心血管支架在完成初期的血管支撑功能后可在人体内逐渐降解吸收，并能够促进血管的重塑，避免引起远期血管内再狭窄，且可以进行二次甚至多次治疗。目前，可降解血管支架被认为是最有潜力的治疗血管内狭窄的方法，然而针对生物可吸收支架设计，多数研究者忽略了支架降解周期与新生组织愈合间的作用规律，若继续沿用非降解药物涂层支架的设计标准，形成的新生内膜组织较薄，其可能会成为增加支架降解后期碎片脱落至血液造成晚期血栓风险的因素[74]。生物可吸收支架近年来不断发展，被誉为心血管介入的第四次革命。然而，随着 ABSORB 系列数据的不断发布，也开始出现了一些需要进一步优化改进的建议。在 SCAI 2017 和 EuroPCR 2017 会议上，与会专家对 ABSORB Ⅱ、ABSORB Ⅲ和 ABSORB China 研究结果进行了热烈讨论并提出了一些改进 BVS 的建议。专家认为，首先应该寻找适合 BVS 植入的人群。血管直径适中（2.25mm≤QCA RVD≤3.75mm）、相对年轻的患者可能从 BVS 获益。其次，BVS 植入时应遵循 PSP 原则，即充分预处理病变、选择合适大小的支架、后扩张支架，最好有腔内影像学指导。

生物可吸收聚合物支架的出现无疑是冠心病介入治疗的里程碑事件。然而，和所有新生事物一样，BVS 目前也不是完美的，需要进一步优化完善。早期在取得了一系列令人炫目的成绩后，我们也将直面 BVS 的一些需进一步改进的方面，给它时间，让它逐步完善。从医生角度来看，通过严格掌握 BVS 使用的适应证，严格按照 PSP 规范植入 BVS，尽可能将人为因素对 BVS 的影响降到最低，使 BVS 发挥它最大的治疗效果，也是对患者最大的负责任。

8.3 生物可吸收金属支架

8.3.1 生物可吸收金属支架发展背景

生物可吸收聚合物支架的出现具有重要意义，但是与金属支架相比，这类支架需要更厚的支架壁，从而导致支架腔内面积减小[75]。限制聚合物支架的另一个原因，是其扩张和最佳支撑比较难以并置[76]。此外，当过度扩张时，聚合物支架有可能发生断裂[72]。因此，近年来，生物可吸收金属支架（absorbable metal stent，AMS）因其优越的机械性能而受到越来越多的关注。生物可吸收金属支架主要由人体必需的金属元素组成，它们会在体内完成愈合损伤组织的任务后，逐渐降解并被人体逐渐代谢[77]。到目前为止，镁合金和铁合金已被广泛研究用于支架的制备，除此之外，锌合金也被研究用于支架的制备。

8.3.2 生物可吸收金属支架设计准则

1. 血管愈合过程

在心血管疾病治疗过程中，支架的植入通常会造成球囊血管成形术后的血管损伤，从而导致内膜剥落、动脉粥样硬化破裂、血管周围正常部位伸长等问题[78]。血管损伤组织的愈合过程与一般创面愈合相似，是一个复杂的过程，包括炎症、血管细胞迁移覆盖和重塑三个阶段，如图 8.17[77]所示。由于组织损伤，出现血小板聚集和急性炎症反应，单核/巨噬细胞过滤的细胞抑制，内皮细胞、平滑肌细胞等局部组织细胞迁移和增殖，细胞外基质沉积和重构[78, 79]。

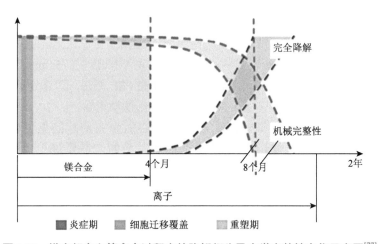

图 8.17　镁支架在血管愈合过程中的降解行为及力学完整性变化示意图[77]

2. 生物可吸收金属支架的预期性能

与传统金属支架中的生物惰性金属相比，AMS 具有生物活性，仅在血管愈合前起临时支撑作用。因此，对 AMS 的应用有了一些新的要求，以确保其安全性和有效性。AMS 的特点是其可降解性，但是这一特点又引发了新的问题，如腐蚀过快。过快的腐蚀速率会对 AMS 的机械性能和生物相容性带来不良影响，降解产物释放过快会产生潜在毒性，腐蚀过快同时会导致 AMS 的机械强度过早丧失。同时，除了由新内膜增生引起的再狭窄，血管反冲和负性重塑也可能导致血管腔面积缩小，从而引起局部缺血。因此，支架应该具备足够的径向强度来抵抗血管反冲，防止负性重塑[80]。从这个角度来看，理想的 AMS 应该在具有足够的力学性能和适当的降解行为的前提下支持血管愈合，如图 8.17 所示。为了在血管重构过程中保持良好的力学完整性，AMS 在初始阶段的降解速率应该缓慢，随后需要完全降解，降解产物应被人体吸收或容易排出体外。足够的力学性能和适当的降解行为，这两个重要的变量对所选择的支架材料和植入部位有很大的影响。因此，理解 AMS 与植入环境之间的相互作用是确定 AMS 最佳材料的必要条件。此外，支架桥筋的厚度也是重要的影响因素。研究表明，支架桥筋的厚度与支架内形成血栓的覆盖度成反比。一个较厚的桥筋总是能提供更好的径向支撑能力。然而，桥筋厚度的增加意味着引入更多的外来物质和更严重的流动扰动[75]。因此，AMS的设计应在有效力学性能的前提下，选择最小的桥筋厚度。

　　一般来说，在设计 AMS 时，应平衡不同的参数以达到预期的性能。Bowen 等[81]总结了当前研究中一些具体的设计考虑，如表 8.4 所示。值得注意的是，学术界对 AMS 的一致性标准仍在讨论中。表 8.4 所示的一些标准也存在争议，例如，由于含铝镁合金的潜在毒性，近年来人们对其提出了质疑。据报道，铝对神经元、骨和成骨细胞有不良影响，与各种神经系统疾病相关[82, 83]。然而，也有意见认为，相对低剂量的铝对血清浓度的影响很小，并且可以通过肾脏活动代谢[84, 85]。因此，建立合理统一的支架标准是进一步临床应用所必需的。

表 8.4　生物可吸收金属支架的一般设计限制和标准[81]

标准	条件
生物可吸收	力学完整性 3~12 个月 完全吸收 12~24 个月
生物相容性	无毒，无免疫，低致敏 不产生离子的释放或者累积 不含铝或者锆
机械性能	屈服强度不小于 200MPa 抗张强度不低于 300 MPa 断裂伸长率不低于 15%~18% 扩张后弹性回复不高于 4%
微观结构	最大颗粒尺寸 10~30μm
析氢性	析氢小于 10μL/(cm²·d) 渗透速率低于 20μm/a

8.3.3　镁基生物可吸收金属支架：性能、生物安全性及临床试验结果

1. 镁的生理功能

　　镁是人体必需的营养元素，在维持健康和生命方面发挥着重要作用。人体内每 70kg 体重中一般含有 35g 镁，对于 31~70 岁的成年男性，1~3 岁儿童的饮食

参考范围为 $42 \sim 80 mg/d$[86, 87]。在人体中，大部分 Mg^{2+} 储存在骨骼、肌肉和软组织中。具体而言，$50\% \sim 60\%$ 的 Mg^{2+} 存在于骨中，与钙和磷结合；$25\% \sim 30\%$ 分布在肌肉中；血清中 Mg^{2+} 仅占人体内 Mg^{2+} 含量的 1%[88]。一般来说，小肠是镁的主要吸收部位，占据了 $30\% \sim 50\%$ 的镁摄入量，镁摄入量的多少与人体衰老和是否有慢性肾病相关。基本上，通过肾小球过滤的 Mg^{2+} 每日约 2400mg，同时通过肾单位可吸收 $95\% \sim 99\%$ 的 Mg^{2+}。假设每日摄取 370mg Mg^{2+}，净吸收量为 100mg，相当于通过尿液净排泄 100mg。

作为人体内含量第四丰富的矿物质和第二丰富的细胞内阳离子，Mg^{2+} 参与 600 多种酶促反应，包括能量代谢、蛋白质合成、DNA 和 RNA 合成及稳定线粒体膜等。此外，它还维持一些重要的生理功能与心脏兴奋性，肌肉收缩、血管舒缩张力、正常血压、骨完整性等也与镁密切相关[87]。

2. 镁及其合金的力学性能

作为人体必需元素，纯镁被认为是可用于支架制备的。然而，纯镁的机械强度较差，这限制了它的进一步应用。铸态纯镁的屈服强度（YS）、极限拉伸强度（UTS）和断裂伸长率分别约为 20MPa、84MPa 和 13%[89]，因此，需要进一步改进以适应临床需求。目前对于其改进手段已有较深入的研究，如合金化、热处理等。表 8.5 比较了不同镁合金的力学性能。选择一些无毒或低毒的合金元素，开发出具有可靠力学性能的新型镁基合金化体系，合金化可明显改善纯镁的力学性能。此外，通过热处理也可以改善镁合金的力学性能，以满足特定装置的要求。镁合金最常用的热处理技术是 T4 和 T6 处理，即固溶处理和时效处理[90]。Jia 等[91]研究了固溶处理对铸态 Mg-4Zn 合金的影响。结果表明，由于合金元素的溶液强度效应和 Zn 溶解在 Mg 基体中的基体堆垛层错能的降低，钝化 Mg-4Zn 合金的 UTS 和断裂伸长率明显提高。Feng 等[92]研究了固溶和时效处理对铸态合金 Mg-3Zn-0.9Y-0.6Nd-0.6Zr（ZW30N）的组织和力学性能的影响。图 8.18 显示了 ZW30N 在不同工作条件下的拉伸性能，可以看出，与铸态样品相比，固溶处理使其 UTS 和断裂伸长率分别增加了约 18.3% 和 34.4%，但 YS 保持相对稳定，从 119MPa 略微增加到 124MPa。主要原因是网状枝晶间 W 相溶解到基体中，并且在颗粒内部沉淀出含 Zr 的小颗粒。随着时间延长，细小的 W、β1′相和 β2′相的沉淀使得 UTS 和 YS 明显增大，分别增加了近 23% 和 29.8%。

表 8.5　不同镁合金力学性能对比

材料	制造方法	屈服强度/MPa	极限抗拉强度/MPa	断裂伸长率/%
纯镁	铸造	~20	~84	~13
纯镁	轧制	~112	~170	~12.5

续表

材料	制造方法	屈服强度/MPa	极限抗拉强度/MPa	断裂伸长率/%
纯镁	挤出	55	167	18
WE43	挤出	198	277	17
Mg-Nd-Zn-Zr	挤出	333±4	334±4	7.9±0.2
Mg-3Sn-0.5Mn	挤出	150	240	23
Mg-4Zn-0.5Zr	铸造	96	176	4
Mg-4Zn-0.5Zr	固溶处理	92	134	3
Mg-3Sr-0.6Y	挤出	~160	~450	~28

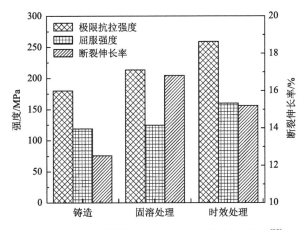

图 8.18　不同条件下 ZW30N 合金室温拉伸性能[92]

3. 心血管用镁基生物可吸收金属支架的体外试验

镁合金是最有希望用于生物可吸收心血管支架的材料。然而，它们较低的耐腐蚀能力带来了一系列问题。随着腐蚀的进行，降解产物会累积并对邻近的血管细胞产生不良影响。例如，镁基植入物的快速降解可能导致局部微环境中相对较高的细胞外 Mg^{2+} 浓度[93]。因此，研究镁合金降解行为和释放产物与血管细胞之间的相互复杂作用对于开发所需的 BMS 具有重要意义。

人血管平滑肌细胞（SMC）与支架应用和伤口愈合相关的再狭窄的发病机制密切相关[94, 95]。由于支架植入引起血管损伤，SMC 向内膜的迁移和增殖导致新内膜增厚和再狭窄[96]。Ma 等[97]设计了一种细胞培养模型来研究 Mg^{2+} 浓度对 SMC 的影响，结果表明 Mg^{2+} 对 SMC 具有双相作用。低浓度的 Mg^{2+}（10~40mmol/L）可以提高 SMC 的活力，而较高浓度的 Mg^{2+}（50~60mmol/L）可以抑制 SMC 的活性。同时，在 10~20mmol/L 浓度范围内培养时，随着 Mg^{2+} 浓度的增加，细胞增殖速率增加，而在 40～60mmol/L 浓度范围内观察到相反的趋势。Mg^{2+}浓度对细胞黏附、扩散和迁移也表现出类似的影响规律，因此低浓度的 Mg^{2+}对平滑肌细胞的生长具有促进作用，而较高浓度具有抑制作用。此外，Mg^{2+}还会影响与凝血、炎症和细胞增殖相关的基因的表达。

正常功能的内皮细胞在促进血管舒张和抑制内膜增生中起重要作用[94]。同时，健康的内皮反应对于支架植入后再内皮化至关重要，可减少再狭窄的发生。Zhao 等[98]报道了人体冠状动脉内皮细胞（HCAEC）对镁基支架材料中的 Mg 和一些常见的合金元素（即 Ca、Zn、Al、Y、Dy、Nd 和 Gd）的反应。除 $CaCl_2$ 处理组外，HCAEC 的总细胞活力随着金属离子浓度的增加而降低，并且在所有组别的细胞增殖中均观察到类似的趋势。低浓度的 Mg^{2+}对内皮细胞的增殖和迁移有积极作用，可能有利于再内皮化，如图 8.19 所示。

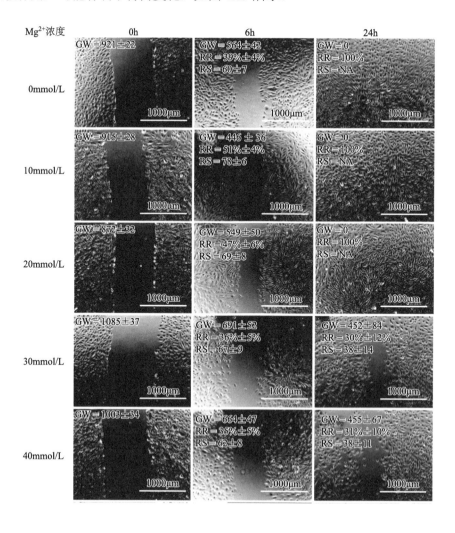

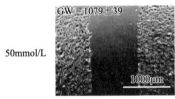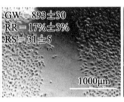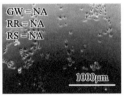

50mmol/L

GW = 1079±39

GW = 893±30
RR = 17%±3%
RS = 31±5

GW = NA
RR = NA
RS = NA

1000μm　　1000μm　　1000μm

图 8.19　通过划痕法测定在不同时间点 HCAEC 迁移的光学图像[98]

GW 表示划痕宽度，单位为 μm；RR 表示恢复率；RS 表示恢复速率

4. 心血管用镁基生物可吸收支架的体内试验

早在 2003 年，Heublein 等进行了第一次镁基心血管支架的动物实验[99]。他们在 11 头家猪的冠状动脉中植入 20 枚 AE21 合金支架，植入 3 个月左右，检测到支架完全降解。由于新内膜形成，在第 10 天和第 35 天之间丢失了 40% 的血管腔直径，并且支架完整性丢失导致血管重塑，在第 35 天和第 56 天之间观察到 25% 的管腔直径再扩大。但是支架植入没有引起任何重大问题或显示出初始破裂和血栓栓塞的迹象。这项研究表明，镁基生物可吸收支架最有可能替代传统永久性支架，但考虑到其降解过快并由此引发的力学支撑过早失效，需要对其进一步改进。

2004 年，di Mario 等[76]将 WE43 合金制成的 Lekton Magic 支架植入到 33 头小猪体内。该支架采用了一种新颖的设计，环形套索形元件沿其纵轴通过无弯交叉连接，如图 8.20 所示。Lekton Magic 支架组的最小管腔直径大于 316L 不锈钢支架组（Lekton Motion®）。在第 4 周和第 12 周时，Lekton Magic 支架组显示出血管重构阳性。观察到镁支架具有均匀、快速的内皮化作用，并对平滑肌细胞生长有抑制作用，支架植入 6 天后几乎被新生内膜所覆盖，见图 8.21。

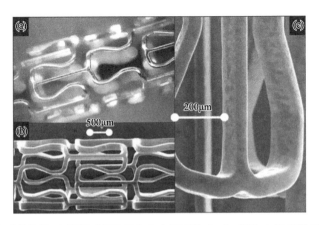

图 8.20　电抛光后管状槽形球囊可膨胀镁合金支架照片（a）、低倍电子显微镜照片（b）和高倍电子显微镜照片（c）[76]

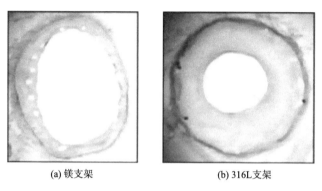

(a) 镁支架   (b) 316L支架

图 8.21 镁支架和 316L 支架植入 6 天后截面形貌对比[76]

2006 年，Waksman 等[100]报道了一系列动物实验结果，将镁合金（AMS-1）支架和不锈钢（Lekton Motion）支架随机植入家猪或小型猪的冠状动脉中，在 3 天或 28 天处死家猪，在 3 个月处死小型猪。如图 8.22 所示，AMS 组在 3 天时保持完整，并在 28 天时开始显现降解迹象，没有观察到支架颗粒栓塞、血栓形成、过度炎症或纤维蛋白沉积的现象。此外，与不锈钢支架相比，AMS 组的新内膜厚度和新内膜面积明显较小，如图 8.23 所示。然而，减少的新内膜没有使得支架内管腔增大。

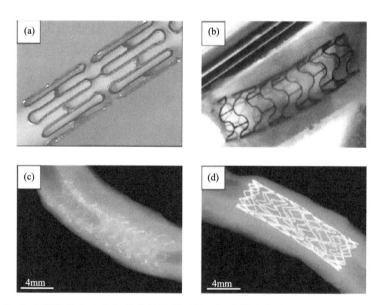

图 8.22 （a）未膨胀镁合金支架代表性显微照片；（b）植入镁合金支架 3 天后，具有代表性的猪冠状动脉脱水、脱脂照片；（c）、（d）具有代表性的猪冠状动脉植入镁合金支架和不锈钢支架 28 天后的 X 射线照片[100]

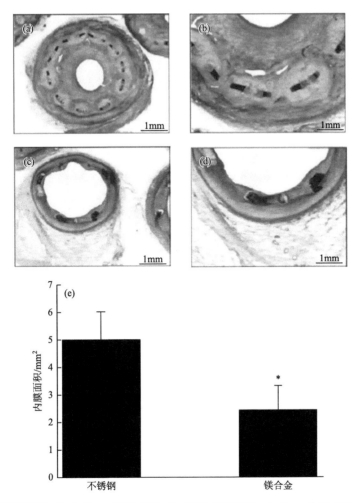

图 8.23　不锈钢支架[（a）40×，（b）100×]、镁合金支架[（c）40×，（d）100×]植入 28 天后猪冠状动脉苏木精-伊红染色切片代表性显微照片；（e）内膜面积柱状图[100]

*表示与不锈钢相比 $P<0.05$

　　为了延长 AMS-1 支架寿命，Biotronik 等通过增加一些新的设计因素进行了改进，如图 8.24 所示[101]。DREAMS 支架（Biotronik AG，Bülach，瑞士）采用 6 冠 3 连杆设计，基于改进的可缓慢再吸收的 WE43 合金。此外，DREAMS 的坍塌压力[1.5bar（1bar=10^5Pa）]高于 AMS-1（0.8bar）。与 AMS-1 支架具有的矩形支柱截面形状相比，DREAMS 支架支柱的横截面轮廓变为方形，以保证各向异性支架在降解期间保持径向强度[图 8.24（a）和（b）]。支柱厚度的减小还可以促内皮化和减少再狭窄。同时，将含有抗增殖药物紫杉醇（0.07μg/mm²）的生物可吸收 PLGA 层（厚度约 1μm）包被在 DREAMS 上以减少新内膜生长。

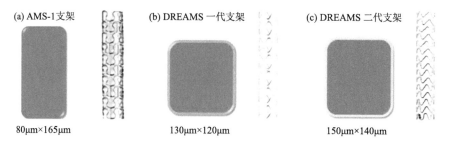

图 8.24 截面示意图:(a)裸镁支架,AMS-1,80μm×165μm;(b)DREAMS 一代(DREAMS-1G),130μm×120μm 和(c)DREAMS 二代(DREAMS-2G),150μm×140μm,DREAMS-1G 支架的紫杉醇洗脱聚乳酸(丙交酯-糖醇化物)涂层由淡橙色薄层表示,DREAMS-2G 支架的西罗莫司洗脱 PLA 涂层由薄的深橙色层表示[101]

Wittchow 等[102]对不同 PLGA 成分涂层涂覆的 DREAMS 支架进行首次体内评估,随后将表现最佳的支架与两种成熟的紫杉醇洗脱永久性支架(TAXUS®Liberté®;Boston Scientific,Natick,MA,USA 和 EucaTAX;Eucatech AG,Rheinfelden,Germany)进行性能比较。性能最佳的 DREAMS 支架 85/15H(丙交酯与乙交酯的比例为 85 : 15 和高分子量聚合物)在晚期管腔丢失、内膜面积、纤维蛋白评价和内皮化能力方面相当于 TAXUS®Liberté®,优于 EucaTAX 支架。尽管 85/15H 支架在 28 天时观察到的内膜炎症高于对照组,但在随后的时间点消失。

DREAMS 二代是基于 DREAMS 进一步开发的[101]。DREAMS 二代由 WE43 合金制成,具有 6 冠 2 连杆结构,支柱厚度为 150μm。与 DREAMS 一代相比,DREAMS 二代支架两端添加有两个不透射线标记(由钽制成),以使支架的撑开和可能的后期扩张更精确。此外,DREAMS 二代具有更高的降解和吸收率。为了进一步减轻新内膜增生,DREAMS 二代装载了西罗莫司药物替代紫杉醇。

我们首次提出了特异性抗氯离子腐蚀生物相容性涂层,该涂层有效解决了镁合金支架易被体液中氯离子腐蚀产生快速降解及降解产物易引发炎症和凝血不良生理反应等问题。如图 8.25 所示,动物体内研究结果表明,与未改性镁合金支架对比,该支架具有良好的耐腐蚀性能和力学稳定性;与传统的不锈钢涂层对比,该涂层具有良好的抗凝血、抗内膜增生和促进内皮层修复的效果[103]。

5. 镁基生物可吸收金属支架的临床试验

传统永久性支架不能用于患有血管狭窄疾病的儿童,因为支架通常难以适应血管的生长,导致血管阻塞,而生物可吸收金属支架的出现可以打破这种限制。2005 年,Zartner 等[104]首次成功将直径 3mm 和 10mm 的生物可降解金属支架

（AMS；Biotronik，Bülach，瑞士）植入一名早产儿的完全闭塞的左肺动脉，恢复左肺的血液灌注并持续 4 个月，在此期间也实现了支架的完全降解。尽管婴儿体重偏轻（1.7kg），但临床显示支架的降解过程仍具有良好的耐受性。此外，证明了植入的支架具有足够的力学支撑和适当的降解速率。不幸的是，患者 5 个月后因严重肺炎引起的多器官功能衰竭而死亡[104]。尸检结果显示，由于镁支架完全降解，血管壁的变化很小。观察到支架支柱被非晶态果冻状物质替代，这主要由纤维化组织覆盖的磷酸钙组成，与原始支架直径相比，管腔内直径略微增加。此外，出现了轻度新内膜增生，并且无明显的炎症反应。

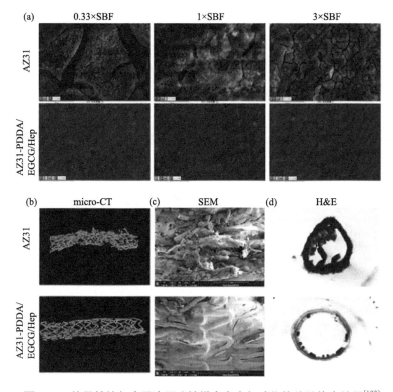

图 8.25　特异性抗氯离子涂层改性镁合金支架动物体外及体内结果[103]

（a）体外抗氯离子效果；体内植入 4 周结果；（b）micro-CT 检测支架的降解及力学支撑；（c）血管支架内表面微观形貌；（d）血管截面 H&E 染色结果
SBF 指一种模拟体液

同样在 2005 年，Peeters 等[105]报道了对 20 例症状性严重肢体缺血（CLI）患者进行的 AMS（Biotronik，柏林，德国）首次临床试验，形态学分析表明支架植入后 6 周几乎完全降解。3 个月后，观察到主要临床通畅率为 89.5%，保肢率为 100%，这表明 AMS 装置在 CLI 患者的膝下病变治疗中具有潜在的应用前景。

Progress-AMS 临床试验是冠状动脉 AMS（Biotronik，柏林，德国）的首次人体研究，目的是评估 AMS 的疗效和安全性[106]。简而言之，在预扩张后，63 名患者成功植入了 71 个支架，并且在 4 个月后安全降解，血管造影证实血管得到了良好的支撑，如图 8.26 所示。管腔狭窄率从(61.5±13.1)%降至(12.6±5.6)%，急性获得为(1.41±0.46)mm。无心肌梗死记录，也无亚急性或晚期血栓形成或死亡。然而，直径狭窄率在 4 个月时增加至(48.4±17)%，再狭窄的主要原因是新内膜生长和负性重塑。因此，建议进一步开发减缓降解和抗增殖药物洗脱的涂层。

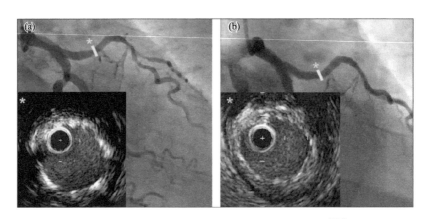

图 8.26　随访时的血管造影和血管内超声波变化[106]

（a）在左前降支冠状动脉中植入可吸收镁支架后的冠状动脉造影，其中放大图像为植入部位的冠状动脉内超声的横截面；（b）4 个月后血管造影显示开放的血管腔，没有管腔狭窄或边缘效应的迹象，冠状动脉内超声显示支架支柱被完全吸收，但具有高强度的小区域，对应于先前的支架支柱位置

2013 年，Haude 等[107]报道了对 46 名患者的 47 个病灶部位进行的药物洗脱可吸收金属支架（DREAMS）植入的首次人体试验（BIOSOLVE-Ⅰ）。所有支架在此过程中均成功植入，未发生心源性死亡或支架血栓形成。与可吸收金属裸支架相比，DREAMS 在 12 个月时，表现出更好的靶病变血运重建率（从 4.7%升至26.7%）。此外，在 6 个月时 DREAMS 支架内晚期管腔丢失为(0.65±0.5)mm，在12 个月时为(0.52±0.39)mm，远远低于上一代裸 AMS-1 支架[(1.08±0.49)mm]。此外，与生物可吸收依维莫司洗脱冠状动脉支架相比，DREAMS 在 6 个月和 12 个月时的靶病变失败率相似。然而，DREAMS 的晚期管腔丢失还达不到目前常用的药物洗脱支架的优异性能，表明其需要进一步改进。

2016 年，Haude 等[108]报道了对 123 名有冠状动脉靶病变的患者进行第二代药物洗脱可吸收金属支架（DREAMS 2G）的人体植入实验（BIOSOLVE-Ⅱ）。由于支架支柱嵌入血管壁，因此在 6 个月后未观察到有明显的支柱。与 BIOSOLVE-Ⅰ中的 DREAMS 相比，DREAMS 2G 表现出更均匀的降解性能，支架和管腔的平均面积均比 DREAMS 减少更慢（DREAMS 2G 为−0.5%和−2.4%，DREAMS 为−11.1% 和−15.3%）。此外，新生内膜增生区域从 BIOSOLVE-Ⅰ中的 0.3mm^2 降至 BIOSOLVE-Ⅱ中的 0.08mm^2。与 DREAMS 和 AMS-1 相比，DREAMS 2G 的平均段内晚期管腔丢失也减少[在 6 个月时为(0.27±0.37)mm]，对应于临床驱动的靶病变血运重建率降低。

2017 年，Haude 等基于 BIOSOLVE-Ⅱ研究的结果，对第三代药物洗脱可吸收金属支架 BIOSOLVE-Ⅲ进行了研究。BIOSOLVE-Ⅱ和 BIOSOLVE-Ⅲ的汇总结果提供了关于新型药物洗脱可吸收金属支架的安全性和性能的进一步证据，该支架在 12 个月时具有恒定的临床和血管造影性能参数，并且没有明确或可能的支架血栓形成，如图 8.27 所示[109]。

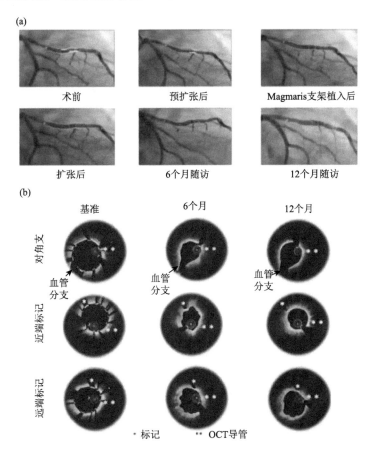

图 8.27　（a）中的血管造影评估显示中间 LAD 病变，其具有小于 20%的残余直径狭窄，支架植入 6 个月和 12 个月时，管腔保持完好；（b）中的光学相干断层扫描显示基线处嵌入良好的支柱，在 6 个月时，支柱几乎不可辨别并嵌入血管壁中，具有均匀的内皮覆盖，6～12 个月的管腔明显扩大并保持良好[109]

8.3.4 铁基生物可吸收金属支架：性能及动物实验结果

1. 铁的生理功能

铁是人体含量最丰富的过渡金属。成年女性体内铁含量约为 35mg/kg，成年男性为 45mg/kg[110]。在循环的红细胞中，60%～70%的铁存在于血红蛋白中，10%以肌红蛋白、细胞色素和含铁酶的形式存在。剩余 20%～30%的铁以铁蛋白和含铁血黄素的形式分布在肝细胞和网状内皮巨噬细胞中。铁参与多种金属蛋白的形成，并参与许多重要的生物化学活动，如氧传感与转运、电子转移与催化、DNA 合成等[111]。铁的生物功能依赖于它的化学性质。铁可以与有机配体发生反应，形成多种动态、灵活的配位化合物。此外，它还可以在氧化还原电位（中性 pH+772mV）下的亚铁（Ⅱ）和三价铁（Ⅲ）状态之间进行切换。一般来说，铁的生物利用度是有限的，因为可溶性铁（Ⅱ）在水溶液中很容易被氧化成铁（Ⅲ），而铁（Ⅲ）在生理 pH 值中几乎不溶。铁的吸收由肠细胞通过二价金属转运体 1 进行，主要发生在十二指肠和上段空肠。随后经十二指肠黏膜进入血液，再经转铁蛋白转运至细胞或骨髓进行红细胞生成。此外，由于自由基的形成，应谨慎调控机体组织中铁的浓度，过量的铁会导致组织损伤[112]。从贫血到神经退行性疾病，铁代谢紊乱与许多疾病相关。

2. 铁及其合金的力学性能

与镁基 AMS 相比，铁基 AMS 具有优越的力学性能，与不锈钢相近（表 8.6）。如前所述，良好的延展性和对血管的力学支撑是成功植入心血管支架所必需的。因此，从结构上看，基于铁的 AMS 是有吸引力的。锰被认为是铁基 AMS 中合适的合金化元素。

表 8.6 可生物降解铁及铁合金的力学性能[77]

材料	制备方法	屈服强度/MPa	抗张强度/MPa	断裂伸长率/%
纯铁	铸造 退火（550℃） 电铸	220 140±10 360±9	225 205±6 423±12	12 25.5±3 8.3±2
注氮铁		561.4	614.4	
Fe-10Mn[1]	锻制+ht2	650	1300	14
Fe-10Mn-1Pd[1]	锻制+ht2	850	1450	11
Fe-30Mn	铸造	124.5	366.7	55.7

续表

材料	制备方法	屈服强度/MPa	抗张强度/MPa	断裂伸长率/%
Fe-30Mn-6Si	铸造	177.8	433.3	16.6
Fe-30Mn	煅制	124.5	366.7	55.7
Fe-30Mn-1C	煅制	373	1010	88
Fe-3Co[1]	轧制	460	648	5.5
Fe-3W[1]	轧制	465	712	6.2
Fe-3C[1]	轧制	440	600	7.4
Fe-3S[1]	轧制	440	810	8.3
Fe-20Mn	PM	420	700	8
Fe-25Mn	PM	360	720	5
Fe-30Mn	PM	240	520	20
Fe-35Mn	PM	230	430	30
316SS		190	490	40

1）表示以原子分数表示化学组分，其余的以质量比表示化学组分。

注：ht 表示热处理，PM 表示粉末成型。

Mn 是一种微量元素，在许多酶促反应中起着重要作用。此外，Mn 的加入可以加速 Fe 的降解[113]，且表现出 29%（质量分数）以上的抗铁磁性[114]。由表 8.6 可知，Mn 合金化（如 Fe-30Mn）还可以提高纯铁的机械强度。Liu 等在 Fe-30Mn 中加入 6%Si，发现其形状记忆效应对力学性能有改善作用。试样变形后，总应变为 3%，实际的预应变为 2.73%，回收率可达 53.7%左右。

Xu 等采用真空感应熔炼法制备了一种新型 Fe-30Mn-1C 合金。研究发现，添加碳后，UTS 和断裂伸长率分别提高到 1010MPa 和 88%[115]。此外，Fe-30Mn-1C 与 Fe-30Mn 相比磁化率较低，有利于磁共振成像。

3. 心血管用铁基生物可吸收金属的体外评价

穆勒等设计了一个细胞培养模型，研究人脐静脉平滑肌细胞（SMC）与铁（Ⅱ）的相互作用。发现高浓度的铁（Ⅱ）会抑制 SMC 增殖，并且铁的出现会使得细胞增殖、细胞周期进展或 DNA 复制所必需的基因表达下调，表明铁基支架中的铁离子释放可能通过抑制 SMCs 的增殖而抑制再狭窄。Zhu 等[116]研究了铁离子对人脐静脉内皮细胞（HUVEC）的影响，发现了一个有趣的双相效应。当铁（Ⅱ）离子浓度小于 10μg/mL 时，对 HUVEC 的代谢活性有促进作用。然而，较高的铁离子浓度

（＞50μg/mL）则会造成严重的细胞毒性（图8.28）。Schaffer等[117]通过四项组织界面研究，将生物可吸收金属对人主动脉内皮细胞（EC）和人主动脉平滑肌细胞的影响进行了系统的量化研究。图 8.29（a）中，在细胞悬浮液和无细胞介质之间建立了特定的金属离子梯度跨越多孔聚四氟乙烯（PTFE）膜屏障。发现 Fe（II）和 Fe（III）浓度分别为 1000μmol/L 和 37μmol/L 时，抑制了 SMCs 在多孔聚四氟乙烯膜中的迁移。Fe^{2+} 和 Fe^{3+} 的 LD_{50}（50%细胞死亡率）浓度均大于 1mmol/L。另外，所有被测材料在 120h 时仍表现出良好的 EC 覆盖和增殖能力。

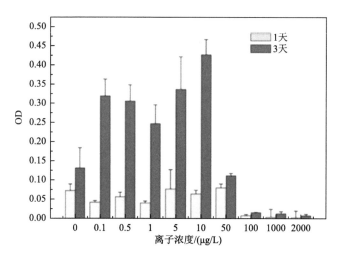

图 8.28 不同浓度的铁离子培养 1 天和 3 天后 HUVEC 的代谢活性[116]

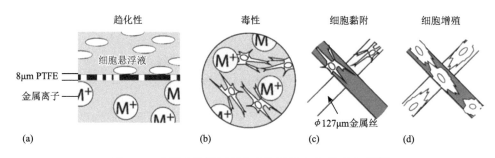

图 8.29 本研究进行了四次生物材料-组织界面实验[117]

（a）细胞对金属离子的趋化性；（b）金属离子的细胞毒性；（c）、（d）分别用于细胞黏附和增殖研究的细金属丝基板示意图

4. 心血管用铁基生物可吸收金属的动物实验

铁基材料作为生物降解支架最早的尝试可以追溯到 2001 年。Peuster 等[118]将 16 个纯铁支架分别植入 16 只新西兰白兔的降主动脉，最长达 18 个月。所有

支架均成功植入，无手术并发症。植入后 6 个月、12 个月、18 个月兔降主动脉完全通畅，植入部位无梗阻、无血栓形成（图 8.30）。此外，未观察到明显的新内膜增生、明显的炎症反应和全身毒性。这项工作证明了纯铁作为生物降解支架的安全性。

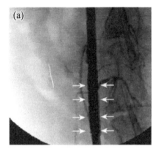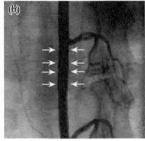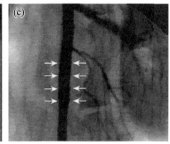

图 8.30　植入支架后 6 个月（a）、12 个月（b）、18 个月（c）兔降主动脉侧位造影[118]

箭头表示支架植入位置

　　随后，Peuster 等[119]将纯铁支架植入 29 只过度拉伸损伤的小型猪降主动脉，并以市面上出售的 316L 支架作为对照（图 8.31）。在新生内膜增生方面，316L 支架与纯铁支架无明显差异。组织病理学检查未见铁过量或相关器官毒性征象。纯铁支架的腐蚀产物无局部毒性。即使在 1 年后观察到纯铁支架的部分支架支柱发生降解，大多数纯铁支架仍然保持完整。2008 年，Waksman 等[120]将纯铁支架植入以钴铬支架为对照的家猪冠状动脉 28 天。在第 28 天，检测到纯铁支架的降解。与钴铬支架相比，纯铁支架的新内膜的形成和炎症均有减少。铁与对照组在各项指标上均无显著统计学差异。2012 年，在 8 只健康小型猪的左前降支和右旋支中随机植入 8 个纯铁支架，以 8 个 Vision 支架（Abbott Vascular，美国加利福尼亚州）作为对照[121]。心脏、肺、肝、肾、脑无铁过量及异常组织病理学发生。两组新生内膜增殖情况相似，同时，均无血栓形成、炎症或坏死。

　　Pierson 等建立了一种新的实验模型来阐明纯铁的体内腐蚀机理，将一根铁丝植入大鼠动脉腔及动脉壁，分别模拟生物可吸收支架的血液接触和组织接触[122]。植入 1.5 个月后，动脉壁铁丝植入组在丝周围组织中观察到棕色产物[图 8.32（b）]。植入 3 个月时，可以看到铁丝直径明显增大和不规则表面轮廓[图 8.32（c）]。与血液接触的腔内铁丝在 9 个月时腐蚀程度最低[图 8.32（d）]，相比之下，植入动脉壁的铁丝则表现出严重的降解[图 8.32（e）]。同样，9 个月后，血管腔内的铁丝保持完好，而动脉壁穿透部位明显降解。结果表明，动脉环境对铁的腐蚀行为具有重要的影响。

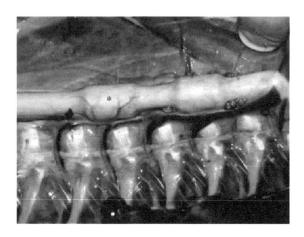

图 8.31 动物离体后支架降主动脉照片[119]

*表示铁支架位置

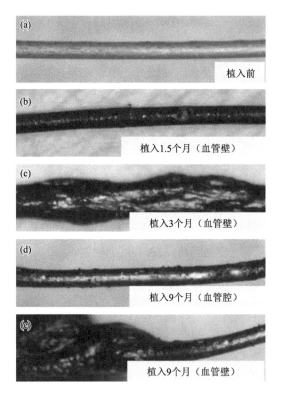

图 8.32 铁丝植入前（a）及在 1.5 个月（b）和 3 个月（c）从动脉壁移出的铁丝与 9 个月时在血管腔中移出的铁丝[管腔内（d）或血管壁位置（e）]进行比较[122]

图中的比例尺为 1mm

2016 年，Lin 等[123]将氮化铁材料制成的新型铁基药物洗脱冠状动脉支架（IBS 支架）植入成年新西兰白兔腹主动脉。在支架表面电镀锌（厚度约 600nm），再涂覆载西罗莫司的 PDLLA 涂层（厚度约 12μm）。IBS 支架植入 3 个月内无腐蚀迹象，植入 6 个月出现局部腐蚀，植入 13 个月后几乎完全降解，见图 8.33。植入 3 个月后观察到内皮完整化。尽管腐蚀产物的生物吸收不完全，植入 13 个月后没有发现任何已确定的生物相容性问题。

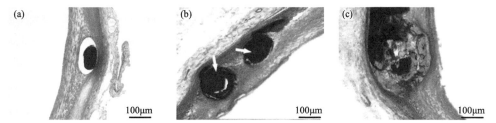

图 8.33　IBS 支架植入兔腹主动脉 3 个月（a）、6 个月（b）和 13 个月（c）后局部组织对支架的反应的组织病理学观察[123]

用苏木精和曙红（H&E）染色的切片

8.3.5　锌基生物可吸收金属支架

1. 锌的生理功能

人体内 85% 的 Zn 存在于肌肉和骨中，11% 存在于皮肤和肝脏内，其余的存在于其他组织中。婴儿和成年人每天摄入 Zn 的量为 2~11mg[124]。整个小肠都可对 Zn 进行吸收，但吸收速度最快的是十二指肠和近端空肠[125]。肠也是 Zn 主要的排泄途径[126]。众所周知，Zn 是人体不可或缺的重要营养元素。Zn 是人体中含量第二多的过渡金属，对核酸代谢、信号转录、基因表达、凋亡调节及内分泌调节等发挥着重要作用[127]。已经超过 300 种酶的合成被证实与 Zn 相关[128]。此外，Zn 还参与骨的形成，除了骨量保存外还能刺激骨的形成与矿化[129]。

2. 锌及其合金的机械性能

锌因具有良好的耐腐蚀性能和生物相容性而被广泛地认为有希望成为新一代可降解金属支架材料。但是，纯锌较差的机械性能限制了其应用，据报道纯锌的抗拉伸强度大约 20MPa，断裂伸长率为 0.3%，硬度为 25HV，远低于临床要求[130, 131]。因此，为了开辟新的应用领域，增加锌基金属材料的强度是当前的关键。通过合金化、形变热处理及复合技术可以实现这个目标。不同锌基金属材料的强度见表 8.7。

表 8.7　不同锌基材料力学性能比较

材料	抗张强度/MPa	屈服强度/MPa	断裂伸长率/%	压缩屈服强度/MPa	压缩应变	硬度(HV)
纯锌铸造	18	10	0.3			38
纯锌轧制	48	30	5.8			39
纯锌挤出	60	33	3.6	103		
Zn-1Mg 铸造	185	128	1.8			78
Zn-1Mg 轧制	253	190	12			75
Zn-1Mg 挤出	265	205	8.5	285	超弹	
Zn-1Ca 铸造	165	119	2.1			73
Zn-1Ca 轧制	230	200	12.6			62
Zn-1Ca 挤出	240	197	7.7	281	超弹	
Zn-1Sr 铸造	171	120	2			62
Zn-1Sr 轧制	220	186	19.7			62
Zn-1Sr 挤出	260	215	10.5	341	超弹	
Zn-0.5Al 挤出	203	119	33			59
Zn-1Al 挤出	223	134	24			73
Zn-1Mg-1Ca 铸造	120	80	1			92
Zn-1Mg-1Ca 轧制	198	138	8.5			107
Zn-1Mg-1Ca 挤出	205	255	5.4	300	超弹	
Zn-1Mg-1Sr 铸造	135	85	1.3			86
Zn-1Mg-1Sr 轧制	202	140	8.6			92
Zn-1Mg-1Sr 挤出	252	202	7.5	375	超弹	
Zn-1Ca-1Sr 挤出	140	83	1.2			90
Zn-1Ca-1Sr 铸造	203	144	8.8			86
Zn-1Ca-1Sr 轧制	260	213	6.8	340	超弹	
Zn-1.5Mg-0.1Ca 铸造	241	174	1.7			150
Zn-1.5Mg-0.1Sr 铸造	209	130	2.0			145
Zn-1Mg-0.1Mn 铸造	132	114	1			98
Zn-1Mg-0.1Mn 轧制	299	195	26.1			108
Zn-1.5Mg-0.1Mn 铸造	122	115	0.8			149

　　合金化是增加金属强度非常有效的一种方法，在过去的几十年里，商用的锌合金被用于工业和汽车领域[132, 133]。然而，商用锌合金中的铝元素具有潜在的危害（如 ZA22[134]、ZA27[135]、ZA40[136]）。有报道称，铝对神经细胞、骨骼及成骨细胞有害，还会造成一系列神经问题，如阿尔茨海默病。

　　Liu 等通过添加合金元素 Mg、Ca 和 Sr 制造二元锌合金 Zn-1X（X = Mg、Ca

和 Sr），通过热轧和热挤压探究其机械性能的变化。研究发现，添加合金元素 Mg、Ca 和 Sr 后，锌合金的硬度、屈服强度、极限抗拉强度和断裂伸长率有了明显改善，热轧和热挤压过程进一步提高了其机械性能，如表 8.7 所示。此外，因挤压过程形成了压缩孪晶，合金 Zn-1X 具有超强的塑性。此外，Liu 等通过向合金 Zn-1.5Mg 中添加微量的 Ca 和 Sr 元素形成 Zn-1.5Mg-0.1Ca 和 Zn-1.5Mg-0.1Sr 合金[137]。据报道，因添加合金元素 Ca 和 Sr 后形成了均匀细小颗粒状的新相 CaZn13 和 SrZn13，出现固溶强化现象，因此其屈服强度、极限抗拉强度和断裂伸长率相较于 Zn-1.5Mg 合金有显著提升。

3. 应用于血管支架的锌基可生物吸收金属的体外测试

Ma 等[138, 139]报道了锌离子对于人主动脉平滑肌细胞和内皮细胞的生长、黏附、增殖和迁移有双重影响。通过研究发现，当锌离子浓度低于 80μmol/L 时能促进动脉平滑肌细胞的增殖。因此，继续增加锌离子浓度将降低动脉平滑肌细胞的生长和增殖，同时不同浓度的锌离子也能改变细胞黏附、铺展和迁移情况。当锌离子浓度低于 40μmol/L 时能促进平滑肌细胞的黏附，高于 40μmol/L 将抑制平滑肌细胞的黏附。同样地，锌离子浓度为 40μmol/L 时促进平滑肌细胞的铺展，当锌离子浓度达到 120μmol/L 时将出现相反的结果。锌离子浓度低于 80μmol/L 促进平滑肌细胞的迁移，当浓度高于 100μmol/L 时能明显抑制平滑肌细胞的迁移。对于内皮细胞而言，一般情况下低浓度的锌离子能促进内皮细胞的生长、黏附、增殖和迁移，以及 F 肌动蛋白和黏着斑蛋白的表达。反之，锌离子浓度较高则会出现相反的作用。因此，可以通过控制锌离子浓度来实现内皮细胞和平滑肌细胞的不同行为以满足血管恢复的需要。

Li 等[129]研究了锌的毛坯铸锭、挤压纯锌以及 Zn-1X（X＝Mg、Ca 和 Sr）合金的体外生物相容性。所有样品的溶血率都非常低（小于 0.2%），远低于 5% 的安全标准（ISO 10993-4:2002），表明它们均不会引起严重的溶血反应。此外，黏附在样品表面的血小板形态正常，呈圆形并且无伪足扩张，见图 8.34。因此，体外试验结果表明，纯锌和 Zn-1X 合金表现出了优良的抗血小板黏附以及抗血栓形成的能力。纯锌中添加合金元素后降低了血小板黏附的数量。如图 8.35 所示，显示了人体脐带内皮细胞（ECV304 细胞）和啮齿动物血管平滑肌细胞（VSMC）在纯锌和 Zn-1X 合金浸泡液中培养 1 天、3 天和 5 天的生长情况。添加合金元素后能有效地促进 ECV304 细胞的生长，且对 VSMC 的生长没有明显的促进作用。Gong 等[140]评价了经挤压成型的 Zn-1Mg 合金对纤维原细胞（L-929）的毒性。经过 72h 的培养，对照组和 Zn-1Mg 组的细胞生长情况没有明显的差异。除此之外，到 72h 的时候所有组的细胞表现出了正常的细胞形态，表明 Zn-1Mg 合金具有良好的生物相容性。

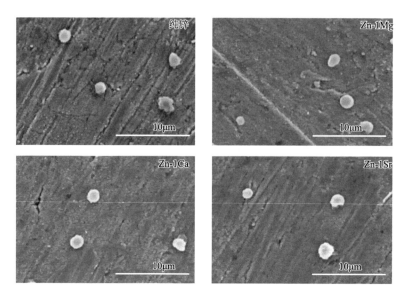

图 8.34　纯锌及锌合金表面黏附的血小板形貌[129]

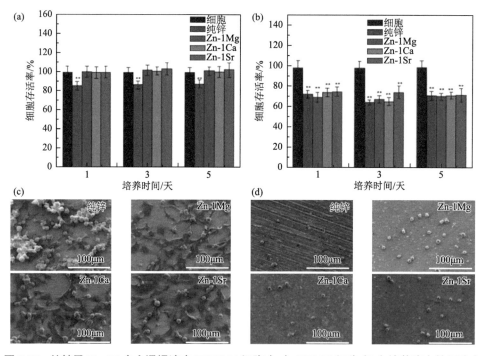

图 8.35　纯锌及 Zn-1X 合金浸提液中 ECV304 细胞（a）、VSMC 细胞（b）培养液中的细胞存
活率；（c）ECV304 细胞在纯锌及 Zn-1X 合金表面培养 1 天的形貌；（d）VSMC 细胞在纯锌及
Zn-1X 合金表面培养 1 天的形貌[129]

**表示 $P < 0.01$

4. 锌基可生物吸收金属动物血管实验

Bowen 等[141]将纯锌金属丝植入成年雄性 SD 大鼠腹主动脉 1.5 个月、3 个月、4.5 个月及 6 个月。结果显示，纯锌能维持 4 个月完整力学性能，之后快速降解。锌丝较浅的影像表明前 3 个月腐蚀较均匀，在 1.5~3 个月时间内，腐蚀产物的部分溶解导致剩余金属边缘参差不齐。在体内 4.5~6 个月之后出现了严重的局部腐蚀的现象，6 个月时最为严重。4.5 个月之后，腐蚀产物主要由氧化锌和碳酸锌组成。这项研究表明，锌的降解结合了镁和铁的优点，其降解产物无毒且延长了体内服役时间。Bowen 等[141]将纯锌丝植入 SD 大鼠腹主动脉超过 6.5 个月，以便进一步观察其生物相容性。锌丝一部分与流动的血液接触，一部分与血管壁接触，植入后没有观察到严重的炎症反应、组织坏死和内膜增生。植入的锌丝抑制了平滑肌细胞的增殖，形成了稳定的内皮层（图 8.36）。通过观察植入体周围组织的再生情况可以说明，植入物周围的细胞密度很低，几乎没有平滑肌细胞，说明锌及其腐蚀产物能有效抑制平滑肌细胞和炎症细胞。

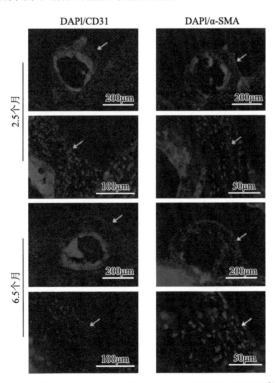

图 8.36　锌丝植入 2.5 个月和 6.5 个月后断面染色结果[141]

内皮细胞染色（红，CD31，左列），平滑肌细胞（红色，α-actin，右列）和细胞核（DAPI，蓝色）。每幅图中的绿色箭头表示新内膜组织内阳性染色的特征区域。值得注意的是，在这些图像中，浸润新内膜组织中心的腐蚀层被激活并呈现红色荧光

    Guillory 等[142]研究了特优级锌 SHG（99.7%）以及铝的质量分数分别为 1%、3%、5.5%锌铝合金（Zn-1Al、Zn-3Al、Zn-5Al）的慢性炎症应答。将 4 种锌基材料制成丝，分别植入成年 SD 大鼠腹主动脉中，发现它们的炎症应答明显不同，见图 8.37。因植入材料的成分差异造成了不同程度的腐蚀，导致锌离子浓度不同，因此表现出不同的生物相容性。在 1.5 个月和 3 个月时，SHG 丝出现较大的腐蚀层，在材料-组织界面出现大量巨噬细胞。在 4.5 个月和 6 个月时，在 SHG 的 H&E 染色上鉴定了浸透有活细胞的絮凝腐蚀产物的增加。对于 Zn-1Al 丝，在 1.5 个月时，观察到相对于 SHG 丝更强烈的细胞渗透；在 3 个月时，观察到具有碎片核的浸润细胞的胶囊密度增加。而 4.5 个月后，成纤维细胞明显增加，腐蚀层内存在活跃的慢性炎症细胞。Zn-1Al 在 6 个月时表现出新的血管形成和局部慢性炎症。对于 Zn-3Al 丝，高度腐蚀、细胞浸润与不明确的材料-组织界面在植入 1.5 个月时出现。3 个月时，在 Zn-3Al 周围形成高度有组织和细胞化的胶原囊，在界面处存在成纤维细胞，在界面和腐蚀层内存在炎性细胞。在腐蚀层内存在的细胞中也可见一些核碎裂。植入 6 个月时，植入物周围有一层密集纤维囊，细胞数量稀少。巨噬细胞仍然浸润腐蚀层，并且活性组织与材料的界面仍然明显。

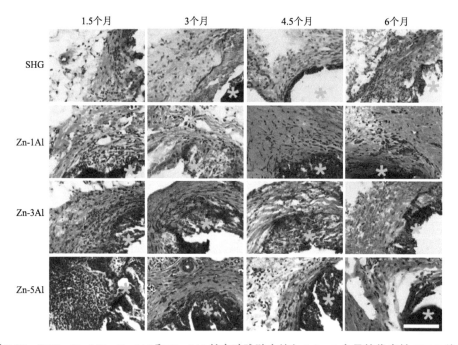

图 8.37 SHG、Zn-1Al、Zn-3Al 和 Zn-5Al 丝在动脉壁内植入 1.5～6 个月的代表性 H&E 染色的横截面[142]

绿色星号表示植入丝位置，右下方的比例尺为 100μm

Zn-5Al 丝植入 1.5 个月时，显示所有样品中的最强烈的初始炎症反应，在材料组织界面处和周围具有高细胞密度。植入 3 个月时，在腐蚀层界面周围形成同心细胞排列，并在 3.5 个月时出现规律性增加，在腐蚀层周围形成了一个致密的纤维状胶囊。影响生物相容性的因素有材料腐蚀行为，腐蚀产物和植入材料与组织之间动态变化的界面，这些因素贯穿于整个组织的重构及炎症的发展。此外，巨噬细胞具有渗透腐蚀层的能力并且具有良好的活性，对于可降解金属附近引发的炎症应答起着重要作用。

8.3.6　生物可吸收金属支架的挑战和机遇

过去的几十年里，人们对生物可吸收金属支架进行了深入的研究，与传统的永久性支架相比，生物可吸收支架随着降解发生可以将被支撑的血管从永久性的金属支架中解放出来，有利于恢复血管的生理舒缩、机械转导、自适应剪应力、后期管腔扩大和重构。其独特的降解行为也降低了血管炎症、血栓形成、新动脉粥样硬化的风险，避免了第二次手术。在目前开发的生物可降解支架中，生物可吸收金属支架比高分子支架具有更好的力学强度。生物可吸收金属支架在心血管领域具有广阔的应用前景。

展望未来，高性能生物可吸收金属支架的研究仍需要不断推进。如上所述，除了良好的生物相容性外，所有的植入物都需要足够的力学性能和合适的降解速率来匹配组织的修复。镁基血管支架因降解速率过快，在血管愈合完成之前不能提供足够的力学支撑。此外，如氢气和氢氧根离子等降解产物的积累，可能会对宿主造成损害。相反，铁基支架因其良好的耐腐蚀性能长时间停留在动脉血管内，但降解速率过慢。锌基支架具有良好的生物相容性，其降解速率介于镁和铁之间，是一种新型的支架材料。然而，缺乏长期的体内研究来评估其功能的丧失，此外，降解产物的代谢也需要进一步的研究。

同时，应提出统一的检测标准。以往生物可吸收金属支架的检测方法多是针对永久性支架提出的，两者之间存在明显的差异。因此，在设计和评价临床应用的生物可吸收金属支架时，需要有特定的标准，也便于和其他研究团队进行对比。另一个挑战是体内和体外结果的不匹配，确定影响体内和体外降解的因素是关键性的技术突破。

参 考 文 献

[1]　Iqbal J, Gunn J, Serruys P W. Coronary stents: historical development, current status and future directions. British Medical Bulletin, 2013, 106(1): 193-211.

[2]　Grüntzig A, Maresta A, Gossler W, et al. Percutaneous transluminal dilation by catheter of coronary-artery

stenosis(author's transl). Giornale Italiano Di Cardiologia, 1980, 10(3): 261-267.

[3]   Serruys P, Bourantas C V, Farooq V, et al. Bioresorbable scaffolds in the treatment of coronary artery disease. Medical Devices: Evidence and Research, 2013, 6: 37.

[4]   Kraak R P, Grundeken M J, Koch K T, et al. Bioresorbable scaffolds for the treatment of coronary artery disease: current status and future perspective. Expert Review of Medical Devices, 2014, 11(5): 467-480.

[5]   Colombo A, Drzewiecki J, Banning A, et al. Randomized study to assess the effectiveness of slow- and moderate-release polymer-based paclitaxel-eluting stents for coronary artery lesions. ACC Current Journal Review, 2004, 13(1): 40.

[6]   Serruys P W, Ong A T L, Piek J J, et al. A randomized comparison of a durable polymer Everolimus-eluting stent with a bare metal coronary stent: the SPIRIT first trial. EuroIntervention, 2005, 1(1): 58-65.

[7]   Stefanini G G, Taniwaki M, Windecker S. Coronary stents: novel developments. Heart, 2014, 100(13): 1051-1061.

[8]   Muramatsu T, Onuma Y, Zhang Y J, et al. Progress in treatment by percutaneous coronary intervention: the stent of the future. Revista Espanola De Cardiologia, 2013, 66(6): 483-496.

[9]   Gonzalo N, Macaya C. Absorbable stent: focus on clinical applications and benefits. Vascular Health and Risk Management, 2012, 8: 125-132.

[10]   Wiebe J, Nef H M, Hamm C W. Current status of bioresorbable scaffolds in the treatment of coronary artery disease. Journal of the American College of Cardiology, 2014, 64(23): 2541-2551.

[11]   Takayama T, Hiro T, Hirayama A. Stent thrombosis and drug-eluting stents. Journal of Cardiology, 2011, 58(2): 92-98.

[12]   Kawaguchi R, Angiolillo D J, Futamatsu H, et al. Stent thrombosis in the era of drug eluting stents. Minerva Cardioangiologica, 2007, 55(2): 199-211.

[13]   Joner M, Finn A V, Farb A, et al. Pathology of drug-eluting stents in humans: delayed healing and late thrombotic risk. Journal of the American College of Cardiology, 2006, 48(1): 193-202.

[14]   Felix C, Everaert B, Diletti R, et al. Current status of clinically available bioresorbable scaffolds in percutaneous coronary interventions. Netherlands Heart Journal, 2015, 23(3): 153-160.

[15]   Onuma Y, Ormiston J, Serruys P W. Bioresorbable scaffold technologies. Circulation Journal: Official Journal of the Japanese Circulation Society, 2011, 75(3): 509-520.

[16]   Natsuaki M, Morimoto T, Furukawa Y, et al. Late adverse events after implantation of sirolimus-eluting stent and bare-metal stent long-term (5-7 years) follow-up of the Coronary Revascularization Demonstrating Outcome study-Kyoto registry Cohort-2. Circulation-Cardiovascular Interventions, 2014, 7(2): 168-179.

[17]   Perego G, Cella G D. Mechanical properties//Poly(lactic acid): Synthesis, Structures, Properties, Processing, and Applications. New York: John Wiley and Sons, Inc., 2010.

[18]   Cheng Y L, Deng S B, Chen P, et al. Polylactic acid (PLA) synthesis and modifications: a review. Frontiers of Chemistry in China, 2009, 4(3): 259-264.

[19]   Nakazawa G, Finn A V, Kolodgie F D, et al. A review of current devices and a look at new technology: drug-eluting stents. Expert Review of Medical Devices, 2009, 6(1): 33-42.

[20]   Ormiston J A, Serruys P W S. Bioabsorbable coronary stents. Circulation: Cardiovascular Interventions, 2009, 2(3): 255-260.

[21]   Lim L T, Cink K, Vanyo T. Processing of poly(lactic acid)//Poly(lactic acid): Synthesis. Structures, Properties, Processing and Applications. New York: John Wiley and Sons, Inc., 2010.

[22] Erbel R, Di Mario C, Bartunek J, et al. Temporary scaffolding of coronary arteries with bioabsorbable magnesium stents: a prospective, non-randomised multicentre trial. The Lancet, 2007, 369(9576): 1869-1875.

[23] Onuma Y, Serruys P W. Bioresorbable scaffold: the advent of a new era in percutaneous coronary and peripheral revascularization? Circulation, 2011, 123(7): 779-797.

[24] Wang Y B. Bioabsorbable stent with layers having different degradation rates: US20090216316. 2009-08-27.

[25] Wang Y B, Kleiner L W. Fabricating an implantable medical device from an amorphous or very low crystallinity polymer construct: US20100252965. 2010-10-07.

[26] Wang Y B. Implantable medical devices fabricated from polymer blends with star-block copolymers: US20090326642. 2008-10-09.

[27] Wang Y B, Castro D A, Pacetti S D. Methods to improve adhesion of polymer coatings over stents: US20090148591. 2009-06-11.

[28] Oberhauser J, Hossainy S, Rapoza R J. Design principles and performance of bioresorbable polymeric vascular scaffolds. EuroIntervention, 2009, 5(Suppl F): F15-F22.

[29] Serruys P W, Ormiston J A, Onuma Y, et al. A bioabsorbable everolimus-eluting coronary stent system(ABSORB): 2-year outcomes and results from multiple imaging methods. The Lancet, 2009, 373(9667): 897-910.

[30] Hossainy S F, Rapoza R, Oberhauser J P, et al. Bioabsorbable stent and treatment that elicits time-varying host-material response: US20100198330. 2010-08-05.

[31] Wang Y B. Implantable medical devices fabricated from radiopaque polymers with high fracture toughness: US20090326642. 2009-12-31.

[32] Sharkawi T, Cornhill F, Lafont A, et al. Intravascular bioresorbable polymeric stents: a potential alternative to current drug eluting metal stents. Journal of Pharmaceutical Sciences, 2007, 96(11): 2829-2837.

[33] Ielasi A, Tespili M. Current and future perspectives on drug-eluting bioresorbable coronary scaffolds. Future Cardiology, 2014, 10(3): 409-420.

[34] Lesiak M, Araszkiewicz A. "Leaving nothing behind": is the bioresorbable vascular scaffold a new hope for patients with coronary artery disease? Advances in Interventional Cardiology, 2014, 10(4): 283-288.

[35] Garg S, Serruys P W. Coronary stents: looking forward. Journal of the American College of Cardiology, 2010, 56(10): S43-S78.

[36] Gomez-Lara J, Garcia-Garcia H M, Onuma Y, et al. A comparison of the conformability of everolimus-eluting bioresorbable vascular scaffolds to metal platform coronary stents. JACC: Cardiovascular Interventions, 2010, 3(11): 1190-1198.

[37] Neamtu I, Chiriac A P, Diaconu A, et al. Current concepts on cardiovascular stent devices. Mini-Reviews in Medicinal Chemistry, 2014, 14(6): 505-536.

[38] Iqbal J, Onuma Y, Ormiston J, et al. Bioresorable scaffolds: rationale, current status, challenges, and future. European Heart Journal, 2013, 35(12): 765-776.

[39] Wang Y B, Zhang X D. Vascular restoration therapy and bioresorbable vascular scaffold. Regenerative Biomaterials, 2014, 1(1): 49-55.

[40] Wang Y B, Oberhauser J. Method to minimize chain scission and monomer generation in processing of poly(L-actide) stent: US2012051195, 2012-04-19.

[41] 顾兴中, 倪中华. 微孔结构血管支架的激光切割工艺. 华中科技大学学报(自然科学版), 2007, 35(z1): 143-146.

[42] Sharma U, Concagh D, Core L, et al. The development of bioresorbable composite polymeric implants with high mechanical strength. Nature Materials, 2018, 17(1): 96-103.

[43] Van Lith R, Baker E, Ware H, et al. 3D-printing strong high-resolution antioxidant bioresorbable vascular stents. Advanced Materials Technologies, 2016, 1(9): 1600138.

[44] 汪洋, 叶春生, 黄树槐. 熔融沉积成型材料的研究与应用进展. 塑料工业, 2005, 33(11): 4-6.

[45] Kossuth M B, Perkins L E L, Rapoza R J. Design principles of bioresorbable polymeric scaffolds. Interventional Cardiology Clinics, 2016, 5(3): 349-355.

[46] Gajjar C R, King M W. Resorbable Fiber-Forming Polymers for Biotextile Applications. Cham: Springer International Publishing, 2014.

[47] Panaich S, Schreiber T, Grines C. Bioresorbable scaffolds. Interventional Cardiology Review, 2014, 9(3): 175-179.

[48] Verheye S, Ormiston J A, Stewart J, et al. A next-generation bioresorbable coronary scaffold system: from bench to first clinical evaluation: 6- and 12-month clinical and multimodality imaging results. JACC: Cardiovascular Interventions, 2014, 7(1): 89-99.

[49] Oh B, Lee C H. Functionalized cardiovascular stents: cardiovascular stents incorporated with stem cells//Gerard Wall J, Podbielska H, Wawrzyńska M. Functionalized Cardiovascular Stents. Amsterdam: Elsevier, 2018.

[50] 元峰, 裴佳, 袁广银. 可生物降解/吸收药物洗脱支架临床应用现状综述. 功能材料, 2018, 49(5): 5028-5034.

[51] 刘兵, 何青. 冠状动脉介入治疗新里程碑: 生物可吸收支架. 中国心血管杂志, 2016, 21(4): 314-318.

[52] Tenekecioglu E, Serruys P W, Onuma Y, et al. Randomized comparison of absorb bioresorbable vascular scaffold and mirage microfiber sirolimus-eluting scaffold using multimodality imaging. JACC: Cardiovascular Interventions, 2017, 10(11): 1115-1130.

[53] Tenekecioglu E, Torii R, Katagiri Y, et al. Post-implantation shear stress assessment: an emerging tool for differentiation of bioresorbable scaffolds. The International Journal of Cardiovascular Imaging, 2019, 35: 409-418.

[54] Katagiri Y, Torii R, Takahashi K, et al. Preclinical evaluation of a thin-strut bioresorbable scaffold (ArterioSorb): acute-phase invasive imaging assessment and hemodynamic implication. EuroIntervention, 2020,16(2):e141-e146.

[55] Tenekecioglu E, Bourantas C, Abdelghani M, et al. From drug eluting stents to bioresorbable scaffolds；to new horizons in PCI. Expert Review of Medical Devices, 2016, 13(3): 271-286.

[56] Zhang Y J, Wang X Z, Fu G, et al. Clinical and multimodality imaging results at 6 months of a bioresorbable sirolimus-eluting scaffold for patients with single de novo coronary artery lesions: the NeoVas first-in-man trial. EuroIntervention, 2016, 12(10): 1279-1287.

[57] Wang X Z, Zhang Y J, Fu G S, et al. One-year clinical outcomes and multislice computed tomography angiographic results following implantation of the NeoVas bioresorbable sirolimus-eluting scaffold in patients with single de novo coronary artery lesions. Catheterization and Cardiovascular Interventions, 2018, 91(S1): 617-622.

[58] Han Y L, Xu B, Fu G S, et al. A randomized trial comparing the NeoVas sirolimus-eluting bioresorbable scaffold and metallic everolimus-eluting stents. JACC: Cardiovascular Interventions, 2018, 11(3): 260-272.

[59] Wu Y Z, Shen L, Yin J, et al. Twelve-month angiographic and clinical outcomes of the XINSORB bioresorbable sirolimuseluting scaffold and a metallic stent in patients with coronary artery disease. International Journal of Cardiology, 2019, 293: 61-66.

[60] 李崇崇, 王硕, 万辰杰. 国产生物可吸收冠状动脉支架的研究现状. 北京生物医学工程, 2021,40(1): 95-100.

[61] Tangpasuthadol V, Pendharkar S M, Kohn J. Hydrolytic degradation of tyrosine-derived polycarbonates, a class of new biomaterials. Part Ⅰ: study of model compounds. Biomaterials, 2000, 21(23): 2371-2378.

[62]　Kumar N, Langer R S, Domb A J. Polyanhydrides: an overview. Advanced Drug Delivery Reviews, 2002, 54(7): 889-910.

[63]　Bourantas C V, Onuma Y, Farooq V, et al. Bioresorbable scaffolds: current knowledge, potentialities and limitations experienced during their first clinical applications. International Journal of Cardiology, 2013, 167(1): 11-21.

[64]　Varshney S K, Hnojewyi O, Zhang J, et al. Polyanhydride polymers and their uses in biomedical devices: 7674285. 2010.

[65]　Zhou J, Tsai Y T, Weng H, et al. Noninvasive assessment of localized inflammatory responses. Free Radical Biology and Medicine, 2012, 52(1): 218-226.

[66]　Shimokawa H. Reactive oxygen species promote vascular smooth muscle cell proliferation. Circulation Research, 2013, 113(9): 1040-1042.

[67]　Garcia-Garcia H M, Serruys P W, Campos C M, et al. Assessing bioresorbable coronary devices: methods and parameters. JACC: Cardiovascular Imaging, 2014, 7(11): 1130-1148.

[68]　Kohn J, Zeltinger J. Degradable, drug-eluting stents: a new frontier for the treatment of coronary artery disease. Expert Review of Medical Devices, 2005, 2(6): 667-671.

[69]　Foin N, Lee R D, Torii R, et al. Impact of stent strut design in metallic stents and biodegradable scaffolds. International Journal of Cardiology, 2014, 177(3): 800-808.

[70]　Berglund J, Guo Y, Wilcox J N. Challenges related to development of bioabsorbable vascular stents. EuroIntervention, 2009, 5(F): F72-F79.

[71]　Waksman R, Pakala R. Biodegradable and bioabsorbable stents. Current Pharmaceutical Design, 2010, 16(36): 4041-4051.

[72]　Ormiston J A, de Vroey F, Serruys P W, et al. Bioresorbable polymeric vascular scaffolds: a cautionary tale. Circulation Cardiovascular Interventions, 2011, 4(5): 535-538.

[73]　Bartkowiak-Jowsa M, Będziński R, Kozłowska A, et al. Mechanical, rheological, fatigue, and degradation behavior of PLLA, PGLA and PDGLA as materials for vascular implants. Meccanica, 2013, 48(3): 721-731.

[74]　杨立, 罗日方, 王云兵, 等. 微创介入全降解血管支架和心脏瓣膜国内外研发现状与研究前沿. 材料导报, 2019, 33(1): 40-47.

[75]　Bünger C M, Grabow N, Sternberg K, et al. A biodegradable stent based on poly(L-lactide) and poly(4-hydroxybutyrate) for peripheral vascular application: preliminary experience in the pig. Journal of Endovascular Therapy, 2007, 14(5): 725-733.

[76]　di Mario C, Griffiths H, Goktekin O, et al. Drug-eluting bioabsorbable magnesium stent. Journal of Interventional Cardiology, 2004, 17(6): 391-395.

[77]　Zheng Y F, Gu X N, Witte F. Biodegradable metals. Materials Science and Engineering: R, Reports, 2014, 77: 1-34.

[78]　Faxon D P, Coats W D, Currier J W. Remodeling of the coronary artery after vascular injury. Progress in Cardiovascular Diseases, 1997, 40(2): 129-140.

[79]　Forrester J S, Fishbein M, Helfant R, et al. A paradigm for restenosis based on cell biology: clues for the development of new preventive therapies. Journal of the American College of Cardiology, 1991, 17(3): 758-769.

[80]　Lipinski M J, Escarcega R O, Lhermusier T, et al. The effects of novel, bioresorbable scaffolds on coronary vascular pathophysiology. Journal of Cardiovascular Translational Research, 2014, 7(4): 413-425.

[81] Bowen P K, Drelich J, Goldman J. Zinc exhibits ideal physiological corrosion behavior for bioabsorbable stents. Advanced Materials, 2013, 25(18): 2577-2582.

[82] Hercz G, Andress D L, Nebeker H G, et al. Reversal of aluminum-related bone disease after substituting calcium carbonate for aluminum hydroxide. American Journal of Kidney Diseases, 1988, 11(1): 70-75.

[83] El-Rahman S S A. Neuropathology of aluminum toxicity in rats (glutamate and GABA impairment). Pharmacological Research, 2003, 47(3): 189-194.

[84] Sjögren B, Lidums V, Håkansson M, et al. Exposure and urinary excretion of aluminum during welding. Scandinavian Journal of Work, Environment & Health, 1985, 11(1): 39-43.

[85] Gitelman H J. Aluminum exposure and excretion. Science of the Total Environment, 1995, 163(1/2/3): 129-135.

[86] Song G L, Song S Z. A possible biodegradable magnesium implant material. Advanced Engineering Materials, 2007, 9(4): 298-302.

[87] Volpe S L. Magnesium in disease prevention and overall health. Advances in Nutrition, 2013, 4(3): 378S-383S.

[88] de Baaij J H F, Hoenderop J G J, Bindels R J M. Magnesium in man: implications for health and disease. Physiological Reviews, 2015, 95(1): 1-46.

[89] Gu X N, Zheng Y F, Cheng Y, et al. *In vitro* corrosion and biocompatibility of binary magnesium alloys. Biomaterials, 2009, 30(4): 484-498.

[90] Zhang Z Y, Zeng X Q, Ding W J. The influence of heat treatment on damping response of AZ91D magnesium alloy. Materials Science and Engineering: A, 2005, 392(1/2): 150-155.

[91] Jia H M, Feng X H, Yang Y S. Influence of solution treatment on microstructure, mechanical and corrosion properties of Mg-4Zn alloy. Journal of Magnesium and Alloys, 2015, 3(3): 247-252.

[92] Feng S Q, Zhang W Y, Zhang Y H, et al. Microstructure, mechanical properties and damping capacity of heat-treated Mg-Zn-Y-Nd-Zr alloy. Materials Science and Engineering: A, Structure, 2014, 609: 283-292.

[93] Wu L L, Luthringer B J C, Feyerabend F, et al. Effects of extracellular magnesium on the differentiation and function of human osteoclasts. Acta Biomaterialia, 2014, 10(6): 2843-2854.

[94] Marx S O, Totary-Jain H, Marks A R. Vascular smooth muscle cell proliferation in restenosis. Circulation Cardiovascular Interventions, 2011, 4(1): 104-111.

[95] Hao H, Gabbiani G, Bochaton-Piallat M L. Arterial smooth muscle cell heterogeneity: implications for atherosclerosis and restenosis development. Arteriosclerosis, Thrombosis, and Vascular Biology, 2003, 23(9): 1510-1520.

[96] Teruo I, Node K. Molecular basis of restenosis and novel issues of drug-eluting stents. Circulation Journal: Official Journal of the Japanese Circulation Society, 2009, 73(4): 615-621.

[97] Ma J, Zhao N, Zhu D H. Biphasic responses of human vascular smooth muscle cells to magnesium ion. Journal of Biomedical Materials Research Part A, 2016, 104(2): 347-356.

[98] Zhao N, Zhu D H. Endothelial responses of magnesium and other alloying elements in magnesium-based stent materials. Metallomics: Integrated Biometal Science, 2015, 7(1): 118-128.

[99] Heublein B, Rohde R, Kaese V, et al. Biocorrosion of magnesium alloys: a new principle in cardiovascular implant technology? Heart, 2003, 89(6): 651-656.

[100] Waksman R, Pakala R, Kuchulakanti P K, et al. Safety and efficacy of bioabsorbable magnesium alloy stents in porcine coronary arteries. Catheterization and Cardiovascular Interventions, 2006, 68(4): 607-617.

[101] Campos C M, Muramatsu T, Iqbal J, et al. Bioresorbable drug-eluting magnesium-alloy scaffold for treatment of

coronary artery disease. International Journal of Molecular Sciences, 2013, 14(12): 24492-24500.

[102] Wittchow E, Adden N, Riedmüller J, et al. Bioresorbable drug-eluting magnesium-alloy scaffold: design and feasibility in a porcine coronary model. EuroIntervention, 2013, 8(12): 1441-1450.

[103] Zhang B, Luo R F, Wang Y B, et al. Poly(dimethyl diallyl ammonium chloride) incorporated multilayer coating on biodegradable AZ31 magnesium alloy with enhanced resistance to chloride corrosion and promoted endothelialization. Chemical Engineering Journal, 2020, 421: 127724.

[104] Zartner P, Buettner M, Singer H, et al. First biodegradable metal stent in a child with congenital heart disease: evaluation of macro and histopathology. Catheterization and Cardiovascular Interventions, 2007, 69(3): 443-446.

[105] Peeters P, Bosiers M, Verbist J, et al. Preliminary results after application of absorbable metal stents in patients with critical limb ischemia. Journal of Endovascular Therapy, 2005, 12(1): 1-5.

[106] Bouchi Y H, Gogas B D. Biocorrodible metals for coronary revascularization: lessons from PROGRESS-AMS, BIOSOLVE-Ⅰ, and BIOSOLVE-Ⅱ. Global Cardiology Science & Practice, 2015, 2015(5): 63.

[107] Haude M, Erbel R, Erne P, et al. Safety and performance of the drug-eluting absorbable metal scaffold(DREAMS)in patients with *de-novo* coronary lesions: 12 month results of the prospective, multicentre, first-in-man BIOSOLVE-Ⅰ trial. The Lancet, 2013, 381(9869): 836-844.

[108] Haude M, Ince H, Abizaid A, et al. Safety and performance of the second-generation drug-eluting absorbable metal scaffold in patients with *de-novo* coronary artery lesions (BIOSOLVE-Ⅱ): 6 month results of a prospective, multicentre, non-randomised, first-in-man trial. The Lancet, 2016, 387(10013): 31-39.

[109] Haude M, Ince H, Kische S, et al. TCT-14 safety and clinical performance of the drug eluting absorbable metal scaffold in the treatment of subjects with *de novo*-lesions in native coronary arteries at 12-month follow-up-BIOSOLVE-Ⅱ and BIOSOLVE-Ⅲ. Journal of the American College of Cardiology, 2017, 70(18): B6-B7.

[110] Lieu P T, Heiskala M, Peterson P A, et al. The roles of iron in health and disease. Molecular Aspects of Medicine, 2001, 22(1/2): 1-87.

[111] Papanikolaou G, Pantopoulos K. Iron metabolism and toxicity. Toxicology and Applied Pharmacology, 2005, 202(2): 199-211.

[112] Nazanin A. Review on iron and its importance for human health. Journal of Research in Medical Sciences: the Official Journal of Isfahan University of Medical Sciences, 2014, 19(2): 164-174.

[113] Schinhammer M, Hänzi A C, Löffler J F, et al. Design strategy for biodegradable Fe-based alloys for medical applications. Acta Biomaterialia, 2010, 6(5): 1705-1713.

[114] Hermawan H, Alamdari H, Mantovani D, et al. Iron-manganese: new class of metallic degradable biomaterials prepared by powder metallurgy. Powder Metallurgy, 2008, 51(1): 38-45.

[115] 徐文利, 陆喜, 谭丽丽, 等. 新型生物可降解 Fe-30Mn-1C 合金的性能研究. 金属学报, 2011, 47(10): 1342-1347.

[116] Zhu S, Huang N, Xu L, et al. Biocompatibility of pure iron: *in vitro* assessment of degradation kinetics and cytotoxicity on endothelial cells. Materials Science and Engineering: C, Materials for Biological Applications, 2009, 29(5): 1589-1592.

[117] Schaffer J E, Nauman E A, Stanciu L A. Cold drawn bioabsorbable ferrous and ferrous composite wires: an evaluation of *in vitro* vascular cytocompatibility. Acta Biomaterialia, 2013, 9(10): 8574-8584.

[118] Peuster M, Wohlsein P, Brügmann M, et al. A novel approach to temporary stenting: degradable cardiovascular

stents produced from corrodible metal: results 6-18 months after implantation into New Zealand white rabbits. Heart, 2001, 86(5): 563-569.

[119] Peuster M, Hesse C, Schloo T, et al. Long-term biocompatibility of a corrodible peripheral iron stent in the porcine descending aorta. Biomaterials, 2006, 27(28): 4955-4962.

[120] Waksman R, Pakala R, Baffour R, et al. Short-term effects of biocorrodible iron stents in porcine coronary arteries. Journal of Interventional Cardiology, 2008, 21(1): 15-20.

[121] Wu C, Hu X Y, Qiu H, et al. TCT-571 a preliminary study of biodegradable iron stent in mini-swine coronary artery. Journal of the American College of Cardiology, 2012, 60(17): B166.

[122] Pierson D, Edick J, Tauscher A, et al. A simplified in vivo approach for evaluating the bioabsorbable behavior of candidate stent materials. Journal of Biomedical Materials Research, Part B: Applied Biomaterials, 2012, 100(1): 58-67.

[123] Lin W J, Zhang D Y, Zhang G, et al. Design and characterization of a novel biocorrodible iron-based drug-eluting coronary scaffold. Materials & Design, 2016, 91: 72-79.

[124] Tapiero H, Tew K D. Trace elements in human physiology and pathology: zinc and metallothioneins. Biomedicine & Pharmacotherapy, 2003, 57(9): 399-411.

[125] Aggett P J, Harries J T. Current status of zinc in health and disease states. Archives of Disease in Childhood, 1979, 54(12): 909-917.

[126] Robinson M F, McKenzie J M, Tomson C D, et al. Metabolic balance of zinc, copper, cadmium, iron, molybdenum and selenium in young New Zealand women. The British Journal of Nutrition, 1973, 30(2): 195-205.

[127] Hambidge K M, Krebs N F. Zinc deficiency: a special challenge. The Journal of Nutrition, 2007, 137(4): 1101-1105.

[128] Brandão-Neto J, Stefan V, Mendonça B B, et al. The essential role of zinc in growth. Nutrition Research, 1995, 15(3): 335-358.

[129] Li H F, Xie X H, Zheng Y F, et al. Development of biodegradable Zn-1X binary alloys with nutrient alloying elements Mg, Ca and Sr. Scientific Reports, 2015, 5: 10719.

[130] Vojtěch D, Kubásek J, Šerák J, et al. Mechanical and corrosion properties of newly developed biodegradable Zn-based alloys for bone fixation. Acta Biomaterialia, 2011, 7(9): 3515-3522.

[131] Kubásek J, Vojtěch D. Zn-based alloys as an alternative biodegradable materials. METAL 2012-Conference Proceedings, 21st International Conference on Metallurgy and Materials, 2012, 5: 1355-1361.

[132] Kang N, Na H S, Kim S J, et al. Alloy design of Zn-Al-Cu solder for ultra high temperatures. Journal of Alloys and Compounds, 2009, 467(1): 246-250.

[133] Tanaka T, Makii K, Ueda H, et al. Study on practical application of a new seismic damper using a Zn-Al alloy with a nanocrystalline microstructure. International Journal of Mechanical Sciences, 2003, 45(10): 1599-1612.

[134] Furukawa M, Ma Y, Horita Z, et al. Microstructural characteristics and superplastic ductility in a Zn-22% Al alloy with submicrometer grain size. Materials Science and Engineering: A, Structure, 1998, 241(1): 122-128.

[135] Babic M, Mitrovic S, Jeremic B. The influence of heat treatment on the sliding wear behavior of a ZA-27 alloy. Tribology International, 2010, 43(1): 16-21.

[136] Purcek G, Saray O, Karaman I, et al. Effect of severe plastic deformation on tensile properties and impact toughness of two-phase Zn-40Al alloy. Materials Science and Engineering: A, Structure, 2008, 490(1): 403-410.

[137] Liu X W, Sun J K, Qiu K J, et al. Effects of alloying elements (Ca and Sr) on microstructure, mechanical property

and *in vitro* corrosion behavior of biodegradable Zn-1.5Mg alloy. Journal of Alloys and Compounds, 2016, 664: 444-452.

[138] Ma J, Zhao N, Zhu D H. Endothelial cellular responses to biodegradable metal zinc. ACS Biomaterials Science & Engineering, 2015, 1(11): 1174-1182.

[139] Ma J, Zhao N, Zhu D H. Bioabsorbable zinc ion induced biphasic cellular responses in vascular smooth muscle cells. Scientific Reports, 2016, 6: 26661.

[140] Gong H B, Wang K, Strich R, et al. *In vitro* biodegradation behavior, mechanical properties, and cytotoxicity of biodegradable Zn-Mg alloy. Journal of Biomedical Materials Research, Part B: Applied Biomaterials, 2015, 103(8): 1632-1640.

[141] Bowen P K, Guillory R J Ⅱ, Shearier E R, et al. Metallic zinc exhibits optimal biocompatibility for bioabsorbable endovascular stents. Materials Science and Engineering: C, Materials for Biological Applications, 2015, 56: 467-472.

[142] Guillory R J, Bowen P K, Hopkins S P, et al. Corrosion characteristics dictate the long-term inflammatory profile of degradable zinc arterial implants. ACS Biomaterials Science & Engineering, 2016, 2(12): 2355-2364.

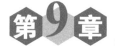

第9章

>>

心血管支架表面涂层及表面改性技术

9.1.1　血管支架表面改性的重要性

血管支架作为心血管植介入医疗器械，器械植入后，面临复杂的血液和组织应答微环境，易导致器械失效，通常面临凝血反应、炎症反应、内皮化愈合不良、组织增生等科学挑战。若支架植入的病理动脉粥样硬化斑块区，处于氧化应激损伤后的持续的炎症反应状态，支架植入后通常会面临氧化应激损伤、炎症反应及凝血反应的刺激[1]。支架内血栓发生风险较高，危害大，易引发心梗及心脏衰竭，因此提高支架材料血液相容性，降低血栓发生率是不可忽视的重要问题[2]。同时，当前的药物洗脱支架，通过载药涂层释放抗增生药物，抑制平滑肌细胞的同时也抑制了内皮细胞的生长，导致内皮愈合不良从而造成血管再狭窄及中晚期血栓[3]。

近年来，通过材料表面改性技术赋予心血管器械特殊的性能，用于应对复杂的微环境挑战，被证明是一种可行策略，这类改性手段包括在材料表面引入如肝素化、细胞外基质成分、促内皮生长因子、超亲水疏水涂层、两性离子聚合物等，赋予材料抗凝血、抗炎、抗增生等功能。对支架表面进行功能化设计改性是赋予支架实现这些功能的重要手段。相对于仅有优良力学性能的裸支架材料，改性支架表面能抑制蛋白质的非特异性吸附及变性，降低血栓形成，同时有效地促内皮化[4]，为提高生物材料的生物学性能提供了可能性。对支架的表面功能化修饰的目的主要基于满足支架服役的复杂的生物化学微环境的基本要求，改善血液相容性、降低炎症反应、抑制平滑肌细胞增殖以及实现快速内皮化等。采用特殊的细胞膜仿生支架涂层设计，将药物非选择性抑制及原位选择性诱导快速内皮化结合，可促进血管内皮层的良性愈合[5]，或是在支架本体与载药涂层间覆盖抗凝血 Ti-O 薄膜[6]，材料表面肝素化和白蛋白固定[7,8]，构建聚多巴胺超亲水涂层[9]，MPC[10-12]、甜菜碱类聚合物[13,14]等两性离子聚合物等的支架材料功能化修饰，满足支架材料表面抗凝血、抑制平滑肌细胞过度增殖与快速内皮化等多功能需求。

上述功能化修饰方法大多需要在支架材料表面通过物理或化学等方法获得，如支架表面化学接枝共价固定药物或生物因子的物理吸附或装载(喷涂、浸涂或层层自组装等)、支架表面等离子处理、溶胶-凝胶法、化学气相沉积法等，旨在维持药物或生物分子在支架植入后持续、稳定、高效地发挥作用，而在具体的临床应用中，如何有机整合支架涂层与这类功能化修饰，也是需要解决的重要问题[15,16]。

9.1.2　基于化学接枝方法的支架表面改性

1. 生物分子化学改性支架表面

生物分子和生物材料中存在着化学基团介导的位点特异性结合反应,这种反应的应用推动了新型医疗器械的开发。生物分子和生物材料表面共价结合的位点由官能团提供,如氨基（—NH$_2$）、羧基（—COOH）、巯基（—SH）和羰基（—CO—）等经常被用于特定位点的共价结合[17]。选择性蛋白质修饰反应是一种需要在生理条件下精确控制特定位点的化学反应[18],并且生物分子和材料的性质会影响结合技术的选择。研究者常常利用赖氨酸,半胱氨酸残基和碳水化合物与蛋白质发生共价结合对其进行表面固定。下文讨论了包括氨基和巯基共价结合方法在支架材料表面靶向固定生物分子的多种改性方法。

1）氨基结合法

氨基结合是通过材料表面上的氨基将生物分子与材料结合起来的一种方法[19,20]。该方法反应快且产率高,并能够建立稳定的酰胺键或仲胺键。

EDC/NHS 体系介导的氨基结合反应：碳二亚胺交联剂可以将羧基活化,反应形成高活性、短寿命的邻-酰基异脲中间体。邻-酰基异脲中间体能够响应亲核试剂的攻击,其可以与伯胺基形成酰胺键；此外,水分子中的氧原子也可以作为亲核试剂攻击邻-酰基异脲中间体,形成羧酸。含水反应介质的水解对 1-乙基-3-（3-二甲基氨基丙基）碳二酰亚胺或 N',N-二环己基碳二酰亚胺的失活和酯中间体的失活起着主要作用,这可以形成异脲并使羧酸酯基团再生（图 9.1）[21]。目前,大多数胺反应使用 NHS 酯。NHS 酯在水相反应条件下可以与目标分子迅速反应（图 9.1）。NHS 或磺基-NHS 的存在可以使水溶性 EDC 转化为具有反应活性的酯类化合物。磺基-NHS 酯类化合物易于与目标氨基偶联,具有与 NHS 酯类化合物类似的性质[22],但与其他 NHS 酯类不同的是，磺基-NHS 酯类的水溶性相对较高。当氨基亲核攻击酯基中的缺电子羧基时，磺基-NHS 基团迅速消失并形成稳定的酰胺键。

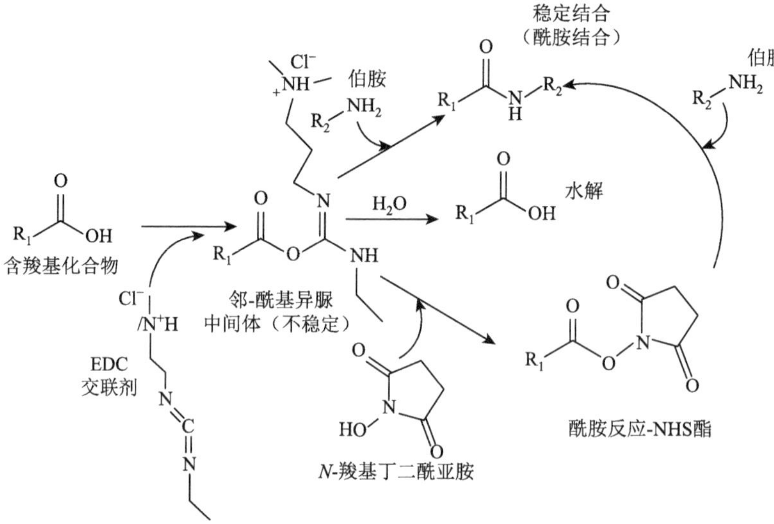

图 9.1　EDC 和 NHS 偶联胺与含羧基化合物的反应机理[21]

　　EDC/NHS 介导体系的氨基结合法是在聚合物涂层支架上固定生物分子的常用方法[23,24]。Absar 等[25-27]通过肝素中羧基官能团与氨基化的聚（1,8-辛二醇-共-柠檬酸盐）（POC）结合，将肝素分子接枝到 POC 修饰的 ePTFE 移植物上。POC-肝素涂覆的 ePTFE 移植物显著降低血小板黏附并抑制血栓的形成。在 POC-肝素上培养的平滑肌细胞结果显示细胞增殖减少，α-肌动蛋白的表达增加，并在抗血栓形成和改善内皮化方面具有极大的潜力。该方法可用于包括血管支架在内的血液接触材料的改性。Yin 等[28,29]使用 EDC-NHS 体系成功地将牛血清白蛋白（BSA）固定在聚丙烯无纺布膜表面。通过 BSA 的氨基与 PM 的羧基偶联将 BSA 固定在 PAA 接枝的聚丙烯无纺布膜表面。水接触角测试结果表明，PAA 和 BSA 改性后，膜的亲水性得到改善。BSA 在表面固定后，蛋白质吸附和血小板黏附数量明显减少，表明改性后的聚丙烯无纺布膜血液相容性得到显著改善。研究报道通过使用 EDC 和磺基-NHS 结合在聚合物表面的方法，可以在材料表面固定组织纤溶酶原激活物（t-PA）及尿激酶和链激酶，获得具有良好血液相容性的生物材料表面[30]。

　　氨基还原法介导的氨基结合反应：2-吡啶甲醛的衍生物能够选择性地与蛋白质的 N-末端氨基反应，与底物形成稳定的化合物[31]。含有儿茶酚黏附单元的羧酸甜菜碱聚合物，通过迈克尔加成及席夫碱反应共价接枝到富含氨基的可降解聚合物支架材料表面，具有良好的阻抗蛋白质非特异性吸附以及抗血小板的黏附与激活的作用，支架植入后能有效地抑制内膜增生，降低炎症反应发生[32]。通过在材料表面引入醛基，可以实现蛋白质在材料表面特定位置的结合。通过形成席夫碱中间体，醛基活化表面可以与存在于生物分子上的氨基偶联。席夫碱可进一步还原形成稳定的仲胺（图 9.2）[33]。氨基还原法固定肝素的目的在于部分控制肝素的解聚[34]，在肝素糖基上形成的末端醛基，随后与生物材料表面的伯胺反应。这种改性方法可防止血小板活化[35]、减少凝血[36]并减少肝素涂层表面的炎症[37]。此固定化方法比碳二亚胺[38]、环氧化物[39]和琥珀酰亚胺基碳酸酯[40]的生物结合方法更有效。在还原烷基化法的基础上引入缩醛结构，能确保较长的保质期[41]，该方法被用于保护乙醛修饰的甲基丙烯酸酯表面上链霉素的表面固定[42]。Mallik 等[43]的研究表明，氨基还原法可用于将人血白蛋白（HSA）固定在甲基丙烯酸缩水甘油酯（GMA）和二甲基丙烯酸乙二醇酯（EDMA）的共聚物材料表面，通过这种方法固定 HAS 分子的量在研究涉及的几种方法中是最大的。可用高碘酸氧化 GMA/EDMA 共聚物。在原始的环氧基已被水解形成二醇的前提下，通过高碘酸氧化这些二醇基团以得到醛基，其可以与 HSA（或其他蛋白质）上的伯胺基团反应形成席夫碱。通过使用氰基硼氢化钠将其还原为仲胺的方法来稳定该席夫碱。固定后残留在载体上的任何醛基可以被硼氢化钠还原成醇。

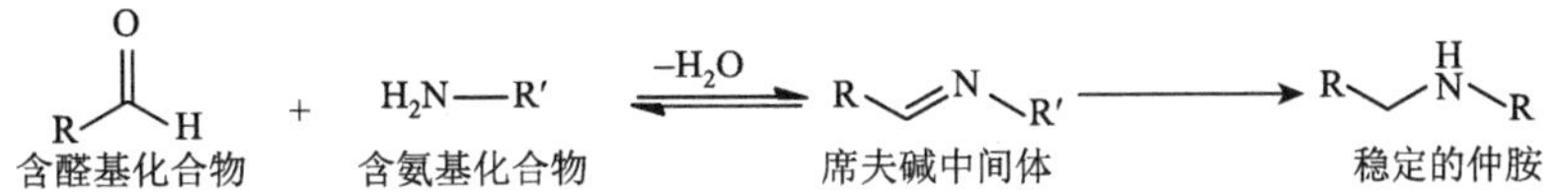

图 9.2　还原胺反应机理[33]

2）巯基结合法

马来酰亚胺衍生物介导的巯基结合反应：生物材料表面或交联剂中常含有能够与巯基反应的官能团，研究人员通过胺反应性基团来设计含有异双功能交联剂的巯基反应性基团，其中烷基化或二硫化物修饰是用于改性巯基的主要偶联反应。这些巯基反应基团在水性介质中稳定，可以达到顺序结合的效果。马来酰亚胺衍生物是马来酸酐和含胺化合物之间反应的产物，马来酰亚胺的双键与巯基进行烷基化反应能够形成稳定的硫醚键。研究人员发现[44]，在 pH 值为 6.5~7.5 的范围内马来酰亚胺反应对含硫介质具有高度特异性，它与巯基的反应速率比在 pH=7 时与胺的反应速率高 1000 倍。硫氰酸阴离子会与马来酰亚胺双键相邻的碳发生亲核反应，生成加成产物。

硫醇-迈克尔加成法介导的巯基结合反应：硫醇-迈克尔加成反应在生物材料表面改性方面得到了广泛的关注。它可以通过控制反应参数[45]，在时间和空间上对改性表面进行良好的控制,这些反应在材料的改性中得到了广泛的应用。硫醇-马来酰亚胺、硫醇-乙烯砜、硫醇-炔和硫醇-丙烯酸酯是最常用的迈克尔加成反应原料[46]。这些反应根据硫醇-迈克尔加成反应中的迈克尔受体进行分类,马来酰亚胺、丙烯酸酯、乙烯砜和甲基丙烯酸酯等属于缺电子基团(图9.3)。有研究报道,可以通过迈克尔加成反应将用巯基修饰的 RGD 肽固定在丙烯酸酯或马来酰亚胺官能化的材料表面。Wang 等[47]通过氨等离子体处理活化聚(3-羟基丁酸酯-共-3-羟基戊酸酯)(PHBV)膜以在表面上产生氨基。然后通过含聚乙二醇(PEG)的交联剂将 RGD 肽接枝到活化的 PHBV 膜上,所述交联剂的一端具有羟基琥珀酰亚氨基,另一端具有马来酰亚胺基团。在每个反应步骤后对修饰表面进行的 XPS 分析表明,含有 RGD 的肽已共价接枝到 PHBV 膜上。细胞研究的结果证实,RGD 修饰的 PHBV 膜显示出良好的细胞相容性。将 PEG 片段引入 PHBV 膜可使表面亲水性增加,并显著降低来自血浆的血清和纤维蛋白原的蛋白质的非特异性吸附,从而降低血栓形成的风险并改善植入材料的血液相容性。该修饰方法也可用于修饰在表面上没有活性反应位点的可植入材料,其中活性生物分子含有硫醇基团。

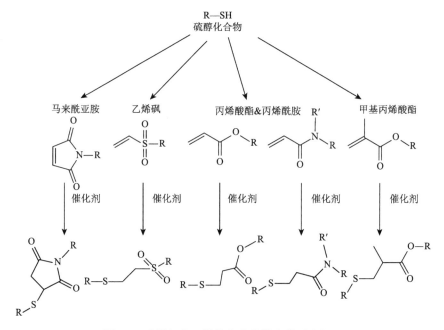

图 9.3　巯基与含乙烯基化合物结合的反应机理

2. 硅烷化改性支架表面

用硅烷偶联剂进行金属表面预处理是近十几年来发展的新型表面处理方法,由于其无毒性、无污染、使用范围广、成本低、对有机涂层有优异的黏结性能等优点而引起国内外学者的关注，还可以取代传统磷化、钝化等对环境容易造成污染的处理工艺。

硅烷偶联剂分子中含有两种不同的反应性基团，其化学结构可以用 Y—R—SiX$_3$ 表示：X 和 Y 反应特性不同；X 是可以进行水解反应并生成硅羟基（Si—OH）的基团，如烷氧基、乙酰氧基、卤素等，X 具有与玻璃，二氧化硅，陶土，一些金属如铝、钛、铁、锌等键合的能力；Y 是可以和聚合物发生反应从而提高硅烷与聚合物的反应性和相容性的有机基团，如乙烯基、氨基、环氧基、巯基等；R 是具有饱和或不饱和键的碳链，通过它把 Y 与 Si 原子连接起来。正是由于硅烷偶联剂分子中存在亲有机和亲无机的两种功能团，因此可以作为连接无机材料和有机材料的"分子桥"，把两种性质悬殊的材料连接起来，即形成无机相-硅烷偶联剂-有机相的结合层。目前有关硅烷偶联剂在材料表面行为的理论主要有化学键合理论、物理吸附理论、表面浸润理论、可逆水解平衡理论、酸碱相互作用理论，其中大家最熟悉、应用最多的是化学键合理论。对化学键合理论解释的模型如图 9.4 所示：①硅相连的 3 个 Si—X 基水解成 Si—OH；②Si—OH 之间脱水缩合成含 Si—OH 的低聚硅氧烷；③低聚物中的 Si—OH 与基材表面上的 OH 形成氢键；④加热固化过程中伴随着脱水反应而与基材形成共价键连接。

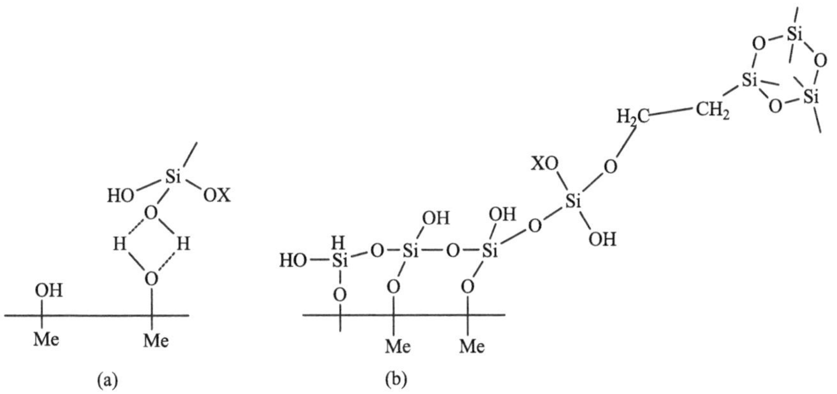

图 9.4　金属表面上硅烷化过程的示意图

（a）凝聚前：氢键富集的界面；　（b）凝聚后：Si—O—Si 及 Si—O—Me 共价键的形成

烷氧基硅烷在环境温度下不会与基材上的羟基反应，同样地，乙氧基硅烷也不会预先水解而与基底上的羟基基团发生反应。相反，甲氧基硅烷具有很强的反应活性，但在室温下它只能缓慢反应。然而，在适当的条件下，甲氧基硅烷和氯硅烷都能够与无机基质上的官能团反应而不水解。催化剂的加入提高了基底羟基形成氢键的能力，进而提高了甲氧基硅烷反应的速率[48]。氯硅烷和甲氧基硅烷也可在回流条件下在有机溶剂（四氢呋喃、甲苯或烃溶剂）中反应，在这种情况下，溶液中不会形成硅氧烷聚合物网，原因是在硅烷偶联剂上没有发生水解形成硅烷醇。硅烷化的优点是通过形成硅氧烷键来生成单层结构，而不是在基材上形成一层厚厚的聚合物层以发挥功能。硅烷表面可以使有机官能团更好地发挥功能以便于固定生物分子。它们已广泛用于心血管支架表面蛋白质分子的结合[49]。

3. 紫外光/可见光源接枝表面改性

紫外光辐照接枝改性法是一种自由基聚合反应，利用紫外光辐照，在聚合物表面生成自由基，从而引发聚合。该法具有反应易控制、操作简单、设备价格低廉、工艺环保和产物纯净等优点，且只在聚合物的表层数纳米内产生作用，不影响基材的本体性能，成为聚合物材料表面改性的重要技术。紫外光辐照接枝改性法在原理和实验方法（图 9.5）上和辐射接枝法相似，不同的是紫外光的穿透能力较 γ 射线等高能射线差。影响紫外接枝的因素有很多，包括聚合物基底类型、单体种类、单体浓度、引发剂浓度、溶剂、光照时间、接枝温度和氧气含量。

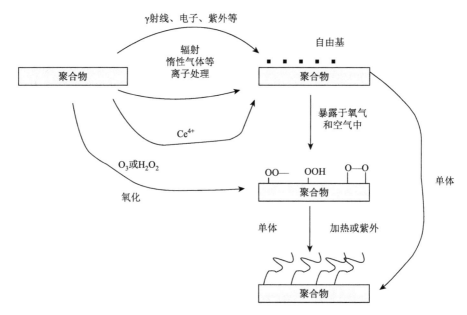

图 9.5　生物惰性聚合物表面接枝共聚的方法

1）提高材料表面亲水性，制备抗污表面

紫外光辐照接枝技术中接枝的单体可以是亲水性的单体，也可以是水溶性的聚合物。通过提高聚合物材料表面的亲水性，可以减少蛋白质等在材料表面的吸附或沉积，从而提高其抗污性能。Razi 等[50]将亲水性单体 MPC 通过紫外光辐照接枝在聚醚砜中空纤维膜的表面。结果发现，与未改性的相比，改性后的聚醚砜中空纤维膜亲水性得到提高，且抗污性能得到显著性改善。在聚氨酯（PU）和聚甲基丙烯酸甲酯（PMMA）表面接枝聚甲基丙烯酸羟乙酯（PHEMA）、聚甲基丙烯酸（PMAA）、聚丙烯酰胺（PAM）或聚（N, N-二甲氨基乙基甲基丙烯酸乙酯）后，材料表面均有较好的亲水性和内皮细胞黏附性[51]。

2）膜表面功能化

通过紫外接枝技术对聚合物材料进行改性，以期提高其组织相容性、血液相容性和细胞相容性。Guan 等[52]通过紫外辐照将甲基丙烯酸二甲胺乙酯接枝于 PEU 膜的表面，以期制备出具有优异细胞相容性的 PEU 膜。Zhao 等[53]利用紫外接枝技术将丙烯酸羟乙酯（HEA）和乙烯基三乙氧硅烷（VES）同时接枝于聚丙烯薄膜（BOPP）上，并将肝素固定在其上，制备具有抗凝功能的表面。

9.1.3　层层自组装方法支架表面改性

层层自组装（LBL）技术作为一种制备过程简单、功能多样的涂层改性技术，得到广泛的研究。其原理是通过聚阳离子电解质和聚阴离子电解质层层交替堆积而构建目标功能改性涂层。自组装技术具有很多的优点，有研究表明通过层层构建的自组装涂层，可以提高负载于其中的药物分子、生长因子和细胞受体等分子的局部浓度，使得细胞膜表面受体与此类分子结合成配体从而抑制细胞流失，且涂层能提供适当的流动性，满足形成的配体在细胞膜表面的流动性需求，还提供了配体和结合位点的协同促进作用。我们[54]将单宁酸与铜离子通过层层自组装的方式在可降解聚合物支架表面构建了一种抗凝血促内皮的超亲水性仿生内皮功能纳米涂层。超亲水性能可抑制血清非特异性黏附蛋白（如白蛋白和纤维蛋白原）在表面的黏附，从而赋予支架显著的抗凝血形成能力。Thierry 等[55]将紫杉醇药物分子先通过可水解的共价酯键固定到聚阴或聚阳电解质上，然后依赖聚阴和聚阳电解质与支架的相互作用，将药物分子固定到涂层表面。研究发现，疏水性紫杉醇分子的存在并不妨碍多层结构的逐层构建。在酯键水解后，药物从装载紫杉醇的多层膜中释放，进而抑制细胞的生长。此外，将该传递平台应用于胶体、生物医学植入物或血管组织等基质可能会带来新的治疗策略。我们[56]将二甲基二烯丙基氯化铵（PDDA）、表没食子儿茶素没食子酸酯（EGCG）和肝素（Hep）通过层层自组装的方式构建了一种化学转化涂层，涂层中的每一种成分都发挥着独特的作用，其中EGCG 螯合镁离子，并通过引入多种分子间相互作用来增强涂层的稳定性；PDDA可有效增强抗氯化物腐蚀的能力；而 Hep 可提供足够的血液相容性并促进镁合金支架表面快速内皮化。通过一系列的物理化学材料学表征和体内、体外生物学表征，发现该自组装涂层在 AZ31 表面具有优异的抗腐蚀性能，且可以选择性促进内皮细胞（ECs）增殖、抑制平滑肌细胞（SMCs）生长和巨噬细胞（MAs）激活。Smith 等[57]将环糊精共价固定到聚阴、阳电解质上，然后将疏水性的小分子药物通过亲、疏水作用力装载到环糊精内，这种方式可以增加这类小分子的溶解度，还可提高药物分子的装载、释放行为的可控性，从而降低药物毒性。我们[58]通过胶束来装载疏水性的抗炎及抗增生药物，并通过非共价键和共价键等作用力将载药胶束镶嵌到自组装涂层内部（图 9.6），涂层具有很好的药物缓释性能，表现出良好的促内皮化和抗平滑肌增生的效果，具有优异促进血管修复的功能。

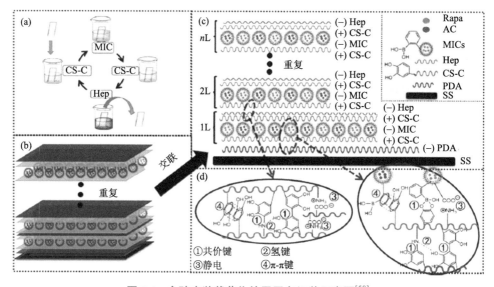

图 9.6　含胶束装载药物的层层自组装示意图[58]

Elnaggar 等[59]利用制备层层自组装涂层，显著抑制平滑肌细胞生长同时促进内皮细胞增殖的效果。我们[60]通过结构仿生和功能仿生构建邻苯二酚和铜结合的多层涂层（Hep-C-5-Cu）来解决植入血液接触性材料/装置面临的血栓、过度炎症和内膜增生的问题。试验结构证实 Hep-C-5-Cu 涂层不但具有优异的结构稳定性还具有抗血栓形成性和抗增生能力。

9.1.4　溶胶-凝胶法支架表面改性

溶胶-凝胶法主要是利用高化学活性组分的前驱体作为原料，在液相条件下将这些原料搅拌均匀，控制条件使之发生水解、缩合等化学反应，形成稳定的透明溶胶体系，随后溶胶体系经过陈化过程缓慢发生聚合，形成具有三维空间网络结构的凝胶，凝胶网络空间填充了失去流动性的溶剂，经过干燥、烧结、固化等过程，即可制备出纳米材料。因此，溶胶-凝胶过程可以概括为五个基本步骤：前驱体溶液的水解与聚合、凝胶形成、凝胶老化、凝胶的干燥和热处理。通过溶胶-凝胶法可以在各种金属或无机基底表面制备出（微米/纳米）薄膜、块体和纤维等单体材料，单体材料主要有杂化材料和有机-无机复合材料。

Xu 等[61]通过溶胶-凝胶法在心血管植入材料表面制备出掺铜的二氧化钛薄膜，赋予涂层优异的抗凝效果，同时促进内皮细胞生长、抑制平滑肌细胞增殖的作用，使心血管植入材料具有良好的生物相容性。Catauro 等[62]采用溶胶-凝胶法合成了由无机二氧化钛基体组成的有机-无机纳米复合材料，其中加入了不同比例的具有良好生物相容性的聚己内酯（ε-己内内酯）。所合成的 TiO_2/PCL 杂化材料仍处于溶胶相，并用浸涂的方法在商用钛基片上涂覆一层 TiO_2 涂层，试验结果表明，PCL 掺杂的 TiO_2 溶胶制备的 TiO_2 凝胶涂层均匀、多孔、无裂纹。而且该涂层可以促进 NIH3T3 小鼠成纤维细胞的黏附和生长，显著改善其表面的生物学性能。

9.1.5　化学气相沉积法支架表面改性

除了传统的溶剂法制备表面涂层的方法外，非溶剂改性方法也越来越多地用于生物材料表面涂层制备中，其中以化学气相沉积（CVD）聚合方法应用较多。与其他溶剂基涂层工艺相比，CVD 聚合具有几个独特的优点：①化学气相沉积是投影形式的沉积，它允许对复杂几何形状的基板进行简单而均匀的修饰；②虽然化学气相沉积中的激活步骤（发生在远离基底的地方）需要高温，但基底可以保持在一个可控的温度范围内，通常是室温或更低的温度；③化学气相沉积可以排除与使用溶剂、引发剂或增塑剂有关的杂质。

1）CVD 聚合沉积涂层

Lahann 等[63]在镍钛合金的冠状动脉支架表面采用 CVD 聚合法对功能化的环烷类药物进行聚合，试验结果表明该聚合物涂层满足作为一种支架涂层应用所需的化学和物理要求，并且用聚合物涂层的官能团固定凝血酶抑制剂 r-水蛭素。体外试验结果表明，与金属裸支架相比，生物涂层支架具有更好的抗血栓性能。表面结合的 r-水蛭素可以显著降低血小板黏附。Elkasabi 等[64]采用 CVD 共聚方法在支架表面沉积各种功能化的聚对氧基涂层，试验结果证明氨基功能化的聚对氧基具有优异的内皮细胞相容性和抗血栓形成能力。

2）CVD 钝化涂层

研究者们对支架的改进不断地做出新的研究，包括新的涂层方法，即生物降解聚合物、烧蚀涂层以及用惰性金属氧化物对支架表面进行钝化。通过使用半导体材料来抑制血液成分和金属表面之间的电子传递，从而减少血液成分与支架表面之间的相互作用[65]。支架的钝化可以改善材料的生物相容性，降低血栓形成，防止内皮化延迟，并最终降低支架内再狭窄发生率。而 CVD 则是支架钝化的首选技术。采用 CVD 进行支架钝化的涂层有碳化硅（SiC）涂层和二氧化钛涂层。在临床前研究中，非晶碳化硅（aSiC）可以钝化支架，降低血栓形成率，并改善支架表面的生物相容性。临床试验还显示，非晶碳化硅（aSiC）涂层支架可以降低患者支架内血栓形成、主要心脏不良事件（MACE）和靶血管血运重建（TLR）的发生率。采用 CVD 法制备了富氢 aSiC 支架，结果表明 aSiC 支架具有降低血栓形成和优异生物相容性的优点。此外，与裸的 316L 不锈钢或 L605 钴铬金属支架表面相比， aSiC 修饰的不锈钢支架表面血小板的黏附和活化率显著降低[66]。

各种钝化膜，如 SiC 和 TiO_2，通过形成钝化层可以改善临床效果，因为钝化改善了材料的生物相容性和黏附性能，减少了金属离子从植入体中的浸出。在药物洗脱支架中的药物聚合物基体也需要通过钝化的方法进行表面改性，以提高涂层的附着力。钝化工艺在各种临床研究中得到了广泛的应用。CVD 是一种可控的钝化技术，在钝化层上取得了很好的效果。临床前和临床试验也证明钝化后支架可以提高抗血栓和快速内皮化的性能。

9.1.6　等离子体浸没离子注入支架表面改性

等离子体浸没离子注入（PIII）是一种表面改性技术，其中通过施加高电压从等离子体源提取离子束，加速到所需能量，然后将它们靶向合适的基底材料。PIII 技术由于注入能量低、注入剂量高、处理面积大、处理时间段灵活、处理费用低和仪器简单等特性，具有处理复杂形状植入物的潜力，在材料加工领域取得了一定进展。典型的 PIII 系统包括电源、封装在真空室中的样品架和高压脉冲调制器。在该系统中，被处理的材料放置于真空室的样品架上，并且对其施加范围从几千伏到大约 100kV 的负高压脉冲。当基底材料加上负偏压时，电子从基底材料表面排斥开，并且在材料周围形成正离子鞘。由于感应偏压（范围 20~200kV），正离子被加速，导致所述离子从所有方向注入样品表面。为了使样品表面获得全部离子能量，腔室压力必须保持适当低（>0.5Pa）以避免护套中的离子中性碰撞。为了将 PIII 技术有效地应用于复杂形状的样品表面，必须对等离子体鞘动力学有深刻的了解，因为它在植入离子的能量分布中起着至关重要的作用。因为离子具有弱的穿透力（约 1μm），故 PIII 仅改变基底的表面性质。图 9.7 显示了等离子体浸没离子注入系统的示意图。

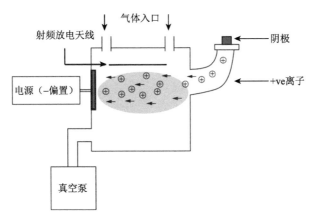

图 9.7 等离子体浸没离子注入系统原理图

通过使用各种等离子体源,可以将不同的元素和化学基团结合到样品的表面上。工作的压力和变化的偏压会影响薄膜的结构和沉积速率。PIII 系统中的植入效应因不同材料而异。金属和陶瓷生物材料的物理性质的变化是由原子和核碰撞引起的,且在表面形成无定形结构。Huang 等[67]用 PIII 技术分别处理了金属材料、无机材料和聚合物材料表面。用 PIII 技术在机械心脏瓣膜表面沉积一层 n 型半导体的 Ti-O 膜,并将其植入狗的右心室,不给予抗凝治疗。30 天后,结果表明,涂有 Ti-O 膜的机械心脏瓣膜保持机械架表面无血栓,而没有沉积 Ti-O 膜的瓣膜表面明显被血栓包裹。同时,Huang 等通过 PIII 技术将 Ti-O 膜沉积在血管支架表面,并植入兔腹主动脉,20 周内对冠状动脉支架的体内进行造影分析,试验结果如图 9.8 和图 9.9 所示。试验结果表明,未经 PIII 改性处理的支架表面形成了血栓,并导致支架位置收缩。而 Ti-O 膜涂层支架表面没有血栓且生成了一层内皮细胞。这些结果进一步证明了 Ti-O 膜具有良好的生物相容性。

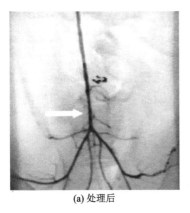

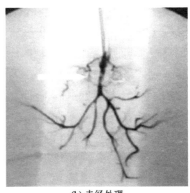

(a) 处理后　　　　　　　　　　　　(b) 未经处理

图 9.8 兔腹主动脉置入冠状动脉支架 20 周后的 X 射线图(不服用抗凝剂)

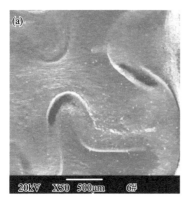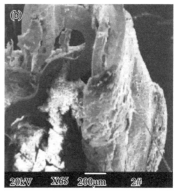

图 9.9 冠状动脉支架凝固状态的扫描电镜观察

与其他表面处理相结合，PIII 可广泛用于制备具有良好生物相容性和耐久性的薄膜。它还可用于改性聚合物表面，以提高材料的血液相容性。利用 PIII 技术有望获得具有良好生物相容性的新型生物材料。

9.1.7 等离子体处理支架表面改性

等离子体是自由基、离子、电子和中心粒子的气体混合物，也被称为物质的第四状态[40]。在文献中，等离子体根据其压力、电离度和温度条件可分为热等离子体和非热等离子体。热等离子体又称高温等离子体，存在于局部热力学平衡（LTE）状态，即电子温度（T_E）与重粒子或感热温度（t_h）处于同一范围内，核心气体温度通常在 1 万 K 以上。热等离子体具有广泛的工业应用，如等离子喷涂、电弧喷涂和表面改性。非热等离子体或低温等离子体具有较低的电离度，其特点是能量密度较低，电子与重粒子的温度相差很大，高能电子与背景气体的碰撞导致低水平的离解、激发和电离，而气体的焓却没有显著上升。电子的温度超过了重粒子的温度（$T_E \gg t_h$）。因此，非热放电可以维持在室温的温度。在生物材料领域，非热等离子体即低温等离子体由于成本低、操作温度低、体积小、不需要溶剂等优点而得到广泛的关注。低温等离子体被广泛用于材料表面活化或表面修饰，因为离子、原子和分子接近室温，不会对热敏材料（如聚合物和生物组织）的表面造成任何热损伤。这使得它有可能在不影响材料体积特性的情况下，有效地改性材料的表面性能。当生物材料基底表面暴露在等离子体环境中时，各种反应同时发生，如表面刻蚀、交联和化学修饰。低温等离子体也可用作制备聚合物类薄膜的起始介质，这一过程被称为等离子体聚合。等离子体基涂层或薄膜是均匀且非多孔的，与各种基底材料有着强的附着力，同时也为基底表面提供了所需的物理形态和化学性质。在表面工程领域，非热等离子体技术是一种公认的提高植入材料功能和摩擦学性能的技术。非热等离子体包括直流（DC）放电、射频（RF）放电和微波放电、大气压辉光放电（APGD）等离子体等。在血管支架表面改性领域常用的低温等离子体技术如下所述。

1）低频直流放电等离子体

直流辉光放电是通过在两个裸电极之间产生放电。常规直流辉光放电反应器的工作压力通常在 10^{-1}～$10Pa$ 之间，可以维持放电所需相对低的电压和电流，并且通过适当地放大电流可以产生不同的放电，以很好地控制等离子体操作的各种参数。然而，DC 辉光放电等离子体在工业应用中具有某些限制，如对昂贵的真空系统的需求、低沉积速率和缺乏连续处理。Bendavid 等[68]通过低频直流等离子体激活化学气相沉积，在硅基底上开发了硅含量高达 22% 的 DLC。采用甲烷和四甲基硅烷（TMS）的混合物制备了 DLC-Si。采用 MG-63 成骨样细胞培养法研究改性膜的生物相容性，当培养到 3 天时，用扫描电镜观察增殖情况。体外分析表明，DLC-Si 涂层具有良好的细胞黏附和增殖能力。Jones 等[69]在具有 TiC-TiN 中间层钛基体上，用等离子体增强化学气相沉积制备的氢化非晶态碳膜，并研究了薄膜的血液相容性。试验结果显示，改良后的涂层表面没有大量的血小板黏附和血栓形成。

2）射频放电等离子体

来自电源的能量通过在射频范围内（1～10^3MHz，最常见的值为 13.56MHz）电容或电感耦合，可以在 RF 放电中产生等离子体。在独特的 RF 中，电子和离子由于其质量不同而具有不同的行为。RF 放电通常在几帕的低压下操作，可以很好地控制表面化学，并且能够在沉积过程中产生高能物质，被广泛用于生物材料的表面改性。

Sakthi Kumar 等[70]用射频等离子体技术处理类 PEG 的聚对苯二甲酸乙二醇酯（PET）表面涂层，处理后该聚合涂层表现出 PEG 的特性，具有优异的亲水性（水接触角≈30°）。富血小板血浆静态吸附试验结果表明，改性后的涂层表面可以显著降低血小板的黏附。Brétagnol 等[71]利用二甘醇二甲醚（DEGDME），通过射频等离子体聚合，开发了易黏附和防污表面。在低功率下制备的膜具有较高的功能单体保留率，膜表面表现出较低的蛋白质黏附和细胞排斥行为。而在较高功率下沉积的薄膜由于较高的碎裂率而明显降低了 PEO 基团的浓度，因此这些薄膜促进了更多的细胞黏附和生长。

3）微波放电等离子体

微波放电等离子体结合了高能量密度、大面积和良好的均匀性的特点，这使它可用于各种气体压力。在微波区域中，需要其他耦合机制使电磁场的波长变得等于放电容器的尺寸。当频率增加时，腔的尺寸减小；因此，用于放电应用的最大频率通常低于 3GHz。大多数微波放电在 2.45GHz 的频率范围内操作。

微波产生的等离子体通常具有高电子动力学温度；在范围为 5～15eV 内，具有更高的电子动力学温度与低压，能提供更高比例的电离和离解，在各种等离子体化学应用中具有显著的效益。Tyan 等[72]利用微波等离子体活化聚丙烯非织造布表面，然后进行丙烯酸接枝和壳聚糖分子固定，用活化部分凝血活酶时间（APTT）、凝血酶时间（TT）和纤维蛋白原浓度测定其生物活性。结果显示，改性后样品表面的抗凝血性能增强。

4）辉光放电等离子体

APGD 通过在两个扁平金属电极之间以高频（MHz）施加低电压（约 200V）来产生等离子体。它们的特征在于电子密度为 10^{12} 电子/cm^3，功率密度大于 10W/cm^3。两者都是所有描述的大气压等离子体系统中最高的。氦是唯一适合这种配置的放电气体，使 APGD 成为一种相对昂贵的等离子技术。López 等[73]使用辉光放电等离子体在各种基底（玻璃、聚四氟乙烯和聚乙烯）上沉积四甘醇二甲醚（TEGDME），以产生能够抑制蛋白质吸附和细胞附着的表面，而且蛋白质（纤维蛋白原、白蛋白和 IgG）的吸附量低于所有未修饰的基底表面。研究还发现，不同底物对蛋白质的吸附量不同，说明底物可能影响蛋白质吸附量。利用荧光视频显微镜观察血小板的动态黏附和内皮细胞黏附，证实这些表面具有短期抗黏附性能。

5）等离子体处理常用气体（Ar、O$_2$）

Gao 等[74]用 Ar 等离子体预处理的 FET 膜表面，然后通过紫外光引发接枝丙烯酸共聚来改性 PET 膜表面，提高了膜的亲水性和血液相容性，通过酯化反应将肝素共价固定在丙烯酸接枝的 PET 膜表面，表现出优良的抗血栓性能。Cheng 等[75]用 Ar 等离子体处理聚己内酯（PCL）样品表面，接枝丙烯酸，并在表面固定胶原。Kumar 等[76]在 PET 多孔表面用等离子体聚合丙烯酸，然后固定银纳米粒子，改性后的样品细菌含量减少了 99.7%，提高抗菌性能。Kang 等[77]在聚丙烯微孔膜上沉积丙烯酸和烯丙胺。结果表明，改性后的膜对 BSA 的吸附减少了 50%以下。等离子体聚合引起的亲水性增强和表面变化抑制了 BSA 的吸附。Yin 等[78]通过 Ar 等离子体引发，在壳聚糖膜表面接枝 PEGMA 分子。PEGMA 分子的引入使壳聚糖膜的表面自由能和表面粗糙度增大，从而使得人角膜上皮细胞（HCEc）在改性的表面黏附性增强。

Jin 等[79]报道用氧等离子体激活聚丙烯薄膜，然后在膜表面接枝 PEGMA 和肝素。试验发现，蛋白质的吸附与多种因素有关，如接枝密度、单体分子量和蛋白质类型。血液相容性试验证实，肝素化聚丙烯膜表面仅有少量的血小板黏附，抗凝性能优于对照组，适合于支架的应用。Kim 等[80]对 PET 薄膜进行氧等离子体处理，然后接枝丙烯酸和 PEO，最后固定肝素或者胰岛素。肝素固定化 PET 表面血栓形成率显著降低。

9.2 支架涂层的稳定性及测试方法

　　支架涂层的稳定性极其重要，需要满足加工、储存以及在人体内服役等过程的要求。涂层的稳定性与涂覆过程中聚合物的化学结构息息相关。为了保证支架植入体内的安全性,本节着重探讨支架涂层的稳定性及相关测试方法。在稳定性测试方面，首先确定支架涂层系统的性质，包含涂层的化学组成、化学结构、表面拓扑形貌、降解行为（腐蚀、溶解和黏合）及机械性能。稳定性测试通常针对整个涂层系统（包括基底材料和涂层，其所有组分以及它们之间的界面层）的评估。因此，涂层越复杂，整个涂层体系的稳定性要求越高。例如，对药物洗脱支架（DES）而言，不仅聚合物载体需要有很好的稳定性，而且装载药物的涂层稳定性也很重要。稳定性测试的目的是模拟植入器械将面临的复杂组织微环境（化学、生物、物理和机械环境）。对于大多数常见材料的测试，将样品浸没在 37℃（体温）的溶液中，然后根据所研究材料的属性，以更接近生理环境的状态设定测试样品的方法及参数，如溶液类型的选择或机械刺激的方式（搅动、流动、展开等）。在整个稳定性测试过程中，不仅要对涂层表面稳定性进行测试，而且要了解涂层与基材之间的相互作用，即对界面的研究将为涂层的长期稳定性提供参考。

9.2.1　静态测试

　　文献中报道的用于心血管支架的常见测试是将样品浸入特定溶液一定时间后，评估材料表面发生的变化。在整个测试过程中，没有施加振动、剪切应力或其他动态刺激时，将这些测试称为"静态测试"。

　　在进行静态测试时最常见的参数是：时间和温度。通常，对于植介入材料，测试期间的温度应与体温保持一致（37℃）。至于测试持续时间和所用流体类型，取决于实验目标（表 9.1）。在模拟生物流体和稳定性测试之间找到可行方案，如含有复杂生物分子的流体可以用来模拟血液，而这种流体可以诱导其组分在表面上沉积，可能会给样品的进一步表征带来影响。

表 9.1　研究涂层稳定性所涉及的参数列表

参数	变量	备注
温度	37℃、50℃、4℃、−25℃	使用 37℃的温度来模拟生物系统 其他低于或高于 37℃的温度可用于模拟极端条件,可推断出稳定性的相关结果

续表

参数	变量	备注
溶液	水缓冲液（PBS、Tris、Hanks）培养液	分析简单，不存在盐或有机化合物沉积污染样品的风险；模拟血液中存在的 pH 值和盐；模拟蛋白质和其他血液成分的存在
时间	几小时至几个月	这主要取决于涂层的目的
样品形状/几何形状	平面、支架具有复杂的几何形状	分析和表征的简单性 模型表面易于表征和高度可重复性 深度分析复杂几何形状在体内的预期结果
动态/刺激	静态 振荡 剪应力	评估涂层稳定性最便捷的方式 模拟体内动力学环境最简易的动态分析方法 最接近真实流场的模拟手段

　　样品与蒸馏水（最简单的液体）的相互作用可以获得清洁表面，非常适于表征。Touzin 等[81]在 37℃下，将含氟化碳涂层的不锈钢与水分别接触 1 周、2 周、3 周和 4 周，并通过原子力显微镜（AFM）、水接触角（WCA）、椭圆偏振光度法、傅里叶变换红外光谱（FTIR）和 X 射线光电子能谱（XPS）进一步表征样品的物理和化学性质。Yang 等[82]研究了应用于心血管的涂层浸入水中的稳定性，在不锈钢基底上用烯丙胺膜固定肝素，在 37℃下振荡 30 天。通过扫描电子显微镜（SEM）表征样品表面形貌，并使用甲苯胺蓝法测量肝素的含量。

　　通常用于静态测试的另一种流体是缓冲溶液，如磷酸盐缓冲盐水（PBS）溶液、模拟体液（SBF）、三（羟甲基）氨基甲烷溶液（Tris）和 Hank's 缓冲盐溶液。PBS 是试验中最常用的缓冲溶液。我们[83]研究了仿生三明治制备的层层自组装涂层的稳定性，将负载有肝素的涂层样品浸泡在 37℃的 PBS 溶液中 90 天，以研究涂层的稳定性和肝素的释放。我们[84]使用 SBF 缓冲盐水溶液研究 AZ31 镁合金表面 EGCG/Mg 涂层在 37℃下的稳定性和抗腐蚀性能，在经过 10 天的浸泡后，EGCG/Mg 涂层依然稳定存在且可以有效地保护 AZ31 镁合金不被腐蚀。相对于蒸馏水，使用缓冲溶液最主要的优点是能更好地模拟生理环境。然而，该溶液在样品表面沉积的盐或其他组分（如在 Hank 溶液的情况下为葡萄糖）又会对进一步的表征带来不利影响。研究人员还使用更复杂的添加了不同生物分子作为碳水化合物和蛋白质的培养基作流体模拟生理环境，使其与血液成分更相似。例如，Micksch 等[85]研究了八种在氧化锆（ZrO_2）上吸附的肽序列，将样品分别浸没在 PBS（最多 30 天）和含有胎牛血清的培养基（15min）后进行稳定性试验。样品在与培养基发生相互作用后，样品表面的表征变得极为复杂，主要是因为涂层本身非常薄或含有生物分子，从培养基中沉积的大分子将涂层表面完全覆盖，妨碍了稳定性测试后涂层的形貌分析。此外，如果涂层还含有生物分子，则难以将涂层的原始生物分子与新沉积的培养基生物分子区分开。

因此用于评估涂层稳定性的每种流体都存在相应的优缺点。研究者应根据实验目的选择不同的流体。

关于涂层稳定性测试时间长短，从几小时到几个月不等。时间参数与涂层的性质、最终目的及稳定性测试有关。根据文献报道，在植入支架后 7 天认为是完成内皮化过程的合理时间。因此，在开发生物活性涂层以诱导内皮化过程作为最终目的时，稳定性测试可持续 7 天[86]。对于不同的应用，涂层可能需要保持稳定几个月。对于温度，大多数情况下参数设置为体温 37℃，在一些特殊情况下，还可以设定更高或者更低的温度以模拟极端条件下涂层的稳定性。

9.2.2　动态测试

在评估心血管支架涂层稳定性的试验中，模拟动态的动脉系统是必须的，其中需要考虑的参数为流体、时间、流体黏度、压力、剪切应力、流量、剪切速率等。

最简单的动态测试类似于前面提到的静态测试，只是在与流体接触时增加了样品的振动。Chen 等[87]通过一步浸涂法沉积没食子酸和六亚甲基二胺的共聚物，将其浸泡在具有动态条件的 PBS 溶液中 30 天。然后利用 SEM 对样品进行表征。Chen 等[88]用氨基硅烷化处理羟基化的钛表面，在表面共价键合 PEG600 或 PEG4000，然后化学接枝 CD34 抗体。将样品放置在轨道摇床孵化器中，孵化器参数为 80r/min，37℃，分别持续 5 天、10 天和 15 天后，用甲苯胺蓝和免疫荧光染色表征样品表面。Joung 等[89]研究了具有金属黏合性和酶反应活性的两亲性嵌段共聚物和酶反应性肝素衍生物（肝素-酪胺或肝素-聚乙二醇胺）组成的水凝胶样品，浸入 PBS 溶液并在 100r/min 和 37℃下振荡孵化。甲苯胺蓝测试用于检测样品中保留肝素的量。与静态测试相比，当涂层浸没在动态流体中时，存在的振动有助于更好地模拟生理环境。为了模拟动脉中存在的剪切应力，Oh 等[90]设计了微流体灌注室，使用含 2%胎牛血清的 PBS 溶液，37℃，持续 7 天，以测试水凝胶涂层在心血管支架应用中的稳定性。同时也有学者开发了具有不同参数的复合体系，如剪切应力、剪切速率、流速、不同溶液和温度。Andukuri 等[91]采用旋涂法在不锈钢基材上沉积肽两亲物，将样品在 37℃的去离子水中扩张至 14atm，并用 $10dyn/cm^2$ 的 PBS 灌注样品 3 天，以模拟植入时支架扩张状态，最后通过 SEM、AFM 和 FTIR 进行表征。Lévesque[92]通过向 PBS 溶液中添加倍美加纤维素醚进一步模拟血液的黏度，但由于倍美加纤维素醚的沉积，覆盖了需要检测的涂层，不能通过 XPS、FTIR、AFM 等常用技术进行表面的后续表征。Montaño-Machado 等[93]采用纯 PBS 溶液比较了纤维连接蛋白吸附或接枝在氟碳化合物薄膜覆盖的不锈钢基材上的稳定性，试验在 37℃，4Pa 的剪切应力下进行了 7 天，通过 AFM、XPS、

WCA、免疫染色和飞行时间二次离子质谱仪（ToF-SIMS）分析进行了表征。与静态测试相比，这些动态测试因与生理环境具有非常高的相似性，显示出较强的优势。

9.2.3 黏附测试

为了评估涂层的稳定性，需要测试其与基材的黏附性。实际上，黏附不良的涂层在支架经历压握或者撑开过程时可能导致诸如裂缝或分层而失效，继而可能因暴露基底材料而导致临床并发症。学者们应用不同的 ASTM 测试来评估涂层对支架的黏附性。Levy 等[94]根据 ASTM D3359-02 标准，通过施加和去除黏合带进行黏合性测试，并计算剥离表面。Kim 等[95]在镍钛合金血管支架上制备了类金刚石碳（DLC）涂层，他们使用支架卷曲系统对样本进行了收缩和撑开的循环。DLC 涂层的破裂或分层主要发生在最大应力处的铰链附近和连接支架的 V 形段。Mantovani 等[96]开发了一种"小冲孔"试验，计算出支架在展开过程中经历的最大变形。在样品撑开之后，将样品浸入不同的流体（水和 PBS 溶液）中以进一步分析涂层的稳定性。Zhang 等[97]研究了负载有地塞米松的聚乳酸-羟基乙酸共聚物（PLGA）涂层的稳定性，直接在支架上形成涂层并进行球囊扩张。通过 FTIR 和 SEM 表征样品，同时还研究了体外药物释放行为。Gollwitzer 等[98]用外消旋聚乳酸涂覆不锈钢支架，研究了冠状动脉支架扩张期间涂层的机械稳定性，并用电子微量天平测定总涂层质量，然而质量表征也存在一些缺陷：如无法获得涂层的均匀性和可能的裂缝等信息。所以将质量表征与表面特征结合研究会得到更全面的支架稳定性信息。

9.2.4 涂层降解及药物释放测试

对于药物洗脱支架，除了稳定性测试之外，还要研究药物的释放速率，这意味着需要对负载涂层的降解行为进行评估。Bedair 等[99]在钴-铬（Co-Cr）合金表面用亲水性聚甲基丙烯酸羟乙酯（PHEMA）或疏水聚甲基丙烯酸-2-羟乙酯接枝聚己内酯分子刷（PHEMA-g-PCL），然后用含有西罗莫司（SRL）的 PDLLA 和无药物 PDLLA 超声喷涂改性 Co-Cr 合金样品表面。在 100r/min、pH 7.4 和 37 ℃ 条件下将两种涂层样品分别浸入 2 mL PBS 溶液中 8 周。使用场发射 SEM 检查无药物 PDLLA 的降解形态，并通过药物释放试验检测装载 SRL 的样品的药物释放速率。Strickler 等[100]将聚苯乙烯-b-异丁烯-b-苯乙烯涂覆的紫杉醇洗脱冠状动脉支架置于 37℃ 的水浴中模拟在植入血管中为期两年的状况。从力学性能、化学稳定性和血液相容性等方面对苯乙烯的组成进行了研究，同时还进行了支架疲劳试验，疲劳测试仪设置为支架在 37℃ 的水性条件下使用 60Hz 的 1000

万次循环来模拟支架植入人体 3 个月后的情况。Stoebner 等[101]研究了不同热处理对紫杉醇释放的影响。在这项工作中，Co-Cr 合金样品用自组装单层膜（SAM）涂覆，用紫杉醇涂覆然后进行热处理。用差示扫描量热法（DSC）、SEM、AFM 和药物洗脱试验表征样品，以评价药物在化学结构、形态和分布方面的稳定性。37℃下，将样本浸没在由 PBS 和吐温 20 组成的混合物中 56 天，并获得药物释放曲线。与室温（25℃）和 70℃ 处理相比，紫杉醇在 100℃ 和 140℃ 处理后表现出更好的稳定性，且药物释放的百分比更低。Oh 等[102]通过静电纺丝在聚合物纳米纤维修饰的表面进一步涂覆含有 β-雌二醇 的纳米颗粒。通过在 14000r/min 下进行的超速离心技术检查有机溶剂混合物中纳米颗粒的降解曲线，以实现对纳米粒子稳定性的研究。然后，使用 UV-vis 在 270nm 下进一步分析上清液中的药物（β-雌二醇）浓度，以评估纳米颗粒在有机溶剂中的稳定性。此外，在 37℃ 下，将样品与 PBS 溶液以 120r/min 的速度振荡接触，用于评估含有纳米颗粒和 β-雌二醇涂层的稳定性并通过 UV-vis 进行表征。

9.2.5　内皮细胞稳定性测试

如前所述，构建心血管支架涂层的主要目的之一是加速支架内皮化过程。不少学者对内皮细胞在涂层表面的生长行为以及该细胞层的稳定性进行了研究。McCracken 等[103]通过 RGD-纳米颗粒-纳米孔阵列的图案化研究了内皮细胞在表面上的生长。Kumar 等研究了由纤维蛋白胶、生长因子和明胶处理的聚四氟乙烯（PTFE）和聚对苯二甲酸乙二醇酯（PET）基质表面上内皮细胞的黏附，将平行于样品的剪切应力施加在单层内皮细胞上以测试其稳定性。这些研究可以预测内皮细胞与涂层的相互作用，并评估支架植入与内皮细胞接触后，新生内皮细胞层的稳定性。但一旦生物材料与生物系统接触，很快就会有一层蛋白质吸附在生物材料表面上，因此内皮细胞不会与生物材料表面相互作用，而是通过蛋白质新层与生物材料表面相互作用。

9.2.6　展望

综上所述，在进行任何支架涂层材料稳定性评价之前，必须清楚地确定目标材料的性质，以确定适当的分析方法。考虑到支架涂层材料性能的不同，虽然很少有用于稳定性测试的标准，但目前正在改进以创建更多的检测方法。

本节涉及稳定性评估，预测支架植入后涂层材料的性能变化，最常用的实验方法是浸泡在水介质中。浸没测试已从静态测试演变为具有振动或剪切应力刺激的动态测试，以通过模拟机械应力来更接近生理环境。所使用的培养基可以从简单的水变成含有蛋白质或细胞的缓冲溶液，但必须在溶液的复杂性和后续的涂层表征之间找到合理的方案，特别是对于含有生物分子的涂层，如果需要进行化学表征，与含有生物分子的溶液相比，水或 PBS 溶液则更为适合。

所测试涂层的主要性能包括化学成分、结构稳定性以及涂层的形貌。通常采用简单的剥离试验或扩张支架的动态试验来检测涂层与基材的黏附性，然后用形貌表征观察涂层的形态及降解。对于 DES，涂层的稳定性需要载体材料的降解曲线和药物释放行为协同进行评价。

对于一个复杂的系统，系统的每个部分都必须进行稳定性能的研究，这可能意味着对于相同的性能评估会有不同的实验方法。如对于 DES，药物和载体的稳定性可以单独或一起测试。当存在剪切应力和流体的动态条件下，对一些非常复杂的涂层系统进行测试时，包括基体、涂层和流体三部分。这些测试主要用于评估涂层的结构稳定性和功能稳定性。多个测试过程导致不同样品之间的比较复杂化，但是它们也可以在所构建涂层的最终目的下重新组合。因此，为了确保植入器械的储存和植入后的成功服役，研究涂层的稳定性尤为重要。

参 考 文 献

[1] Inoue T, Croce K, Morooka T, et al. Vascular inflammation and repair: implications for re-endothelialization, restenosis, and stent thrombosis. JACC: Cardiovascular Interventions, 2011, 4(10):1057-1066.

[2] Carpenter A W, Schoenfisch M H. Nitric oxide release: part II. Therapeutic applications. Chemical Society Reviews, 2012, 41(10):3742-3752.

[3] Kimura T, Morimoto T, Nakagawa Y, et al. Antiplatelet therapy and stent thrombosis after sirolimus-eluting stent implantation. Circulation, 2009, 119(7):987-995.

[4] Jeewandara T, Wise S G, Ng M. Biocompatibility of coronary stents. Materials, 2013, 7(2):769-786.

[5] Wei Y, Zhang J X, Ji Y, et al. REDV/Rapamycin-loaded polymer combinations as a coordinated strategy to enhance endothelial cells selectivity for a stent system. Colloids and Surfaces B: Biointerfaces, 2015, 136:1166-1173.

[6] Huang N, Yang P, Leng Y X, et al. Hemocompatibility of titanium oxide films. Biomaterials, 2003, 24(13):2177-2187.

[7] Luo R F, Wang X, Wang Y B, et al. Dopamine-assisted deposition of poly(ethylene imine) for efficient heparinization. Colloids and Surfaces B: Biointerfaces, 2016, 144:90-98.

[8] Chen Z Y, Li Q C, Chen J L, et al. Immobilization of serum albumin and peptide aptamer for EPC on polydopamine coated titanium surface for enhanced in-situ self-endothelialization. Materials Science and Engineering. C, 2016, 60:219-229.

[9] Li L H, Yang L, Wang Y B, et al. Superhydrophilic versus normal polydopamine coating: a superior and robust platform for synergistic antibacterial and antithrombotic properties. Chemical Engineering Journal, 2020, 402:126196.

[10] Ishihara K, Aragaki R, Ueda T, et al. Reduced thrombogenicity of polymers having phospholipid polar groups. Journal of Biomedical Materials Research, 2010, 24(8):1069-1077.

[11] Lewis A L, Cumming Z L, Goreish H H, et al. Crosslinkable coatings from phosphorylcholine-based polymers. Biomaterials, 2001, 22(2):99-111.

[12] Whelan D M, van der Giessen W J, Krabbendam S C, et al. Biocompatibility of phosphorylcholine coated stents in normal porcine coronary arteries. Heart, 2000, 83(3): 338-345.

[13] Jiang S Y, Cao Z Q. Ultralow-fouling, functionalizable, and hydrolyzable zwitterionic materials and their derivatives for biological applications. Advanced Materials, 2010, 22(9):920-932.

[14] Kudaibergenov S, Jaeger W, Laschewsky A. Polymeric Betaines: Synthesis, Characterization, and Application. Supramolecular Polymers Polymeric Betains Oligomers, 2006:157-224.

[15] Adipurnama I, Yang M C, Ciach T, et al. Surface modification and endothelialization of polyurethane for vascular tissue engineering applications: a review. Biomaterials Science, 2016, 5(1):22-37.

[16] 杨立, 罗日方, 王云兵, 等. 微创介入全降解血管支架和心脏瓣膜国内外研发现状与研究前沿. 材料导报, 2019, 33(1): 40-47.

[17] Strohbach A, Busch R. Polymers for cardiovascular stent coatings. International Journal of Polymer Science, 2015, 2015: 1-11.

[18] Spicer C D, Davis B G. Selective chemical protein modification. Nature Communications, 2014, 5(1): 4740.

[19] Pauly R R, Passaniti A, Crow M, et al. Experimental models that mimic the differentiation and dedifferentiation of vascular cells. Circulation, 1992, 86: III68-III73.

[20] Tintut Y, Alfonso Z, Saini T, et al. Multilineage potential of cells from the artery wall. Circulation, 2003, 108(20): 2505-2510.

[21] Gilles M A, Hudson A Q, Borders C L. Stability of water-soluble carbodiimides in aqueous solution. Analytical Biochemistry, 1990, 184(2): 244-248.

[22] Staros J V. N-hydroxysulfosuccinimide active esters: bis (N-hydroxysulfosuccinimide) esters of two dicarboxylic acids are hydrophilic, membrane-impermeant, protein cross-linkers. Biochemistry, 1982, 21(17): 3950-3955.

[23] Shen Y, Wang G X, Chen L, et al. Investigation of surface endothelialization on biomedical nitinol(NiTi)alloy: effects of surface micropatterning combined with plasma nanocoatings. Acta Biomaterialia, 2009, 5(9): 3593-3604.

[24] Puleo D A, Kissling R A, Sheu M S. A technique to immobilize bioactive proteins, including bone morphogenetic protein-4(BMP-4), on titanium alloy. Biomaterials, 2002, 23(9): 2079-2087.

[25] Absar S, Kwon Y M, Ahsan F. Bio-responsive delivery of tissue plasminogen activator for localized thrombolysis. Journal of Controlled Release, 2014, 177: 42-50.

[26] Arenas E, Castillón F F, Farías M H. EDC and sulfo-NHS functionalized on PVC-g-PEGMA for streptokinase immobilization. Designed Monomers and Polymers, 2012, 15(4): 369-378.

[27] Chen H, Teramura Y, Iwata H. Co-immobilization of urokinase and thrombomodulin on islet surfaces by poly(ethylene glycol)-conjugated phospholipid. Journal of Controlled Release, 2011, 150(2): 229-234.

[28] Li S, Henry J J D. Nonthrombogenic approaches to cardiovascular bioengineering. Annual Review of Biomedical Engineering, 2011, 13(1): 451-475.

[29] Tang Z C, Liu X L, Luan Y F, et al. Regulation of fibrinolytic protein adsorption on polyurethane surfaces by modification with lysine-containing copolymers. Polymer Chemistry, 2013, 4(22): 5597-5602.

[30] Zhang C, Jin J, Zhao J, et al. Functionalized polypropylene non-woven fabric membrane with bovine serum albumin and its hemocompatibility enhancement. Colloids and Surfaces B: Biointerfaces, 2013, 102: 45-52.

[31] Rutjes F P J T. Bioconjugation: how to pick a single amine? Nature Chemical Biology, 2015, 11(5): 306-307.

[32] Yang L, Wu H S, Wang Y B, et al. A robust mussel-inspired zwitterionic coating on biodegradable poly(L-lactide) stent with enhanced anticoagulant, anti-inflammatory, and anti-hyperplasia properties. Chemical Engineering Journal, 2021, 427: 130910.

[33] Chamow S M, Kogan T P, Venuti M, et al. Modification of CD4 immunoadhesin with monomethoxypoly(ethylene glycol) aldehyde via reductive alkylation. Bioconjugate Chemistry, 1994, 5(2): 133-140.

[34] Beni S, Limtiaco J F K, Larive C K. Analysis and characterization of heparin impurities. Analytical and Bioanalytical Chemistry, 2011, 399(2): 527-539.

[35] Hoshi R A, van Lith R, Jen M C, et al. The blood and vascular cell compatibility of heparin-modified ePTFE vascular grafts. Biomaterials, 2013, 34(1): 30-41.

[36] Pol-Fachin L, Verli H. Structural glycobiology of heparin dynamics on the exosite 2 of coagulation cascade proteases: implications for glycosaminoglycans antithrombotic activity. Glycobiology, 2014, 24(1): 97-105.

[37] Lappegård K T, Bergseth G, Riesenfeld J, et al. The artificial surface-induced whole blood inflammatory reaction revealed by increases in a series of chemokines and growth factors is largely complement dependent. Journal of Biomedical Materials Research, 2010, 87(1): 129-135.

[38] Valeur E, Bradley M. Amide bond formation: beyond the myth of coupling reagents. Chemical Society Reviews, 2009, 38(2): 606-631.

[39] Bergström K, Holmberg K, Safranj A, et al. Reduction of fibrinogen adsorption on PEG-coated polystyrene surfaces. Journal of Biomedical Materials Research, 2010, 26(6): 779-790.

[40] Zalipsky S, Seltzer R, Menon-Rudolph S. Evaluation of a new reagent for covalent attachment of polyethylene glycol to proteins. Biotechnology and Applied Biochemistry, 2011, 15(1): 100-114.

[41] Bentley M D, Roberts M J, Harris J M. Reductive amination using poly(ethylene glycol) acetaldehyde hydrate generated *in situ*: applications to chitosan and lysozyme. Journal of Pharmaceutical Sciences, 1998, 87(11): 1446-1449.

[42] Christman K L, Requa M V, Enriquez-Rios V D, et al. Submicron streptavidin patterns for protein assembly. Langmuir, 2006, 22(17): 7444-7450.

[43] Mallik R, Jiang T, Hage D S. High-performance affinity monolith chromatography: development and evaluation of human serum albumin columns. Analytical Chemistry, 2004, 76(23): 7013-7022.

[44] Smyth D G, Blumenfeld O O, Konigsberg W. Reactions of *N*-ethylmaleimide with peptides and amino acids. The Biochemical Journal, 1964, 91(3): 589-595.

[45] Seto H, Takara M, Yamashita C, et al. Surface modification of siliceous materials using maleimidation and various functional polymers synthesized by reversible addition-fragmentation chain transfer polymerization. ACS Applied Materials & Interfaces, 2012, 4(10): 5125-5133.

[46] Lowe A B. Thiol-ene "click" reactions and recent applications in polymer and materials synthesis. Polymer Chemistry, 2010, 1(1): 17-36.

[47] Wang Y Y, Lv L X, Shi J C, et al. Introducing RGD peptides on PHBV films through PEG-containing cross-linkers to improve the biocompatibility. Biomacromolecules, 2011, 12(3): 551-559.

[48] Kanan S M, Tze W T Y, Tripp C P. Method to double the surface concentration and control the orientation of adsorbed (3-aminopropyl)dimethylethoxysilane on silica powders and glass slides. Langmuir, 2002, 18(17): 6623-6627.

[49] Hynninen V, Vuori L, Hannula M, et al. Improved antifouling properties and selective biofunctionalization of

stainless steel by employing heterobifunctional silane-polyethylene glycol overlayers and avidin-biotin technology. Scientific Reports, 2016, 6: 29324.

[50] Razi F, Sawada I, Ohmukai Y, et al. The improvement of antibiofouling efficiency of polyethersulfone membrane by functionalization with zwitterionic monomers. Journal of Membrane Science, 2012, 401/402(15): 292-299.

[51] Zhu Y B, Gao C Y, Guan J J, et al. Engineering porous polyurethane scaffolds by photografting polymerization of methacrylic acid for improved endothelial cell compatibility. Journal of Biomedical Materials Research, Part A, 2003, 67(4): 1367-1373.

[52] Guan J J, Gao C Y, Feng L X, et al. Preparation of functional poly(ether-urethane) for immobilization of human living cells 1. Surface graft polymerization of poly(ether-urethane) with 2-(dimethylamino) ethyl methacrylate and quaternization of grafted membrane. European Polymer Journal, 2000, 36(12): 2707-2713.

[53] Zhao H B, Wang J L, Cao Z, et al. Anticlotting membrane based on polypropylene grafted by biocompatible monomers under UV irradiation. Journal of Applied Polymer Science, 2012, 124(S1): E161-E168.

[54] Wu H S, He Q, Wang Y B, et al. A facile and versatile superhydrophilic coating with stepwise assembly of metal/phenolic networks for mimicking endothelium function. Chemical Engineering Journal, 2021, 427: 130932.

[55] Thierry B, Kujawa P, Tkaczyk C, et al. Delivery platform for hydrophobic drugs: prodrug approach combined with self-assembled multilayers. Journal of the American Chemical Society, 2005, 127(6): 1626-1627.

[56] Zhang B, Yao R J, Wang Y B, et al. Poly(dimethyl diallyl ammonium chloride) incorporated multilayer coating on biodegradable AZ31 magnesium alloy with enhanced resistance to chloride corrosion and promoted endothelialization. Chemical Engineering Journal, 2020, 421:127724.

[57] Smith R, Riollano M, Leung A, et al. Layer-by-layer platform technology for small-molecule delivery. Angewandte Chemie International Edition, 2009, 48(47): 8974-8977.

[58] Lu J, Zhuang W H, Wang Y B, et al. Micelle-embedded layer-by-layer coating with catechol and phenylboronic acid for tunable drug loading, sustained release, mild tissue response and selective cell fate for re-endothelialization. ACS Applied Materials & Interfaces, 2019, 11(10): 10337-10350.

[59] Elnaggar M A, Seo S H, Gobaa S, et al. Nitric oxide releasing coronary stent: a new approach using layer-by-layer coating and liposomal encapsulation. Small, 2016, 12(43): 6012-6023.

[60] Yang L, Li L H, Wang Y B, et al. Catechol-mediated and copper-incorporated multilayer coating: An endothelium-mimetic approach for blood-contacting devices. Journal of Controlled Release, 2020, 321:59-70.

[61] Xu Y, Li J G, Yao L F, et al. Preparation and characterization of Cu-doped TiO_2 thin films and effects on platelet adhesion. Surface and Coatings Technology, 2015, 261: 436-441.

[62] Catauro M, Papale F, Bollino F. Characterization and biological properties of TiO_2/PCL hybrid layers prepared via Sol-gel dip coating for surface modification of titanium implants. Journal of Non-Crystalline Solids, 2015, 415: 9-15.

[63] Lahann J, Klee D, Pluester W, et al. Bioactive immobilization of r-hirudin on CVD-coated metallic implant devices. Biomaterials, 2001, 22(8): 817-826.

[64] Elkasabi Y, Yoshida M, Nandivada H, et al. Towards multipotent coatings: chemical vapor deposition and biofunctionalization of carbonyl-substituted copolymers. Macromolecular Rapid Communications, 2008, 29(11): 855-870.

[65] Hehrlein C, Zimmermann M, Metz J, et al. Influence of surface texture and charge on the biocompatibility of endovascular stents. Coronary Artery Disease, 1995, 6(7): 581-586.

[66] Hansi C, Arab A, Rzany A, et al. Differences of platelet adhesion and thrombus activation on amorphous silicon carbide, magnesium alloy, stainless steel, and cobalt chromium stent surfaces. Catheterization and Cardiovascular Interventions, 2009, 73(4): 488-496.

[67] Huang N, Yang P, Leng Y X, et al. Surface modification of biomaterials by plasma immersion ion implantation. Surface and Coatings Technology, 2004, 186(1): 218-226.

[68] Bendavid A, Martin P J, Comte C, et al. The mechanical and biocompatibility properties of DLC-Si films prepared by pulsed DC plasma activated chemical vapor deposition. Diamond and Related Materials, 2007, 16(8): 1616-1622.

[69] Jones M I, McColl I R, Grant D M, et al. Haemocompatibility of DLC and TiC-TiN interlayers on titanium. Diamond and Related Materials, 1999, 8(2-5): 457-462.

[70] Sakthi Kumar D, Fujioka M, Asano K, et al. Surface modification of poly(ethylene terephthalate) by plasma polymerization of poly(ethylene glycol). Journal of Materials Science: Materials in Medicine, 2007, 18(9): 1831-1835.

[71] Brétagnol F, Lejeune M, Papadopoulou-Bouraoui A, et al. Fouling and non-fouling surfaces produced by plasma polymerization of ethylene oxide monomer. Acta Biomaterialia, 2006, 2(2): 165-172.

[72] Tyan Y C, Liao J D, Lin S P. Surface properties and *in vitro* analyses of immobilized chitosan onto polypropylene non-woven fabric surface using antenna-coupling microwave plasma. Journal of Materials Science: Materials in Medicine, 2003, 14(9): 775-781.

[73] López G P, Ratner B D, Tidwell C D, et al. Glow discharge plasma deposition of tetraethylene glycol dimethyl ether for fouling-resistant biomaterial surfaces. Journal of Biomedical Materials Research, 1992, 26(4): 415-439.

[74] Gao Q, Chen Y S, Wei Y L, et al. Heparin-grafted poly(tetrafluoroethylene-*co*-hexafluoropropylene) film with highly effective blood compatibility via an esterification reaction. Surface and Coatings Technology, 2013, 228: S126-S130.

[75] Cheng Z Y, Teoh S H. Surface modification of ultra thin poly(ε-caprolactone) films using acrylic acid and collagen. Biomaterials, 2004, 25(11): 1991-2001.

[76] Kumar V, Jolivalt C, Pulpytel J, et al. Development of silver nanoparticle loaded antibacterial polymer mesh using plasma polymerization process. Journal of Biomedical Materials Research Part A, 2013, 101(4): 1121-1132.

[77] Kang M S, Chun B, Kim S S. Surface modification of polypropylene membrane by low-temperature plasma treatment. Journal of Applied Polymer Science, 2001, 81(6): 1555-1566.

[78] Yin S H, Ren L, Wang Y J. Argon plasma-induced graft polymerization of PEGMA on chitosan membrane surface for cell adhesion improvement. Plasma Science and Technology, 2013, 10: 1041-1046.

[79] Jin J, Jiang W, Shi Q, et al. Fabrication of PP-*g*-PEGMA-*g*-heparin and its hemocompatibility: from protein adsorption to anticoagulant tendency. Applied Surface Science, 2012, 258(15): 5841-5849.

[80] Kim Y J, Kang I K, Huh M W, et al. Surface characterization and *in vitro* blood compatibility of poly(ethylene terephthalate) immobilized with insulin and/or heparin using plasma glow discharge. Biomaterials, 2000, 21(2): 121-130.

[81] Touzin M, Chevallier P, Lewis F, et al. Study on the stability of plasma-polymerized fluorocarbon ultra-thin coatings on stainless steel in water. Surface and Coatings Technology, 2008, 202(19): 4884-4891.

[82] Yang Z L, Wang J, Luo R F, et al. The covalent immobilization of heparin to pulsed-plasma polymeric allylamine films on 316L stainless steel and the resulting effects on hemocompatibility. Biomaterials, 2010, 31(8): 2072-2083.

[83]　Yang L, Li L H, Wang Y B, et al. Catechol-mediated and copper-incorporated multilayer coating: an endothelium-mimetic approach for blood-contacting devices. Journal of Controlled Release, 2020, 321:59-70.

[84]　Zhang B, Yao R J, Wang Y B, et al. Green tea polyphenol induced Mg^{2+}-rich multilayer conversion coating: toward enhanced corrosion resistance and promoted *in situ* endothelialization of AZ31 for potential cardiovascular applications. ACS Applied Materials & Interfaces, 2019, 11(44):41165-41177.

[85]　Micksch T, Liebelt N, Scharnweber D, et al. Investigation of the peptide adsorption on ZrO_2, TiZr, and TiO_2 surfaces as a method for surface modification. ACS Applied Materials & Interfaces, 2014, 6(10): 7408-7416.

[86]　Kipshidze N, Dangas G, Tsapenko M, et al. Role of the endothelium in modulating neointimal formation: vasculoprotective approaches to attenuate restenosis after percutaneous coronary interventions. Journal of the American College of Cardiology, 2004, 44(4): 733-739.

[87]　Chen S, Li X, Yang Z L, et al. A simple one-step modification of various materials for introducing effective multi-functional groups. Colloids and Surfaces B: Biointerfaces, 2013, 113(1): 125-133.

[88]　Chen J L, Cao J J, Wang J, et al. Biofunctionalization of titanium with PEG and anti-CD34 for hemocompatibility and stimulated endothelialization. Journal of Colloid and Interface Science, 2012, 368(1): 636-647.

[89]　Joung Y K, You S S, Park K M, et al. *In situ* forming, metal-adhesive heparin hydrogel surfaces for blood-compatible coating. Colloids and Surfaces B: Biointerfaces, 2012, 99: 102-107.

[90]　Oh B, Melchert R B, Lee C H. Biomimicking robust hydrogel for the mesenchymal stem cell carrier. Pharmaceutical Research, 2015, 32(10): 3213-3227.

[91]　Andukuri A, Min I, Hwang P, et al. Evaluation of the effect of expansion and shear stress on a self-assembled endothelium mimicking nanomatrix coating for drug eluting stents *in vitro* and *in vivo*. Biofabrication, 2014, 6(3): 035019.

[92]　Lévesque J. Conception et validation d'un banc d'essai pour évaluer la dégradaton d'alliages de magnésium dans des conditions quasi-physiologiques. Quebec: Université Laval, 2004.

[93]　Montaño-Machado V, Hugoni L, Díaz-Rodríguez S, et al. A comparison of adsorbed and grafted fibronectin coatings under static and dynamic conditions. Physical Chemistry Chemical Physics, 2016, 18(35): 24704-24712.

[94]　Levy Y, Tal N, Tzemach G, et al. Drug-eluting stent with improved durability and controllability properties, obtained via electrocoated adhesive promotion layer. Journal of Biomedical Materials Research Part B, Applied Biomaterials, 2009, 91(2): 819-830.

[95]　Kim H J, Moon M W, Lee K R, et al. Mechanical stability of the diamond-like carbon film on nitinol vascular stents under cyclic loading. Thin Solid Films, 2008, 517(3): 1146-1150.

[96]　Gallino E, Massey S, Tatoulian M, et al. Plasma polymerized allylamine films deposited on 316L stainless steel for cardiovascular stent coatings. Surface and Coatings Technology, 2010, 205(7): 2461-2468.

[97]　Zhang J, Liu Y, Luo R F, et al. *In vitro* hemocompatibility and cytocompatibility of dexamethasone-eluting PLGA stent coatings. Applied Surface Science, 2015, 328: 154-162.

[98]　Gollwitzer H, Thomas P, Diehl P, et al. Biomechanical and allergological characteristics of a biodegradable poly(D, L-lactic acid)coating for orthopaedic implants. Journal of Orthopaedic Research, 2005, 23(4): 802-809.

[99]　Bedair T M, Yu S J, Im S G, et al. Effects of interfacial layer wettability and thickness on the coating morphology and sirolimus release for drug-eluting stent. Journal of Colloid and Interface Science, 2015, 460: 189-199.

[100]　Strickler F, Richard R, McFadden S, et al. *In vivo* and *in vitro* characterization of poly(styrene-*b*-isobutylene-*b*-styrene) copolymer stent coatings for biostability, vascular compatibility and mechanical integrity. Journal of

Biomedical Materials Research Part A, 2010, 92(2): 773-782.

[101] Stoebner S E, Mani G. Effect of processing methods on drug release profiles of anti-restenotic self-assembled monolayers. Applied Surface Science, 2012, 258(12): 5061-5072.

[102] Oh B, Lee C H. Advanced cardiovascular stent coated with nanofiber. Molecular Pharmaceutics, 2013, 10(12): 4432-4442.

[103] McCracken K E, Tran P L, You D J, et al. Shear-vs. nanotopography-guided control of growth of endothelial cells on RGD-nanoparticle-nanowell arrays. Journal of Biological Engineering, 2013, 7(1): 11.

第10章

>>

功能性心血管支架设计前沿研究

10.1 血管支架表面功能化修饰技术概述

当前支架面临的问题之一是需要解决血管支架材料与血管及血液系统的相容性不佳（如不受控制的免疫反应、支架内平滑肌细胞的迁移、天然内皮层的破坏和血管壁的损伤都会促使支架内再狭窄的发生等）以消除支架表面上不利的生物反应。而蛋白质、碳水化合物、药物和其他生物分子在生物材料表面上的结合促进了生物相容性医疗器械的发展。血管支架生物功能化的主要目的是增强材料的血液相容性和促进支架再内皮化的能力。例如，将肝素固定在生物材料表面可防止血栓形成[1]，从而增强材料表面的血液相容性。目前，材料表面生物化修饰技术正在向着准确的点位结合以及在聚合物或非聚合物材料表面上固定活性蛋白质分子的方向发展。根据官能团性质以及反应的类型，研究者将特定功能的化合物固定在材料表面，通过表面官能团将生物分子连接到生物材料表面[2]。特别是随着对半胱氨酸和赖氨酸残基的化学性质研究的加深，研究者开始利用化学键结合方法，开发用于体内应用的"功能性生物材料"。血管植入器械的表面修饰对于控制移植后细胞反应、血液相容性和植入的成功都至关重要[3]。

多肽或蛋白质的修饰方法可根据材料表面性质进行设计，同时也要考虑多肽或蛋白质本身的性质及其预期应用。这些方法对于避免如自由基的产生[4]、炎症反应[5]等不良作用是至关重要的。多肽或蛋白质的吸附是最常用于心血管支架表面生物化修饰的方法。然而，简单的物理吸附限制了对配体或生物分子的取向控制。共价偶联法可以使生物分子在材料表面上均匀分布，在整个材料表面上均匀结合生物分子对心血管支架发挥作用具有良好的效果，其可以用于促进新血管形成和新生内皮发育。在血管植入物上聚集内皮细胞（ECs）需要适当的血管生成以促进 ECs 的胞间质迁移[6]。

与简单物理吸附相比，共价修饰的 Arg-Gly-Asp（RGD）和肝素共聚（碳酸酯-尿素）氨基甲酸酯接枝导管显示出更好的内皮细胞黏附效果[7]。研究显示，利用 EDC/NHS 共价键可以将 CD133 抗体与可生物降解高分子材料结合。大部分金属表面会形成金属氧化物的钝化层,利用其表面上暴露的羟基,可以使硅烷与金属结合[8,9]。硅烷化已广泛用于功能性生物分子在金属载体的共价固定。在支架领域, PLLA 涂层支架表面使用 NH_3 等离子体接枝末端氨基,用六甲基二胺氨解和使用 O_2 等离子体以及 3-氨基丙基-三乙氧基硅烷(APTES)来进行硅烷化[10]。这些化学固定方法在体外试验已取得了成功,但它需要一系列复杂且耗时的化学反应步骤,并且在某些情况下需要连接体,这可能损害双分子的功能或稳定性[11]。然而,可以优选无连接体的共价固定,这样可以使蛋白质直接结合到生物材料表面。等离子体处理技术已被用于修饰金属和聚合物表面以共价结合生物分子。在高活性气体(如氨、氧、氮、氢和臭氧)存在下,等离子体处理可以在材料表面上引入多种官能团(如羧基、羰基、羟基、胺等)[12],经等离子体处理的表面与人弹性蛋白原结合,可增强材料内皮细胞的附着和增殖能力[13]。用乙炔等离子体处理不锈钢表面,可以增强界面亲水性来供弹性蛋白原附着,与金属表面结合的弹性蛋白原功能不仅不会消失,而且还促进了血管内宿主反应的调节[14]。可生物降解的 PLLA 支架也可以通过使用等离子体处理来进行功能化[15]。

此外,点击化学和光诱导反应也被用于固定 RGD 肽[16]。多组分新型涂层可以同时进行叠氮化物-炔烃点击和硫醇-马来酰亚胺点击反应。首先将叠氮化物端聚乙二醇与丙酸甲酯偶联,之后用马来酰亚胺基团对 Cys-arg-glu-asp-val(Calv)肽进行偶联[17]。迈克尔加成反应可将含巯基的抗体片段(Fab)与线型聚(二甲基氨基)乙基甲基丙烯酸酯(pDMAEMA)和聚(乙二醇)甲基醚丙烯酸酯(PEGMEA)的共聚物结合起来。在另一种方法中,报道了 PEG-马来酰亚胺(PEG-mal)与抗体的小链可变片段(scFv)的位点特异性缀合。同时证明了单价和二价 PEG-Mal 也可以与 scFv 结合[18]。靶向固定 Cys-Ala-Gly(CAG)三肽可以增强内皮细胞在聚碳酸酯聚氨酯(PCU)表面上的黏附。CAG 三肽通过光引发的硫醇-烯键进行化学接枝[19]。通过处理二硫苏糖醇(DTT)产生包含潜在硫醇基团的聚烯丙胺二膦酸盐,可以在钢表面形成涂层。使用磺基-LCSPDP{磺基琥珀酰亚氨基 6-[3′-(2-吡啶基二硫代)丙酰胺基]己酸酯}交联剂将重组 CD47 或 CD47 肽连接。此外,在表面硫醇与蛋白质结合的吡啶二硫代(PDT)基团的反应过程中,硫醇反应的蛋白质结构是通过二硫键桥连到功能化表面上的[20]。

生物分子在血管支架材料表面接枝固定是开发生物功能性血管支架的热门研究方向。多种化合物在适当的方向上可用于定向固定重要的生物分子,以进一步加强血管支架的临床应用。此外,提高与应用生物材料结合时的位点特异性和功能性,并将这些结合方法应用于心血管支架上,以进一步增强内皮附着,降低毒性。

在未来几年中,支架生物功能化方向的一个重要领域是重组抗体片段的使用。与单克隆抗体相比,抗体片段在材料功能化应用中是有许多优势的,如具有更低的生产成本和更高的产量，而非免疫原性是其在支架改性领域的决定性优势。另外，重组抗体技术可以实现相对简单的人源抗体片段的分离，重组片段易于工程化地实现高度特异性、共价（稳定）和正确定向附着（可用于细胞捕获），这是相比于使用整个抗体分子的另一个重要优势。它们还可以在体外亲和成熟，以增加其结合强度，有利于内皮祖细胞的捕获。

除了再内皮化外，很多研究使用抗体在体内修饰支架。基因递送已经被用来增加生长因子或 NO 的局部浓度[21]。使用 NO 可以改善内皮功能、抑制血小板聚集和抑制内膜增生。这些优点可减少支架血栓和支架内再狭窄的发生率。随着现代技术的发展，基因洗脱型支架也被尝试研究。因此，在不久的将来，各种具有应用潜力的功能性支架都会相继开发，这也是心血管支架的未来发展趋势之一。

10.2　多肽或抗体修饰的血管支架

基于血管成形术，将血管支架植入以保持血管的径向强度和血流畅通是疏通闭塞冠状动脉的主要方法之一。不锈钢、钴铬、铂和钛合金等金属，具有理想的机械强度和有利于降低排异反应的生物化学惰性，因此成为传统金属支架的首选材料。然而，这些非天然材料的生物相容性有限，支架和周围细胞、蛋白质和细胞外基质成分的相互作用以及金属周围组织的过度生长可能导致血栓形成和内膜增生等并发症。因此，在二十世纪八九十年代，支架设计的重点从惰性的金属裸支架（BMS）转移到了具有生物活性的金属基支架，如用于抑制血管再狭窄的可释放紫杉醇或西罗莫司等抗增殖和抗炎药物的药物洗脱支架（DES），如图 10.1 所示。

虽然 DES 能够成功地抑制平滑肌细胞增殖和新生内膜生长，但许多研究发现 DES 延迟了患者血管的再内皮化和动脉愈合[23]：BMS 可在支架植入后 3～4 个月内完成支架再内皮化，但 DES 需要更长时间，这导致了晚期支架内血栓的形成，并需要患者在支架植入后进行长期抗凝治疗。为了促进受损血管组织在支架表面的修复，可采用对心血管器械进行表面改性的方法来实现预期效果[24]。在表面改性血管内支架的过程中需要关注三个关键问题：即血液相容性、炎症反应和再内皮化，此外，据 ISO-10993 血液相容性的评价标准，血管支架设计还需要考虑若干参数，如血栓形成、溶血和炎症反应（补体激活）等。因此，支架设计的重点再次转到可加速天然或天然样内皮形成的生物功能化材料上[25]。在支架表面固定多肽或可以捕捉体内循环系统中的内皮细胞和内皮祖细胞（EPC）的抗体是解决这些问题的良好选择[26, 27]，已成为生物分子支架功能化领域的研究热点。

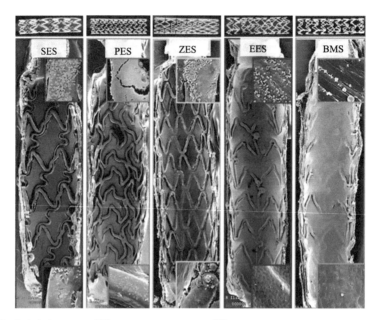

图 10.1　兔髂动脉中 Cypher™ SES、Taxus Liberte™ PES、Endeavor ZES、Xience-V™ EES
及多联 BMS 14 天皮细胞覆盖 SEM 图[22]

Cypher™ SES（Sirolimus eluting stent）：美国强生公司生产的西罗莫司洗脱支架；Taxus Liberte™ PES（Paclitaxel
eluting stent）：美国波士顿科学公司生产的紫杉醇药物洗脱支架；Endeavor ZES（Zotarolimus eluting stem）：美
国 Medtronic 公司生产的佐他莫司药物洗脱支架；Xience-V™ EES（Ivermox eluting stents）：美国雅培公司生产的
依维莫司药物洗脱支架产品

10.2.1　多肽仿生涂层血管支架

　　利用材料表面官能团，将基底与生物活性分子（如多肽）共价连接，是构
建表面化学修饰的经典方法。此方法反应特异性强，结合效果稳定。表面改性
是活化生物材料表面官能团的主要途径，主要包括通过烷基化和等离子体等方
法实现。

　　1）烷基化

　　硅烷化是一种低成本、有效的化学表面改性方法，适用于富含羟基的材料表
面，如钛、羟基磷灰石和许多其他金属氧化物表面。市面上的硅烷偶联剂种类繁
多，容易与羟基化表面发生反应，并在材料表面引入活性基团（如氨基和羧基）。
此外，硅烷化的表面可以通过进一步的接枝来改性。Wasserman 等用 3-氨基丙基-
三乙氧基硅烷（APTES）对钛表面进行硅烷化处理，并用碘乙酸正羟基琥珀酰亚
胺酯修饰氨基，然后通过碘原子进行胺烷基化反应，成功结合抗菌肽 hlf1-11。虽
然硅烷化反应简单有效，但必须严格控制硅烷浓度和反应时间等条件，防止在表

面形成厚厚的聚硅烷网络。如果反应条件控制不当，硅烷与材料表面的结合也会被水解破坏[28]。

2）等离子体刻蚀与接枝

等离子体是由电离的原子或分子和自由电子组成的气体。电子在高温下具有很高的能量，能与等离子体环境中存在的中性分子相互作用，形成自由基并解离复杂分子，形成不稳定的活性分子。

等离子体不仅可以用来在生物材料上制备涂层，还可以进行各种非涂层的表面修饰，如等离子体蚀刻和等离子体接枝。等离子体刻蚀是一种简单的等离子体表面处理方法，溅射过程中，在基底材料上施加负电压（1kV 到几千伏），再电离产生氩等离子体，并施加电场使等离子体向基底方向移动。在能量不高的情况下，氩离子不能深入基底材料内部，大部分的能量通过氩离子与材料的弹性和非弹性碰撞转移到表面原子中。一些表面原子将获得足够的能量，从基底逃逸到真空室。第一层原子被溅射分离后，在溅射时间足够长的情况下，原表面将会被清除。该工艺可作为后续注入和沉积的预处理，有助于提高生物惰性聚合物的表面活性，同时对表面形貌的影响小于化学刻蚀[29]。例如，Ye 等在表面硅烷化之前，用 H_2O 等离子体对钛合金表面进行预处理[30]。另外，Sevilla 等在硅烷化和肽接枝之前用等离子体清洗了钛合金[31]。

等离子体接枝是使生物活性分子与材料表面结合，从而改善生物材料的表面化学性质，可以通过在材料表面接枝特定的化学基团以提高材料的生物相容性，或连接活性分子达到这一目的。Zhang 等用碳化硅来改性 316L 不锈钢，以提高金属冠状动脉支架的促内皮化和抗凝性能[32]。

3）肽的固定

硅烷化和等离子体接枝都是利用化学方法活化金属表面的技术。多肽不能通过硅烷化方法直接与金属表面结合[33]，而且它们的化学结构在等离子体的工作条件下会被破坏[34]。化学法接枝多肽必须将反应温度控制在 0℃到室温之间，水溶液 pH 值控制在 7 左右。因为反应条件苛刻，所以能够将多肽固定在活化金属表面的方法很少，且这些方法与材料表面的活性分子类型密切相关。将多肽和游离的氨基、羧基结合的一种化学方法是与水溶性碳二亚胺[35, 36]进行酰胺化反应。酰胺化技术是利用基底材料中氨基酸的羧基来结合活性分子，且参与结合的活性分子至少含有一个氨基。如果材料表面存在游离的氨基，有两种可行的方案来实现肽的固定。第一种是氨基与琥珀酸酐的反应，琥珀酸酐两个羧基中的一个与材料表面的氨基反应生成胺，另一个羧基则可与多肽的氨基反应。另一种可能的方法是在材料表面结合一个含有羧酸的分子（如碘乙酸）和一个烷基卤化物。结合羧酸分子是为了与多肽中的氨基结合，结合烷基卤化物是为了使多肽中的亲核氨基与卤素连接的碳发生亲核取代反应[37]。

4）金属表面固定肽

在金属生物器件表面结合多肽所需的表面处理技术难以控制，这促使许多科学家转向研究肽固定的替代方法。Sano 和 Shiba 成功地筛选出了一种称为钛结合肽 1（TBP-1）的 12-聚肽，其中含有的一个短基序（RKLPDA，精氨酸-赖氨酸-亮氨酸-脯氨酸-天冬氨酸-丙氨酸）能依靠静电作用固定在氧化钛表面，并生成离子键。离子键比蛋白质表面包覆（改善金属支架生物相容性的经典方法）具有更高的稳定性[38, 39]（图 10.2）。

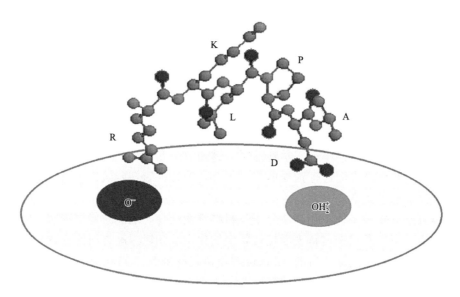

图 10.2　RKLPDA 肽与钛表面结合的示意图[39]

这项成果公布后，大量的研究转向了寻找能与金属支架表面结合的多肽。之后 Sano 等研究了 TBP-1 与其他金属表面的亲和力，发现 TBP-1 也可与银和硅发生有效的结合[40]。Estephan 等发现了另一种 12-聚肽（SVSVGMKPSPRP，丝氨酸-缬氨酸-丝氨酸-缬氨酸-甘氨酸-甲硫氨酸-赖氨酸-脯氨酸-丝氨酸-脯氨酸-精氨酸-脯氨酸），这种聚肽不仅能结合于金属表面，而且对于各种矿物材料的功能化而言，都是一种理想的连接剂，如钛、钛铝合金（Ti6Al4V）、羟基磷灰石、钴和二氧化硅等 [41]。此后，多位研究者就利用表面结合肽来固定生物活性分子。Meyers 等提出将钛结合肽（TiBP）连接到 RGD 序列上，并证明了内皮细胞在多肽-RGD 结合的钛表面上能够更好地黏附和增殖[42]。2013 年，Yazici 等采用了同样的方法将噬菌体修饰的 TiBP 和精氨酸-甘氨酸-天冬氨酸-丝氨酸（RGDs）序列结合来提高成纤维细胞在钛表面的黏附效果[43]。

10.2.2 抗体修饰血管支架

1. 抗体在支架功能化中的应用

1）免疫球蛋白结构与靶结合

在免疫系统中具有双重作用的典型的免疫球蛋白 G（IgG）分子具有高度模块化的结构。它是一个尺寸为 15nm×7nm×3.5nm 的 Y 形糖蛋白。IgG 是一个异源二聚体分子，有两个相同的重链和两个相同的轻链组成。IgG 分子中的重链和轻链可通过两个保守的半胱氨酸残基形成的链内二硫键折叠成若干球形功能区，每一条链由大小约为 12.5kDa（$1Da = 1.66054\times10^{-27}kg$）的固定结构域（constant domains）和可变结构域（variable domain）两种功能区组成，每一个功能区各形成一个免疫球蛋白折叠（immunoglobulin fold）。重链由三个恒定区（C_H1、C_H2 和 C_H3）和一个可变区（V_H）组成，而轻链由一个恒定区（C_L）和一个可变区（V_L）组成[44]。重链和轻链也通过链间二硫键连接在一起。在重链和轻链的可变结构域内，三个称为决定簇互补区（CDR）的高变区从相对保守的结构域框架伸出，形成结合抗原分子的高度特异性结合域。这些 CDR 的氨基酸序列和长度在不同抗体之间高度多样化，并且在暴露于抗原时可通过突变和选择的过程进行进一步的“亲和力成熟”（affinity maturation）[45]。同时，由重链的恒定结构域构成的 Fc 段会经历糖基化修饰，这个过程对 IgG 与 Fc 受体效应细胞（如免疫应答中的吞噬细胞）的有效结合至关重要。在 IgG 分子的 C_H1 和 C_H2 区之间存在一个铰链区（hinge region），不同 H 链铰链区所含的氨基酸数目不等，铰链区包括 H 链间二硫键，该区富含脯氨酸，易发生伸展及一定程度的转动，当 V_L、V_H 与抗原结合时，铰链区发生扭曲从而使抗体分子的抗原结合点更好地与两个抗原决定簇互补，实现它们的末端结合口袋与特定配体的相互作用[46, 47]（图 10.3）。

免疫球蛋白识别和消除功能的这种空间分离，使得抗体能够将靶结合所需的庞大的构象多样性与高度保守的抗原消除效应过程所必需的结构保守性结合起来。这种模块化结构还适于通过保守的 Fc 结构域将抗体分子固定在材料表面上，从而在体内赋予这些材料新的结合功能。

2）抗体片段：设计、表达和应用

（1）抗体片段的表达与工程化。

常规单克隆抗体（mAb）制备的主要过程是：用免疫抗原刺激免疫实验动物产生致敏 B 细胞，再将可产生抗体的 B 细胞与骨髓瘤细胞融合来得到永生的分泌抗体的杂交瘤细胞，该细胞系在实验室可被克隆增殖并大量制备单克隆抗体[48]。然而，哺乳动物细胞的培养成本相对较高，而且在制备人类抗体过程中异种抗体

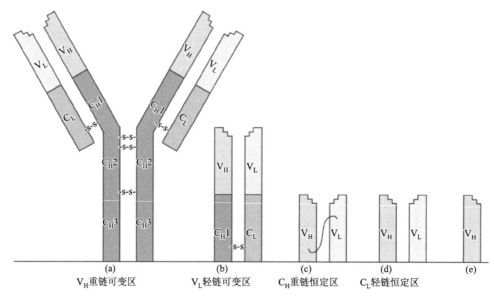

图 10.3 典型 IgG 免疫球蛋白和衍生抗原结合片段的结构[47]

（a）完整的 IgG 分子，灰色的是重链，绿色的是轻链，每条链上颜色较浅的区域代表可变结构域； （b）Fab 片段； （c）单链 Fv（single chain Fv）片段； （d）Fv 片段； （e）V_H 结构域

会产生异源性蛋白超敏反应，因此研究者开始研究更经济的生产平台，开发出了多种制备单克隆抗体衍生片段的方法，这些单克隆抗体片段可以保留与抗原的结合性能。20 世纪 80 年代后期，研究出了小分子单克隆抗体衍生片段，它们保留了其母体抗体的结合特性，免疫原性弱，渗透力强[49, 50]，为抗体工程领域开辟了无数的新应用，不过抗体衍生片段的抗体结合特异性是值得开发的，但需要避免与免疫效应功能的相互作用。

抗体片段化的常用方法是酶解法，常用胃蛋白酶或木瓜蛋白酶对 IgG 进行酶解得到二价的 $F(ab')_2$ 片段或单价的 Fab 片段，而重组 DNA 技术的出现为单克隆抗体的制备开辟了新途径。重组 DNA 技术提供了以各种组合和结构形式扩增和克隆抗体 V_H 和 V_L 结构域的方法，可以重建亲免疫球蛋白结合域，并在更小的分子结构中保持良好的结合强度和特异性。使用这种方法制备的抗体片段，最常见的是 Fab 片段、Fv 片段和单链 Fv（scFv）[51, 52]。在 scFv 中，抗体 V_H 和 V_L 结构域是通过短肽共价连接起来的，连接的短肽大多数为 15～20 个氨基酸残基长度，该连接体克服了 Fv 中由于 V_H 和 V_L 结构域之间缺少可将整个抗体分子连接起来的 C_H1-C_L 二硫化物桥而导致的低相互作用能。虽然更小的抗体变体，如单个 V_H 结构域也被证明能够结合抗原[53]，但 scFv 是常用的最小片段，因为它典型地保留了亲本单克隆抗体的亲和力和特异性，并且可以在重组表达系统如在大肠杆菌等中表达[54]。

重组抗体片段的一个重要优点是它们可以相对容易地在细菌或酵母表达系统中制备出来，这些系统相比哺乳动物细胞的系统更强大且更不易受到污染[55]。其中，一种极具代表性的重组蛋白表达系统是大肠杆菌（*E. coli*），它在表达小分子抗体片段方面极有优势，适合表达无糖基化小分子抗体片段。已有报道显示，在高细胞密度的大肠杆菌培养物中，Fab 抗体片段的产量可达到 g/L 级别，这比在封闭系统、摇瓶培养物中的产量高出了 2~3 个数量级[56-58]。目前，越来越多的常规优化方法正在实现更好的抗体表达过程和更高的抗体片段产率，例如菌株工程，控制细胞生理和表达参数以及在更复杂的细胞中表达折叠多肽[52, 59, 60]。

此外，使用常规克隆和表达宿主，如大肠杆菌、酿酒酵母及毕赤酵母等酵母，可以实现有针对性的抗体片段制备，例如可根据抗体片段的应用领域而修改抗体片段。尺寸较小的抗体片段（scFvs 的尺寸约为 5nm×4nm×4nm）具有更强的组织穿透力，可以在药物递送领域[61]和体内成像领域[62]有所应用。此外，由于它们的结合口袋密度高，也常在体外被固定到基体材料上用于提高材料的检测或捕获灵敏度[63]。在抗体领域，重组片段最主要的优点之一就是可通过蛋白工程来改变自身性能。强大的靶向[64]或随机分子技术[65]可以增强结合亲和力或消除结合靶的交叉反应，而融合蛋白的表达可以产生具有新的"效应子功能"的抗体片段，在体内增加结合部分的活性，如抗体与药物、毒性分子或酶基因融合表达，可用于治疗肿瘤等疾病。在支架等材料的固定化或表面改性领域，向抗体片段中添加柔性肽标签可实现抗体片段的共价附着，增强附着力，从而实现长期稳定性，减少抗体浸出并确保抗体片段在表面正确取向以增加结合口袋作用面积。

除此之外，还有很多其他的抗体片段构象，如二聚体和三聚体以及双特异性抗体[66, 67]。二聚体和三聚体克服了单价抗体分子 Fab、Fv 和 scFv 的低亲和力[66, 68, 69]，双特异性抗体可以同时与两种抗原发生反应并使之交联，因而可以介导标记物与靶抗原结合，或使某种效应因子定位于靶细胞，在介导肿瘤细胞杀伤中尤为有用[70, 71]。

（2）特异性抗体的分离筛选。

如前文所述，在 20 世纪 70 年代首创的杂交瘤技术正在逐渐被不需要免疫动物和昂贵的哺乳动物细胞培养方法的体外抗体库筛选技术取代。这种技术通常是将（人类）V_H 和 V_L 抗体基因扩增，并将其组装成抗体片段的集合，从而有效地将抗体基因固定在重组表达平台而不是分泌抗体的 B 细胞上（图 10.4）[72]。这些抗体片段库通常是细胞、病毒或核糖体等，然后利用抗原与重组平台表面抗体的特异性结合而筛选出所需抗体，并进行抗体扩增[73]。将诱变步骤纳入该过程使得在模拟亲和力成熟的过程中产生多样性的迭代循环，然后选择出亲和力更高的结合体。在实验初始阶段，结合来源于如外周血的人抗体基因，就可以相对快速地产生高亲和力的抗体，人抗体片段几乎对任何配体都有特异性，并且不需要免疫接种[74]。

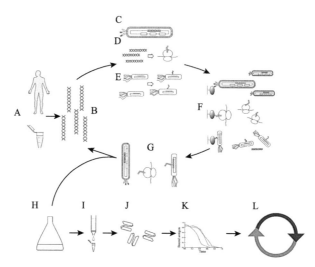

图 10.4　重组抗体的体外分离方法[72]

（A）从人类或在体外产生的基因序列中提取含有抗体基因的生物样本，从而形成抗体基因的大型组合文库（B）。克隆和表达的抗体显示系统有噬菌体（C）、核糖体（D）或细胞表面（E）显示技术等，然后在固定化抗原上对抗体进行筛选（F）。从分离的噬菌体颗粒、核糖体或细胞（G）中纯化的抗体编码 DNA 被翻译出可表达所编码的抗体的可溶性形式（H），然后是纯化配体结合抗体（J）。最后进行诱变，使分离出的抗体可以进一步的诱变，使得在模拟亲和力成熟的过程中产生多样性的迭代循环，然后选择出亲和力更高的结合体（L）

（3）支架功能化抗体的未来前景。

据估计，抗体中 97% 的氨基酸不参与抗原接触[44]，因此最小化配体结合部分可以增加结合口袋的有效堆积密度，从而潜在地提高对低浓度分析物的检测灵敏度[63, 75]，或抗体修饰表面的低丰度细胞的捕获效率。同样地，在支架连接的抗体片段中去掉非抗原相互作用结构域，可以避免在装置表面与携带 Fc 受体的免疫效应细胞发生负面相互作用，并减少体内非特异性相互作用。此外，用于控制、定向和稳定附着在表面或装置上的重组抗体工程化[76]是物理吸附分子使用上的重大进步。尽管抗体工程和重组表达技术在过去 30 年中已经成为标准的科研工具，但它们的影响还没有在生物医疗设备或材料功能化领域中显示出来。然而，它分离和表达人源抗体片段的潜力可能是采用组合文库和重组表达平台来实现下一代医疗设备和支架功能化的关键考虑因素。目前临床应用的抗体涂层支架使用的不是人的抗体而是小鼠的，偶尔是兔的。虽然动物分子的使用克服了先前分离人类分子的相关技术瓶颈[77]，但体内诱导人抗鼠抗体（HAMA）型反应的可能性是显而易见的[78]。由于 HAMA 应答会快速破坏用于如细胞捕获或药物递送的抗体包被表面，使用重组技术产生免疫耐受的人类分子显然更适合于支架包被。一段时间以来，人源或基于人的抗体分子已经逐渐进入临床：早在 2006～2009 年被批准用于临床的 11 种新抗体中，有 6 种是完全人源化的，另外 4 种是可降低其潜在的免疫原性的"人源化"抗体[79]。

2. 蛋白支架连接方法

在许多领域的应用中，物理吸附法是蛋白质在固体载体上附着最常用的方法[46]。在标准的体外技术，如酶免疫测定和免疫印迹中，抗体通常吸附在聚苯乙烯、聚偏氟乙烯或硝化纤维素等的表面。这种方法的主要优点是简单、成本低、有相对高的抗体结合能力，并且不涉及抗体的额外操作。然而，对于更复杂的应用，如用抗体进行支架生物功能化，这种方法的缺点是：吸附到固体表面的蛋白质会变性，导致高达 90% 的吸附分子会变得无序或无法接近结合位点[80]；当通过非位点特异性相互作用发生连接时，抗体分子会随机地连接在基质上，并且结合域可能无法接触到目标的配体或细胞；蛋白质吸附的情况难以重复；非共价连接的可逆性质会导致抗体解吸，生物功能化支架的长期稳定性会降低；容易发生多层蛋白质沉积，导致敏感性降低和抗体生产成本增加[81]。理想情况下，将抗体固定在支架表面应使这些分子在表面上正确取向，稳定（优选共价）附着，排列成结构良好的单分子层，且构象和功能上未在固定过程中改变。

1）抗体的共价连接

抗体与支架的共价结合可以解决蛋白质从支架中浸出的问题，但在许多情况下，它克服不了抗体取向的问题[46]。最基本的共价连接方法是通过相对简单的化学作用将蛋白质分子中的末端氨基或羧基耦合到各种载体上，例如，醛和环氧活化底物可以实现高度稳定的蛋白质连接[61]。然而，在溶剂中蛋白质暴露出的氨基酸也可能发生类似交联，蛋白质分子本身内部或蛋白质分子之间的交联也可能发生，这可导致在固定抗体过程中结合囊的定向不正确或不可接近结合位点[82]。

抗体与固体载体的共价结合通常利用的是抗体分子中的三种功能化基团中的其中一个：赖氨酸、半胱氨酸残基和碳水化合物部分，它们存在于 Fc 段[83]。使用 $\varepsilon\text{-NH}_3^+$ 方法结合表面暴露的赖氨酸，不能确保抗体分子在载体上的正确取向，因为有 40～50 个这种可用于标准免疫球蛋白结构修饰的氨基酸残基可能暴露于溶剂中。对于半胱氨酸，典型的 IgG 免疫球蛋白含有大约 32 个半胱氨酸残基，这些残基参与稳定结构域（每个 C 或 V 区域有一个 S—S 键）或链间共价二硫键。因此，能够附着到支架表面的未配对的半胱氨酸残基是较少的，但可用于反应的单个半胱氨酸的 Fab 抗体片段可以通过胃蛋白酶、酸处理及重组创建的方式获得[84]。在抗体分子的 Fc 杆上的 2～5 聚糖链以及它在体内的免疫效应器功能也可以被研究利用，因为它们满足结构稳定、可共价附着和结合囊定向于支架表面的要求。还有一种方法是，Fc 段中碳水化合物基团被氧化成醛后，与引入支架表面的胺或酰肼基发生反应[85, 86]。有些相似的是，近期有一种可以共价定向连接抗体的技术，是利用了抗体 Fc 区富含组氨酸的特性，将 IgG 定向固定在多功能金属螯合物-乙醛酸载体上[85]。

2）中间抗体结合层的应用

另一种定向固定抗体的方法，是通过中间抗体结合层固定，且通常不是共价连接，即通过使用广泛的特异性蛋白结合分子、抗体特异性结合伴侣或重组相互作用基序的工程化抗体分子来实现。例如，贻贝黏附蛋白（MAP）之类的蛋白结合层可以容易地涂覆在不锈钢和钛等支架表面，作为能够使抗体可以容易地附着的黏附层[87]。这种方法已成功用于在 316L 不锈钢上涂覆抗 CD34 抗体，以介导捕获 EPCs[88]。此外，可以通过使用 MAP-重组纯化蛋白 A 融合蛋白来增加抗体的特异性，MAP 层附着到聚合物和金属表面上后，其表面的抗体结合蛋白 A 结构域能够捕获保持抗原结合特性的抗体[89]。蛋白 A 和蛋白 G 都是由金黄色葡萄球菌自然分泌产生的蛋白，它可以结合抗体的 Fc 段，正确地将抗体层定向固定在表面上，因此通常用于体外抗体纯化。除此之外，抗体也可以通过使用识别抗体 Fc 段底部暴露的疏水性斑块的短肽在载体上定向固定[90]。中间抗体捕获层的使用避免了抗体工程介导其表面结合的需要，由于它们通常利用的是保守 Fc 段中的保守结构或序列基序，因此可以与具有多种结合特异性的分子广泛兼容。然而，捕获蛋白和抗体之间的相互作用通常是可逆的，更关键的是，在支架上预涂覆具有从循环中捕获具有不同结合特异性抗体的细菌或其他非人蛋白，可能会引起对支架蛋白层有高度破坏性的免疫应答（图 10.5）。

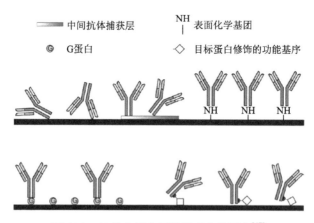

图 10.5　抗体分子在固体基底上的固定[47]

抗体重链为灰色，轻链为绿色。恒定结构域为深色，可变结构域为浅色。第一排，左侧：物理吸附抗体；中间：通过中间黏附层吸附抗体；右侧：通过特殊化学基团连接抗体，如末端的 NH_4 或 COOH 基团。第二排，左侧：通过抗体结合蛋白固定抗体，如蛋白 G 或蛋白 A；右侧：连有设计基序的抗体与化学活化表面的特异性相互作用

3）工程抗体片段的固定化

重组分离和表达具有所需的结合特异性的抗体片段相对容易，所得的产物可以用基因工程融合重组标签来介导它们在表面的可控附着。scFv 可以与能够和基质上的伙伴基序相互作用的亮氨酸拉链基序融合，从而形成取向正确的异源二聚体对[91]，也可以与能够被表面结合的抗体识别的多种肽基序融合[92]。短肽标签（通常为 4～8 个氨基酸残基）也可以被连接到抗体片段的表面暴露部位，通过在支架表面引入适当的化学基团来调节纯化蛋白分子的定向固定[93]。

3. 支架固定化抗体的应用

抗体在支架功能化中的主要应用是介导内皮（祖）细胞的附着以促进体内内皮化，并在支架表面尚未完全再次内皮化时防止血栓形成。由于 DES 释放的抗增殖药物会延迟再内皮化，因此如何加速支架表面内皮化成为人们关注的焦点。在生物材料表面体外种植 EPCs/EC，并在支架表面培养出人工内皮是一种十分复杂的方法，并且这种方法需要通过患者活检来提取种植在移植物上的细胞，并进行细胞培养和增殖直到细胞完全覆盖支架表面再重新植入患者体内[94]。这项工作技术要求高、耗费时间、价格昂贵、易受细菌污染，而且不易实际应用[95]。因此，在体内使用 EPCs 捕获抗体功能化修饰的支架来促进新生内皮层的形成是更为现实有效的方法。

由于内皮祖细胞在体外具有获得内皮细胞特性的能力[96]，并具有驱动支架表面内皮化以提高生物相容性的潜力，因此在过去的二十年中 EPCs 一直是研究的热点。许多研究表明，EPCs 在血管损伤部位募集时能够减少新内膜形成并加速再内皮化[72]。由于内皮祖细胞比内皮细胞更容易沉积细胞外基质上，因此更适合在材料工程和功能化领域使用。虽然目前还没有公认的内皮祖细胞的定义，但是已经鉴定出许多对内皮祖细胞具有特异性的细胞表面标志物，其中最主要的是 CD34、CD31、CD105、CD133 和 CD144[97]。许多研究表明，骨髓中和刚进入体循环的内皮祖细胞呈 CD34、CD133 和 VEGFR2 阳性，但进入血液循环后则不再表达 CD133[98]。

抗体具有通过捕获循环中的内皮祖细胞或内皮细胞，并将它们有效地固定在支架表面而加速支架再内皮化的特殊潜力。这些跨膜蛋白的疏水性和复杂性导致它们在纯化或重组表达方面相当困难[99, 100]。虽然在结合抗体的分离过程中有许多困难，但是，目前已经有研究者分离出许多标记内皮祖细胞或内皮细胞的抗体，其中最常用的是 CD34 抗体、CD133 抗体、VEGFR2 抗体、CD144 抗体和 CD105 抗体。

如今，抗体结合支架也有一些新型应用，例如，DNA 结合抗体连接在心血管支架上可以实现原位基因传递[101]。在猪模型中的研究实现了在左冠状动脉前降支中绿色荧光蛋白编码质粒的递送和报告蛋白的表达，而人体内也可以通过同样途径递送一氧化氮合酶 cDNA 抑制血管再狭窄[102]。在类似的研究中，研究者已经在冠状动脉支架上修饰腺病毒结合抗体用于基因递送[103]。

10.2.3 展望

目前利用抗体进行支架功能化技术主要是使用抗体分子捕获内皮或内皮祖细胞，以加速植入器械的再内皮化和降低体内血栓形成的风险。最主要是，已经有许多可从循环中捕获内皮祖细胞的 CD34 结合抗体产品投入临床使用。然而，鉴定内皮细胞或内皮祖细胞特有的表面标记物的技术瓶颈仍然存在，目前还没有理想的用于内皮细胞鉴定和捕获的标记物。这是抗体支架生物功能化的弊端，因为它限制了仅捕获所需细胞类型以覆盖支架腔表面的可能。对内皮祖细胞、内皮细胞和其他相关细胞类型，如平滑肌细胞的表面蛋白表达的基因组研究可能有助于改进标志物。

与此同时，比较当前候选抗体的细胞结合水平，将有助于理解它们介导内皮化的能力。目前的研究可使用的抗体数量少，而且有研究显示在培养过程中细胞发生的衰老可能使公认的内皮祖细胞标记物发生变化。根据目前可用的细胞培养方法，通过体外试验的结果推断体内的情况，分离和鉴定具有临床使用意义的抗体具有最重要的影响。此外，更详细地研究在体外和体内分离的细胞中蛋白质靶标的差异表达，将进一步提高抗体分离技术成功转化为临床可用产品的可能性。

10.3 仿生内皮的血管支架涂层设计

对于血管支架而言，其在介入过程中会引起炎症反应，并对血管周围的组织造成损伤。这种组织损伤与血栓形成、炎症、新内膜增生和基质沉积/血管重构有关，此外支架植入后还存在与血液接触表面相容性不佳的问题。植入金属裸支架（BMS）的患者中，20%的患者在 3～6 个月发生支架内再狭窄，其原因主要是组织损伤引起的血栓形成，以及金属裸支架等血栓形成表面的存在和血管平滑肌细胞的迁移和增殖引起的支架内新生内膜的增殖。DES 是支架设计中的突破，然而，这种支架在临床研究的长期应用中也存在问题，从支架表面释放的药物会减缓受损血管的内皮化并引发晚期血栓。

在血液中，内皮层的存在可以提高材料表面的血液相容性，血管支架面临的主要挑战就是重建血管内皮层以维持足够的血流动力学平衡。因此，许多研究者将焦点转移到如何促进血管支架表面的快速内皮化，其中一个可行策略即通过将干细胞或祖细胞归巢到损伤部位，模拟受损内皮细胞的自我修复系统，制备可仿生内皮的心血管支架。

10.3.1　内皮、血栓形成和炎症反应

自然状态下的内皮细胞是覆盖血管内表面的薄细胞层，其作为管腔内循环血液与血管壁之间的界面存在。内皮细胞能够对物理和化学信号做出响应并调节血管张力、炎症、血栓形成和纤维蛋白溶解等。在生理条件下，内皮具有抗凝血作用，其抗凝血性质依赖于多种分子。人造生物材料植入人体时，会引起一系列的血栓形成和炎症反应，这种现象类似于血液在受损血管中对细胞外基质（ECM）的反应。事实上，当生物材料与血液接触时，该部位内皮细胞的抗凝血性就会消失，并会在血管假性血友病因子[104]、组织因子（TF）[105, 106]、纤维连接蛋白[107]等黏附因子和凝血因子结合活化[108]的作用下在接触部位形成血栓前体。

内皮细胞活化后，会在血管内产生信号，增加促凝血蛋白（如 TF）、细胞因子和表面黏附分子的表达，从而促进白细胞向炎症区聚集。这种 TF 可以引起凝血酶活化、血小板沉积以及纤维蛋白原转化为纤维蛋白这一过程的持续进行，随后纤维蛋白捕获红细胞，形成血栓。与此同时，血管壁会释放活性氧（ROS），促进白细胞氧化血红蛋白并诱导红细胞溶解[109]。除了调节血栓形成之外，内皮细胞还能引导生化反应，如在趋化因子的作用下向炎症部位输送白细胞。内皮细胞在激活后会表达免疫相关的表面分子，如免疫球蛋白基因超家族的黏附分子、细胞因子及生长因子等。其分泌的细胞因子如白细胞介素-1（IL-1）、肿瘤坏死因子（TNF-α）和干扰素（IFN）可以促进中性粒细胞的活化并引发急性炎症，导致内皮损伤。这些反应改变了细胞膜形态、细胞骨架结构以及细胞基质组织对分子的通透性[110]。研究表明，内皮细胞细胞因子的依赖性刺激可促进血小板活化因子（PAF）[111]介导的白细胞（特别是单核细胞）的活化以及血小板内皮细胞黏附分子（PECAM）、细胞间黏附分子（ICAM-I）、血小板选择素（P-selectin）、内皮细胞选择素（E-selectin）和血管细胞黏附分子-1（VCAM-1）[112, 113]的表达。此外，内皮细胞表达的分子可参与补体调节以及许多补体系统蛋白受体的形成[114-116]（图 10.6）。最后，溶血会导致红细胞（RBC）的携氧能力受损。溶血会在以下两种情况下发生：①红细胞与材料发生接触；②红细胞与血液和物质表面之间的相对运动而产生的剪应力导致红细胞降解。

10.3.2　血管内皮祖细胞

内皮细胞（ECs）是一种终末分化的细胞，不具有增殖扩散能力[118]，因此通过种植内皮细胞改性的血管支架不能长期发挥作用，且在支架上种植细胞过程带

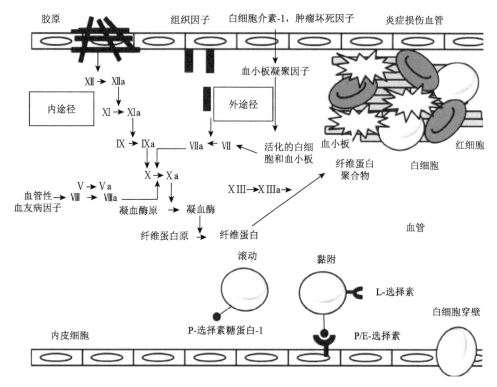

图 10.6 血管损伤后血管内皮的激活并释放相关的血管内信号，导致血栓形成和损伤部位白细胞的聚集[117]

来的时间消耗、劳损消耗、经济消耗等原因都会使治疗效果不理想[119]。内皮祖细胞（endothelial progenitor cells，EPCs）是一小群 CD34+ 循环单核细胞，能够在体外获得内皮细胞特性[120-122]。EPCs 主要位于骨髓，在成人外周血液中低浓度循环。它们能够通过刺激受损血管的再内皮化，诱导和调节氧气供应减少区域的血管生成，从而再生缺血器官功能[121, 123, 124]。有研究表明，在血管损伤部位系统应用 EPCs 有利于加速再内皮化和减少新内膜形成[125-127]。体外种植 EPCs 可制造非血栓性内皮化血液接触表面，预防血栓形成并发症，改善血管长期通畅性[128-130]。此外，EPCs 比 ECs 可以更大程度地沉积和重构 ECM[131]。鉴于这些优点，EPCs 在血管再生医学中具有巨大的潜力（图 10.7）。

外周血中至少含有两种完全不同的 EPCs 细胞群。一种被称为早期 EPCs[132]或集落形成统一内皮细胞（CFU-ECs），它们具有一些内皮细胞和单细胞特征[133-136]，并具有有限的增殖能力。另一种细胞群是所谓的晚期 EPCs，即血液生长内皮细胞（BOECs）或内皮细胞集落形成细胞（ECFCs），它们具有典型的内皮鹅卵石样结构和高增殖能力。在体内，两种类型的 EPCs 显示出相当的血管生成能力[137, 138]。早期

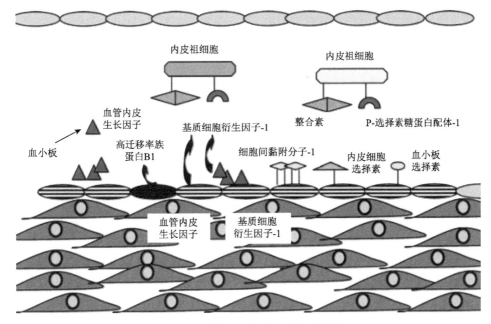

图 10.7 体内内皮祖细胞的招募[113]

血管损伤后，单层内皮细胞被激活，受损内皮细胞的血小板聚集非常迅速。血小板和活化的内皮细胞分泌高水平的 SDF-1，VEGF 水平也会升高。在这些细胞中，选择素的配体 PSGL-1 通过激活 EphB4 通路上调。EPCs 中 β2 整合素的含量也非常高。这些分子都将与活化的内皮细胞上的 P-选择素配体、内皮细胞选择素配体和 ICAM-I 配体相互作用。此外，坏死的 ECs 表达 HMGB1，进一步增强了 β2 和 β1 整合素与其配体的相互作用

EPCs 是单细胞来源的，而不是真正的内皮细胞[133, 139-143]。尽管早期和晚期 EPCs 在体外存在明显差异，但这些差异在体内的意义仍不清楚。早期 EPCs 似乎能比晚期 EPCs 产生更高水平的促血管生成生长因子[132]。虽然早期 EPCs 的增殖能力较低，但它们可能很适合修复较小的血管损伤，并可能通过分泌血管生成细胞因子来促进血管生成，以确保成熟 ECs 的存活和晚期 EPCs 的增殖。相反，高增殖率的晚期 EPCs 可能在新血管生成和广泛血管损伤的修复中发挥关键作用[144]，这些损伤需要大量快速增殖的 ECs。然而，早期和晚期 EPCs 在血管生成和内皮化中的确切作用尚不明确，需要进一步的体内研究来阐明。

10.3.3 血管内皮祖细胞的捕获

EPCs 是一种在合成材料表面生成内皮细胞的很有前途的工具。因此，在过去的几年里，材料表面如何直接从循环血液中捕获 EPCs 的问题变得越来越重要。理想的捕获分子应该对 EPCs 具有较高的亲和力、特异性和选择性。即使捕获分子与其他血细胞或血浆蛋白的结合能力较弱，也可能导致该技术的失败，因为捕

获分子会立即被相互竞争的细胞或蛋白质所覆盖，而且这些细胞或蛋白质在血液中的浓度明显高于 EPCs，从而会阻止捕获所需的目标细胞。迄今为止，多种捕获分子如抗体、多肽、磁性分子、寡糖和适配体等已被用于将 EPCs 捕获到血液接触材料表面。下面将讨论这些不同的在体内形成功能内皮层的生物化修饰方法，这将为预防再狭窄和消除原位血栓形成带来新的希望和前景（图 10.8）。

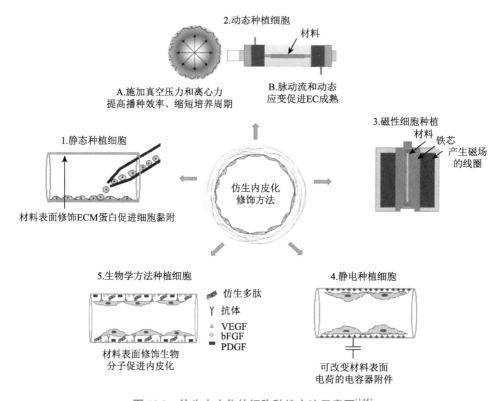

图 10.8 仿生内皮化的细胞种植方法示意图[145]

1. 静态种植细胞：ECs/EPCs 可直接种植于材料表面。材料表面可涂覆各种 ECM 蛋白，以增强细胞附着。2. 动态种植细胞：A. 施加于材料的真空压力和离心力可提高细胞播种效率、缩短细胞培养周期。B. 生物反应器可提供生理脉动流动环境，可用于促进成熟的、非活化的 EC 表型。3. 磁性细胞种植：外加磁场可以有效地引导和调控包覆 EC/EPCs 的顺磁性/超顺磁性粒子在材料上的种植。4. 静电种植细胞：将材料与电容器连接，在材料上产生临时正电荷而细胞表面通常带负电荷，因此，这一暂时性的正电荷可用于 ECs/EPCs 的黏附。5. 生物学方法种植细胞：可以在材料表面涂覆仿生细胞黏附肽、捕获 ECs/EPCs 的特异性抗体和各种生长因子，以促进细胞培养和/或植入后 ECs/EPCs 的体外/原位迁移和成熟

1. 抗体捕获

抗体具有通过捕获循环中的内皮祖细胞或内皮细胞，并将它们有效地固定在支架表面而加速支架再内皮化的特殊潜力。这些跨膜蛋白的疏水性和复杂性导致它们在纯化或重组表达方面相当困难。虽然结合抗体在分离过程中有许多困难，但是目

前已经有研究者分离出许多标记内皮祖细胞或内皮细胞的抗体,其中最常用的是 CD34、CD133、VEGFR-2、CD144 和 CD105 抗体,下面将进行更详细的讨论。

1）CD34 结合抗体

CD34 是一种高度糖基化的蛋白,具有一个跨膜（TM）区和 259 个氨基酸胞外区。虽然它作为标记已被用于捕获内皮祖细胞的许多研究中,但也有研究证明,超过 99%的由 CD34 结合抗体结合的细胞不是 EPCs[146]。已经发现纯化的小鼠 CD34 单克隆抗体与表达 CD34 的造血前体细胞和内皮细胞相互作用,而不与正常外周淋巴细胞、单核细胞、红细胞、粒细胞或血小板相互作用[147]。有离体和动物实验研究表明,特异性靶向循环内皮祖细胞的覆盖有 CD34 抗体的支架,可以在 48h 内完成支架的完整内皮覆盖[148]。由 Orbus Neich 医疗技术开发的包被有小鼠 IgG2a 抗人 CD34 抗体的支架（Genous 支架）自 2010 年以来就已经上市。该 CD34 抗体支架的首次临床研究证明了其在治疗早期冠心病和长期促进新内膜增生的显著晚期消退中的安全性和可行性[26]。随后的随机临床试验将 Genous 支架与 BMS 和 DES 进行了比较,从而开发出了新一代的 COMBO 支架,该支架使用 CD34 抗体和洗脱药物西罗莫司共同作用来捕获内皮祖细胞以及减少支架内晚期管腔损失[149]。

也有研究人员将介导内皮祖细胞捕获的 CD34 抗体与生长因子相结合,以促进内皮祖细胞向内皮细胞的分化。有研究者在 316L 不锈钢[150]上用 CD34 抗体和 VEGF 进行了逐层功能化,这是许多抗体-生长因子组合都可以使用的方法[151]。当然,在所有抗体固定化分析中,固定化方法对于确定表面结合的捕获分子的取向和功能是至关重要的。Petersen 和同事通过采用位点特异性固定方法证明了优化支架上抗体的取向和表面密度的重要性。在他们的研究中,通过抗体与氨基活化的 PLLA 涂层支架表面的物理吸附或 Fc 介导的反应,获得了类似水平的抗体包覆结果,但后者中的 CD34+细胞的结合活性高于 Genous 2～3 倍[152]。类似地,其他研究表明,通过其 Fc 段固定在不锈钢上的 CD34 结合抗体比经（非定向特异性）戊二醛处理的相同表面官能化的 CD34 结合抗体在体外可以更好地促进内皮祖细胞附着并减少凝血的发生[153]。

2）CD133 结合抗体

CD133 是具有三个细胞外拓扑结构域的 5 次跨膜糖蛋白,在上皮细胞顶端质膜组织中起作用。相比于 CD34,CD133 抗体修饰的支架受到的关注较少,这可能是因为它与循环内皮祖细胞的联系目前尚不清楚[154]。最近有研究比较 CD34 抗体和 CD133 抗体结合的细胞类型发现,后者选择性地捕获分化为内皮细胞的造血干细胞,而 CD34 抗体除结合造血干细胞外,还结合分化为血管内皮细胞和免疫细胞的造血祖细胞,从而促进平滑肌细胞的生长,这可能导致血栓形成、炎症和排斥反应的发生[155]。进一步比较 CD34 和 CD133 抗体在内皮祖细胞捕获中的作用也可以发现，CD133 抗体更有优势，因为其可以介导更快的内皮化并更有效地抑制支架内再狭窄[156]。CD133 结合抗体已成功地共价结合到有聚合物涂层的金属裸支架上，可以在短时间（6h）内从循环中捕获 EPC 并显著改善细胞生长，且 6 个月后内皮细胞仍保持原有功能[157]。目前仍然需要对 CD133 和 CD34 的多种抗体进行更深入的比较，包括包被密度、包被分子的功能以及细胞特异性的评价，才能得出更详细的关于内皮细胞和内皮祖细胞捕获相对效率的结论。

3）VEGFR-2 结合抗体

血管内皮生长因子受体-2（VEGFR-2）是 VEGF 作用的主要受体，主要分布在血管内皮细胞和淋巴内皮细胞中，参与血管结构的生长和维持。据报道，VEGF 可以加速大鼠颈动脉中受损动脉的再内皮化[158]，此外支架中洗脱的 VEGF 可以通过刺激内皮祖细胞的捕获和成熟来促进支架的再内皮化。目前，已经有许多分离所得的 VEGFR-2 结合抗体用于内皮祖细胞的捕获。虽然有人认为 VEGFR-2 可能是比 CD34 或 CD133 更好地捕获内皮祖细胞的靶点，但迄今为止关于这些抗体的报道大部分都集中于它们的固定化上[159]，而且它们在内皮祖细胞的捕获和表面再内皮化的效果上有待进一步研究。然而，有许多成功使用固定化的 VEGF 捕获 EPC[160]以及甚至 VEGF 表达上调对再内皮化产生积极影响[161]的研究结果表明，VEGFR-2 捕获内皮祖细胞促进再上皮化的方法有一定的作用。

4）其他用于再内皮化的抗体

人血管内皮细胞-钙黏素（VE-cadherin），也称 CD144，是一种内皮细胞标志物，发现于静脉、动脉、毛细血管和大血管中，仅在晚期内皮祖细胞和分化的内皮细胞中表达，而不表达于在早期内皮祖细胞或其他白细胞表面。已有研究证实，兔抗人 VE-cadherin 多克隆抗体涂层不锈钢支架能捕获内皮祖细胞，并显著抑制新生内膜形成，加速体内再内皮化[27]。CD34 抗体涂层支架和 CD144 抗体涂层支架的比较结果还表明，无论在体外还是体内，CD144 抗体涂层支架都能更有效地捕获生长期内皮细胞（OEC）和成熟内皮细胞[162]。最新的在兔子体内的研究实验表明 CD144 抗体涂层包覆的两性离子的支架，相比于 BMS，在减少内膜增生、减少血小板黏附、促进内皮愈合方面有更好的表现[163]。

CD105（又称内皮素）是内皮细胞表达的糖蛋白，是转化生长因子 β 受体复合物的成分之一。一项抗体涂层不锈钢支架与 BMS 和西罗莫司洗脱支架的性能比较的研究发现，在支架植入猪冠状动脉 14 天后，CD105 抗体涂层支架的内皮化情况更好，且新内膜形成和狭窄的情况也较少[164]。也有研究显示，CD105 抗体涂层支架与 CD34 抗体涂层支架的效果类似，且在新内膜面积、面积狭窄百分比或是两种支架的再内皮化率方面没有差异[165]。

2. 多肽捕获

多种来自 ECM 功能域的肽序列被证实可以影响 EC 黏附和增殖，如纤维连接蛋白衍生肽 RGD[166, 167]，但是不能准确地对单个细胞群进行选择。

（1）cRGD 多肽。

整合素是一种跨膜细胞表面的异二聚体蛋白家族，通过 RGD 序列（Arg-Gly-Asp）等结合基序介导细胞与 ECM 蛋白的黏附[168]。ECM 配体与整合素受体的结合与调控细胞存活、增殖和迁移的信号转导有关。相比于线型 RGD，ECs 对固定环状 RGD（cRGD）的结合亲和力更好[169]，因为 cRGD 多肽的构象更接近于天然配体。EPCs 表达的整合素可以与 cRGD 肽特异性结合[127, 170]。Blindt 等将整合蛋白结合的 cRGD 肽装载到一种新设计的聚合物支架涂层中[171]，并在体外和体内的猪模型中，分析了该支架招募 EPCs 和结合 EPCs 并限制冠状动脉新生内膜形成的潜力。在植入猪冠状动脉 12 周后，与未加载或金属裸支架相比，cRGD 肽负载聚合物支架的平均新内膜面积和百分比狭窄均显著减少。然而，cRGD 涂层支架的长期疗效和安全性仍需要进一步的研究。必须指出的是，整合素并不只存在于内皮祖细胞中。许多其他细胞和血浆蛋白具有 RGD 结合位点的结构域，如纤维连接蛋白（成纤维细胞）、纤维蛋白原、血管性血友病因子（在内皮细胞和巨核细胞中合成）、胶原蛋白、层粘连蛋白（在上皮细胞上合成）或卵黄连接蛋白（在血小板上合成）。在这些蛋白中，只有血管性血友病因子存在于 EPCs 中，其他所有蛋白质都在白细胞或血小板上大量存在。此外，外周血中含有高浓度的血浆蛋白，可以在最短的时间内覆盖 cRGD 肽，导致 EPC 捕获能力的丧失。

（2）噬菌体展示选择的 HBOECs 特异性肽段。

使用组合肽库和噬菌体展示技术来选择新的肽配体是一种新的、可能更有前景的策略，这些配体与人类血液生长内皮细胞（HBOECs）结合，具有高亲和力和特异性[172]。Veleva 等通过使用人脐静脉内皮细胞对噬菌体展示库进行预孵化来应用负阳性选择，以避免非特异性结合[173]。所选的 HBOEC 特异性肽段 TPSLEQRTVYAK（简称 TPS）与甲基丙烯酸甲酯三元共价偶联[由 20%（摩尔分数，后同）的甲基丙烯酸己酯、78%的甲基丙烯酸甲酯和 2%的甲基丙烯酸组成]。该肽能在无血清的状态下与 HBOECs 结合，但不能与 HUVEC 结合。HBOECs 对 TPS 改性三元共聚物表面的吸附率是阴性对照的两倍。然而，当实验在血清蛋白存在下进行时，细胞特异性结合被消除。因此，开发抗蛋白三聚体是 HBOECs 在体内选择性结合的必要条件。此外，识别 TPS 结合表位或膜受体可以更好地评估结果，提高这种捕获分子的成功率。

（3）其他多肽。

Gly-Arg-Gly-Asp-Ser-Pro（GRGDSP）多肽[174]、RGD 结合 Pro-His-Ser-Arg-Asn（PHSRN）（纤连蛋白结合序列）[175]、RGD 结合 Tyr-Ile-Gly-Ser-Arg（YIGSR）（层粘连蛋白 β1 链的一部分）[176-178]、多巴胺或贻贝黏附蛋白（MAP）[179]、基质细胞衍生因子（sDF-1α）[180, 181]、CAG[182]和 LXW7 配体等也常用于捕获 EPC[183]。

3. 磁性分子捕获

1）超顺磁性氧化铁（SPIO）微球

另一种在植入物上捕获循环 EPCs 的方法是细胞的超顺磁性负载，并在体内通过外部磁场将细胞定位到所需位置。

Pislaru 等开发了一种方法，可以在体内将 EPCs 磁性定位于支架血管壁的位置[184]。将涂层商用不锈钢支架上涂覆 10μm 的镍层制备可磁化的支架，随后将支架置于钕超磁体中 5min 磁化，再植入猪冠状动脉和股动脉。在短暂的血流阻断过程中局部注射标记的 EPCs。24h 后的检查显示，磁性支架的存在显著增加了冠状动脉和股骨位置的保留细胞数 6～30 倍。黄楠等将抗体与磁性纳米粒子结合，将铁支架作为另一磁响应源，共同作用来提高纳米粒子表面捕获率。利用 CD34 抗体构建了定向捕获 CD34 阳性细胞的功能型磁性纳米粒子，再利用外加磁场将其归巢到铁支架表面。FTIR 和 TEM 结果表明 CD34 抗体已成功接枝到双羧基 PEG 包裹的 Fe_3O_4 纳米粒子上，体外细胞评价证实该纳米粒子不具有细胞毒性。体内动物试验结果表明该 Fe_3O_4-PEG@CD34 纳米粒子能够特异性识别捕获 CD34 阳性细胞，并且在外加磁场的作用下能够将其快速归巢到铁支架表面，这为实现支架表面快速内皮化提供了可能。

目前，铁颗粒对内皮祖细胞增殖和形成功能内皮细胞的长期影响尚不清楚。此外，EPCs 在细胞转化过程中释放的铁颗粒可导致局部炎症，并可引发与预期相反的内膜增生。因此，进一步开发生物相容性磁性颗粒，如阿伏莫西特，用于细胞标记和生物相容性磁性支架材料，是进行长期体内研究和提高这种捕获方法成功的必要条件。

2）功能化超顺磁性氧化铁纳米粒

一种更创新的方法是利用肽、抗体、适配体或特定细胞类型的小分子等亲和配体对 SPIO 纳米颗粒进行功能化[185]。

这些目标粒子可以通过添加其他配体进一步功能化，如治疗和成像（荧光染料或放射性核素）分子。这些纳米颗粒也可以用 EPC 特异性抗体功能化。然而，这种方法的成功率受到高选择性抗体的限制。

4. 寡糖捕获

以前的研究表明，L-选择素（CD62L，一种调节淋巴细胞归巢及白细胞滚动和迁移的黏附受体），在体外扩增的人 EPCs 上表达[186]。Suuronen 等将 L-选择素的高亲和力配体 sialyl Lexis^X（sLe^X）固定在胶原基质上[187]。在体外，与单纯胶原基质相比，在 sLe^X-胶原基质上培养的 EPCs 显示出更强的血管生成/趋化细胞因子的产生和对细胞凋亡的抵抗力。胶原基质中加入 sLe^X 增强了 EPCs 的黏附。在体内，大鼠缺血后肢肌内注射 sLe^X 胶原基质增加了动员 EPCs 的数量和时间。此外，它还促进了内源性和外源性 EPCs 在靶组织中的积累，后肢接受 sLe^X 胶原基质后，新生血管增加，组织灌注改善。

5. 寡核苷酸适配体捕获

适配体（aptamers）是一类相对较新的核酸，能够与多种靶分子如多肽、蛋白质、药物、有机和无机分子甚至整个细胞等结合，具有较高的亲和力和特异性。寡核苷酸适配子是一种单链核酸（ssDNA 或 RNA），一般 70~80 个核苷酸长度，可以通过指数富集配体系统进化技术（SELEX）生成[188,189]。与抗体一样，单链寡核苷酸根据核酸序列折叠成三维结构，这使得适配体能够识别和结合特定的目标分子[190,191]。利用 SELEX 技术，可以从由 10^{15} 个不同的 DNA 或 RNA 寡核苷酸序列组成的化学合成随机序列文库中选择目标适配体。这些适配体在皮摩尔（$1×10^{-12}$mol/L）到纳摩尔（$1×10^{-9}$mol/L）范围内[191]与目标分子结合，其解离常数（K_d）可与一些单克隆抗体相媲美，有时甚至优于后者。将适配体固定在涂有底物的合成材料上，可以显著增加血液循环中 EPCs 对血液接触种植体的特异性附着。采用高亲和力适配体加速体内自内皮化，可显著提高血管支架的通畅率。

10.3.4　展望

近年来，血管植入物的体内/原位内皮化作为一种治疗方法，日益受到重视，它能够通过抑制血栓形成增加植入物的通畅性，从而提高植入合成材料的血液相容性。具有高增殖潜能的循环 EPCs 是血管移植和支架的体内内皮化的理想自体细胞来源。迄今为止，许多技术和归一化因子模拟分子，如抗体、多肽、适配体和寡糖，已被确定用于合成植入物材料的生物功能化。然而，这种方法的成功依赖于对 EPC 生物学更好的描述和理解，目前主要的挑战仍然是高度特异性识别 EPC 的标记及其配体的选择。利用患者干细胞的自我愈合潜能在体内生成完整的内皮细胞这一概念的实现将为再生医学和组织工程领域带来革命性的新前景。

10.4 一氧化氮释放型血管支架

在健康内皮细胞众多的生理功能中,合成和分泌一氧化氮(NO)功能尤为重要。内皮细胞以(0.5~4.0)×10^{-10}mol/(cm^2·min)的速率释放 NO 分子,维持血管内的各种生理平衡,特别是它可通过激活环磷酸鸟苷(cGMP)通路,舒张平滑肌细胞、抑制其过度增殖及抑制血小板的聚集与激活[192]。由于 NO 这一信号因子在心血管微环境中举足轻重的作用,构建具备 NO 释放这一仿生内皮功能的表面是一种较为理想的心血管材料改性的努力方向。

10.4.1 一氧化氮

NO 是通过一个依赖氧的酶促过程形成的,L-精氨酸的鸟嘌呤氮原子被氧化形成 NO 和 L-瓜氨酸,这一过程由一氧化氮合酶(NOS)[式(10.1)]家族参与催化。该酶由三种不同的亚基组成:神经元型(nNOS/NOS1)、诱导型(iNOS/NOS2)和内皮型(eNOS/NOS3)[193]。

$$2L\text{-精氨酸}+3NADPH+1H^+ + 4O_2 \Longrightarrow 2L\text{-瓜氨酸} + 2NO+4H_2O+3NADP^+ \quad (10.1)$$

由于 NO 半衰期极短,它主要在循环中穿梭,或相对高浓度时以结合蛋白质的形式形成 S-亚硝基硫醇[S-硝基白蛋白、S-亚硝基谷胱甘肽(GSNO)或 S-亚硝基半胱氨酸],或以硝酸盐或亚硝酸盐的形式作为盐存在[194]。

1. S-亚硝基硫醇

S-亚硝基硫醇(RSNO)是通过在半胱氨酸[195]的硫原子上添加一个亚硝基(RNO)而得到的[式(10.2)],主要以 S-亚硝基二蛋白形式存在于人血浆中[196]。尽管所有的蛋白质都能经历 S-亚硝基化过程,但 S-亚硝基白蛋白是最常见的循环形式,因为它含有大量的白蛋白,并且含有一个容易被氮氧化物吸收的游离半胱氨酸基团[196]。另一种内源性 S-亚硝基乙二醇(尽管含量较低)对血管系统有更有效的松弛作用。它们的作用是通过释放一氧化氮来调节的,如式(10.3)所示。

$$RSH + HONO \Longrightarrow RSNO + H_2O \quad (10.2)$$

$$2RSNO \Longrightarrow RSSR + 2NO \quad (10.3)$$

S-亚硝基硫醇已被证明通过包括线粒体复合物 I 在内的许多蛋白质的转亚硝基化传递心脏保护作用。

2. 亚硝酸盐

无机亚硝酸盐是一种简单的离子（NO_2^-），也是最大的可直接被利用的 NO 循环储存池[194]。内源性产生的无机亚硝酸盐（通过氧化 L-精氨酸 NOS 通路生成的 NO 形成）占其储存和循环量的 70%[197]。剩下的 30% 是通过饮食摄入经硝酸盐-亚硝酸盐-无肠唾液回路获得的[198]。与长期以来认为亚硝酸盐除了作为无代谢的副产物外，没有其他生物学功能的假设相反[199]，在正常生理条件下心房-静脉梯度的显示表明它实际上是具有生物活性的，并且在血管床中可被还原为 NO[200]。

10.4.2　一氧化氮与血管功能

一氧化氮在血管生物学、血管内皮功能、调节张力、抑制血小板和白细胞的黏附、下调血管平滑肌细胞（VSMC）增殖及其蛋白质和胶原合成中起着关键作用。

1. NO 与内皮细胞功能紊乱

内皮功能障碍（直接受 NO 的生物利用度影响）是动脉粥样硬化疾病发展的主要步骤[201]。此外，它被证明是心脏事件和不良后遗症的关键预测因子[202]。许多用于缓解动脉粥样硬化疾病演变和/或改善临床结果的药物，如他汀类药物、血管紧张素转换酶抑制剂（ACEi）和 B-阻滞剂，已被证明可改善内皮功能和 NO 的生物利用度[203]。相反，通过减少产量或增加消耗导致的 NO 生物利用度下降与多种心血管疾病过程有关[204, 205]。

2. NO 与血小板聚集

血小板在止血和正常愈合的生理过程中起着重要作用，但在急性冠状动脉综合征（ACS）和支架血栓形成的病理生理学中也起着关键作用。血小板是在循环中发现的无核细胞碎片，与血管内皮持续相互作用。此外，血小板的激活受到血管内皮产生的前列环素和 NO 等抑制剂的抑制[206, 207]。

除 NO 直接抑制血小板外，NO 的循环供体对血小板也有同样的抑制作用。GSNO 有选择性地抑制人类前臂血管系统的血小板功能[208]，而且它的抗血小板特性在动脉粥样硬化患者的冠状动脉循环中得到证实[209]。亚硝酸盐也被证明以剂量依赖的方式抑制血小板功能和聚集[210]。

10.4.3　局部一氧化氮释放

NO 的半衰期非常短，有两种方法可以控制局部 NO 释放。一种是根据目前的设计技术，将聚合物涂层浸渍 NO 供体，NO 供体的选择受其释放 NO 的速率和持续时间的限制。另一种是当植入支架接触内源性循环的 NO 供体时释放 NO。

1. 外源性 NO 供体

到目前为止，已经开发出许多 NO 供体前药。常见的有机硝酸盐和亚硝酸盐[如三硝酸甘油酯（GTN）、单硝酸异山梨酯（ISMN）、二硝酸异山梨酯（ISDN）、亚硝酸戊酯和尼可地尔]不适于支架的浸渍，因为它们需要代谢才能释放 NO。此外，它们的半衰期短，缺乏选择性，并且产生耐受性。其他有机硝酸盐，如 SNP，具有更有利的自发释放 NO 的活性，而不需要预先代谢[211]。

重氮烯二酸盐（diazeniumdiolates/NONOates）是生物材料中应用最广泛的 NO 供体化合物之一。它相对稳定，通过质子或热驱动机制释放两个 NO 分子，并且可以很容易地分散在聚合物中，促进 NO 的局部释放[212]。Mowery 等报道了可从聚合物基质中浸出的水溶性二氨基重氮烯二酯[如 DMHD/N_2O_2、重氮烯二醇化线型聚乙烯亚胺（LPEI/N_2O_2）]。如果 NO 的治疗作用发生在生物医学装置的下游，则 NO 供体物质的大量浸出可导致非局部 NO 释放。重氮烯基聚合物的另一个问题是一些潜在的致癌分解产物（如 N-亚硝胺）的形成和浸出，这些物质本不应该释放到血液中[212]。为了克服浸出问题，各研究提出了将重氮化官能团共价结合到聚二甲基硅氧烷（PDMS）[213]、干凝胶[214]、医用级聚氨酯[215, 216]、二氧化硅纳米颗粒[217]、树枝状大分子[218]等纳米材料上的策略[219]。Zhang 等将二氨基烷基三甲氧基硅烷（DACA）与聚二甲基硅氧烷共价连接，在高压下负载 NO，形成重氮化膜 DACA/N_2O_2-SR，此材料能够释放 NO 长达 20 天。将 DACA/N_2O_2-SR 涂覆在体外循环（ECC）上，能够降低兔模型 4h 血流过程中的血小板消耗和血栓形成。有研究者还尝试在聚合物表层添加和/或创造更多亲脂重氮烯类化合物，以尽量减少水相浸出，从而保持血聚合物界面局部 NO 释放[213]。

2. 内源性 NO 供体

S-亚硝基硫醇被认为是一种稳定的 NO 载体，能够缓冲细胞内外的浓度，并通过与核苷还原剂和过渡金属离子的相互作用从而释放 NO[220]。研究表明，Fe^{2+}、Cu^{2+}、Ag^+ 和 Hg^{2+} 都能诱导内源性和合成的 RSNO 释放 NO[221, 222]。另外，据报告，Co^{2+}、Ni^{2+} 和 Zn^{2+} 没有从 RSNO 中释放 NO 的能力[223]。已有研究表明，支架血液接触面释放 NO 可以缓解支架内血栓和再狭窄的发生[224]。

一项研究报道确定了使用由特定金属和金属合金制成的支架的可行性，这些金属和金属合金促进 NO 从 RSNO 中释放[225]。这个研究使用了 S-亚硝基-N-乙酰-D-青霉胺（SNAP，一种通常用于复制内源性 RSNOS 体外生理行为的物质）合成 RSNO。研究调查了目前制造的 BMS（如 Pt^{2+}、Fe^{2+}、Fe^{3+}、Mg^{2+}、Mn^{2+}、Ni^{2+}、

Co^{2+}、Cu^{2+}、Zn^{2+}）中可能释放的金属离子；此外，还测试了由支架制造中使用的典型材料组成的金属丝[225]。用化学发光法测定了不同盐或金属丝与 SNAP 相互作用释放的 NO 的量。研究表明，Fe^{2+}、Cu^{2+}、Co^{2+}、Ni^{2+} 和 Zn^{2+} 均能诱导 SNAP 释放 NO；而 Fe^{3+}、Pt^{2+}、Mg^{2+} 和 Mn^{2+} 均不能诱导 SNAP 释放 NO[225]。这些发现有助于指导未来血管内支架的设计。Wang 等通过多酚介导的自组装技术将铜离子与肝素组装到"三明治夹心结构"涂层中，体外研究发现该涂层具有持续地生成 NO 和缓释肝素分子的功能，体内研究发现其具有长效的抗凝血和快速地促进血管原位内皮再生功能。此外，该方法也可用于其他活性多肽和药物的装载和长效缓释，是一种新型表面改性方法[226]。此研究在大鼠的血管系统中使用锌丝（作为一氧化氮释放的有效催化剂）和铂丝（其不良的一氧化氮释放曲线作为对照）。结果显示，铂丝是促血栓形成的，有异常愈合，细胞和纤维蛋白沉积过多的表现；锌丝的细胞覆盖率极低，没有血栓形成[225]。这种差异在植入后最短 2h 和最长 6 个月的时间内被发现。

许多蛋白质和酶能够还原亚硝酸盐并释放 NO。这些蛋白质和酶包括血红蛋白[227]、肌红蛋白[228]、神经球蛋白[229]、细胞球蛋白[230]、线粒体蛋白[231]、黄嘌呤氧化酶[232]、醛氧化酶[233]、细胞色素 P450[234]、碳酸酐[235] 和 NOS[236]。其中许多酶位于构成血管床的细胞内或循环本身内。可以设计一种支架，使其浸泡在亚硝酸盐中，或者使用这些酶中的一种，以便于将循环中的亚硝酸盐还原为 NO。

3. 有机硒

有机硒是一种谷胱甘肽过氧化物酶（GPx）的模拟物。GPx 是一种硒化酶，通过谷胱甘肽（GSH）来还原过氧化氢从而保护细胞免受氧化应激[237]。硒催化剂对还原 RSNOs 具有较高的选择性，对亚硝酸盐或硝酸盐还原无催化活性[238]。这些硒基材料能够从 RSNOs 中产生生理水平的 NO，然而在血液中浸泡后，NO 产生量有所减少，这可能是由于吸附的血浆蛋白阻塞了催化位点或低含量的催化剂浸出到溶液中。有机硒材料的优势在于，只要与材料接触的血液中始终存在足够水平的 RSNOs，它们就有可能在血液聚合物界面无限期地生成 NO[239]。

10.4.4　一氧化氮供体支架临床表现

在急性心肌梗死（AMI）背景下，将钛涂层一氧化氮支架（TITANOX）与紫杉醇洗脱支架（PES）进行比较。在 2 年的随访中，TITANOX 组复合心肌梗死、TLR 或心脏原因导致死亡的主要终点显著低于 PES 组（11.2% 和 21.8%，$P = 0.004$），而 PES 组的心肌梗死和心脏病有所减少（分别为 5.1% 和 15.6%，$P < 0.001$；0.9% 和 4.7%，$P = 0.02$）。此外，TITANOX 组支架血栓（ST）的发生率显著降低（0.5% 和 6.2%，$P = 0.001$）[240]。PES 组 ST 发病率的增加部分可由 TITAX-OCT 研究结果

解释。该研究显示 TITANOX（BAS）支架有更好的愈合和内皮化效果，以及 PES 组有更高的不完全内皮化的发病率[241]。

在急性冠脉综合征[包括 ST 段抬高型心肌梗死（STEMI）和非 ST 段抬高型心肌梗死（NSTEMI）]患者中，比较钛基一氧化氮涂层生物活性支架（BAS）和第二代依维莫司药物洗脱支架（EES）的使用情况时，在 1 年和 5 年的随访中，BASE ACS 试验显示前者在 MACE 或靶病变血运重建（TLR）的主要结果方面在统计学上并不低于后者[242, 243]。在 5 年的随访中，BAS 与 EES 的 MACE 的主要终点非致命性心肌梗死和 TLR 的次要终点比较分别为 14.4% 和 17.8%，$P < 0.001$；5.9% 和 9.7%，$P = 0.028$；8.3% 和 9.9%，$P = 0.58$[242]。此外，与 EES 组相比，BAS 组 1 年后缺血驱动的 TLR 和明确的支架血栓形成的病例更少（分别为 1.8% 和 5%，$P = 0.028$；1.1% 和 3.8%，$P = 0.015$）。这些发现表明，与 EES 相比，长期来看，BAS 具有更好的安全性，尽管该研究的证据不足，无法排除 I 型统计误差[242]。

10.4.5 展望

NO 是调节多种生理过程的关键信使，在正常血管功能中起着至关重要的作用。通过减少生产或增加消耗来降低 NO 的生物利用度有许多不利影响：自然内皮功能丧失，促进血小板聚集异常，并扩大动脉粥样硬化的发展。因此，当采用经皮血运重建治疗冠状动脉疾病时，使用增强局部 NO 的材料可以缓解上述许多问题：改善内皮功能、抑制血小板聚集和抑制内膜增生。这些优点可减少支架血栓和支架内再狭窄的发生率，从而降低 MACE 和 TLR 的发生。通过使用植入了 NO 供体的支架，可以促进局部 NO 的释放。这种供体既可以是一种能以恒定和受控的方式释放 NO 的人造合成药物，也可以是一种自然存在的生理供体，在与循环的酶和蛋白质接触时自发地提供 NO。

一种除可递送 NO 以外，还能够提供径向支撑并模拟正常血管动态物理响应的支架将是治疗冠状动脉粥样硬化疾病的理想器械。可以想象，如果在全降解支架材料表面发挥 NO 递送功能，随着材料的降解和血管愈合，最红留下一个没有动脉粥样硬化疾病且内皮细胞功能恢复良好的血管，那么这无疑是治疗冠状动脉疾病的理想方式。

10.5　基因洗脱血管支架

10.5.1 基因治疗

人类基因治疗是一种利用遗传物质进行基因治疗和预防许多疾病的实验和

创新的治疗方法，如癌症和心血管病。它基于基因的传递，将核酸（DNA 或 RNA）插入靶细胞以改变其蛋白表达水平[244, 245]。基因是 DNA 的结构序列，它包含了人类生存和发展所必需的蛋白质的基本信息。因此，当它们由于某种原因被改变时，编码的蛋白质就不能正确表达，这种功能障碍会导致遗传性疾病的出现[246]。于是，基因治疗的基础是将特定的治疗性基因 DNA（或 RNA）插入目标细胞核，其目的是促进治疗性蛋白的表达或者沉默阻断有害蛋白物质的表达[244]。目前，基因治疗的应用领域很多，其中最重要的是基因治疗用于癌症和心血管领域（表 10.1）。

表 10.1 近年来支架基因治疗研究进展的总结[247]

疾病	靶点/载体	治疗方法	结果	模型
新内膜形成和血小板聚集	蛋白激酶 G（PKG），药物依昔舒林	DES/抗增生	球囊损伤后 VSMC 活力降低，新生内膜形成减少	老鼠 VSMCs
晚期静脉移植失败和 ISR	重组腺病毒的 TOPTK 携带单纯疱疹病毒胸苷激酶（*HSV-TK*）基因，β 连环蛋白/TCF 优先响应启动子	GES/病毒载体	抑制新生内膜生成	小鼠左颈动脉模型
颈动脉狭窄	*A20* 基因/pCDNA3.1EHA20	GES	抑制新生内膜增生，促进再内皮化	猪颈动脉模型
检测血管成形术后再狭窄	microRNA 145/ssPEI 纳米颗粒固定在透明质酸涂层支架	纳米颗粒/miRNA/DES	有效缓解 ISR，无副作用	兔髂动脉再狭窄模型
冠状动脉疾病	苯丙氨酸二肽纳米管/氟灭酸药物	抗增生 DES/纳米技术	生物相容性，延长了药物的释放时间	体外细胞系
再内皮化和再狭窄	WKYMVm 肽（Trp-Lys-Tyr-Met-Val-D-Met）/西罗莫司涂层支架	多肽涂层支架	促进内皮细胞愈合，抑制/ISR	兔髂动脉
食道癌	多西紫杉醇金属支架/聚氨酯聚合物	非血管 DES	稳定性和剂量选择配方	体外细胞系/小鼠模型
尿路上皮癌	生物降解输尿管抗癌药物涂层支架	DES/水凝胶技术	实现膀胱内给药	人尿路上皮癌细胞系
气管/支气管的肿瘤	Ad5/INF-β	GES/病毒载体	基因表达	小鼠动物模型

10.5.2 基因洗脱支架

经皮冠状动脉介入治疗和血管支架的出现使介入心脏病学领域发生了革命性的变化。尽管如此，支架内再狭窄、炎症和晚期支架血栓形成是目前可用支架的主要障碍。

药物洗脱支架的主要问题之一是患者需要长期进行抗血小板治疗以预防血栓形成[248]。防止再狭窄的抗增生机制却引起了动脉愈合延迟的副作用[249]。基因洗脱支架（GES）在用于预防术后再狭窄方面成为替代 DES 潜在的治疗策略。这种支架的创新概念依赖于支架表面介导的治疗基因的传递（取代药物），核酸（如 DNA 或 RNA）序列，一旦递送到细胞，就可以通过促进血管细胞自身表达治疗性蛋白或通过阻断有害蛋白的表达来起作用。

关于 GES，必须为其合适的基因，例如，一个长期血管组织的治疗需要对 SMC 的增殖和迁移进行选择性抑制，同时增强再内皮化。一个理想的 GES 应该随着时间的推移，维持和控制治疗性遗传物质的传递，同时保护和促进其与血管壁细胞的相互作用[250]。

GES 是将基因载体附着在支架结构表面对其表面功能化修饰[251, 252]。合适的基因载体（基因传递载体）必须保护遗传物质不被降解，并促进其被靶细胞摄取。目前常用的支架表面改性方法包括无机或有机涂层的应用，物理化学修饰通常通过物理气相沉积（PVD）、化学气相沉积或等离子体处理[253, 254]。在支架设计中，支架表面的涂层至关重要，因为它是治疗基因的储存体。涂层必须具有良好的生物相容性，不应该引起任何的炎症或血栓形成[255]。支架植入后，这些涂层将处在循环系统中，在较长时间内维持足够的局部药物浓度是至关重要的。一个理想的涂层应具有优良的性能，如结合能力强、靶向性强、缓释性好以及可以有效转染靶细胞[256]。基因递送载体可以是病毒载体，如腺病毒、逆转录病毒[257]，也可以是非病毒载体，如脂质体和聚合物[258]。

10.5.3　基因载体类型

1. 病毒型基因载体

研究人员已经研究了不同类型的病毒和非病毒载体用于心血管基因洗脱支架[259, 260]。支架介导的基因递送已使用多种病毒载体进行实施，其中腺病毒因为具有高效的基因递送效率，是一个理想的病毒型载体[261]。然而，腺病毒主要的缺点是自身的免疫原性，导致它们不适合长期治疗。临床试验已经建立了腺相关病毒作为一种介导心肌基因递送的病毒载体，不会引起免疫反应及长期的基因表达。其他病毒如逆转录病毒、慢病毒、痘病毒、单纯疱疹病毒等，尽管它们被认为是一种阻碍血管基因治疗安全性的病毒载体，但是也都在临床试验探索中。

2. 非病毒基因载体

虽然病毒载体似乎比非病毒载体更有效率[262, 263]，但大量的研究已经证明非病毒载体的生物安全危险程度低，由它们引起的免疫应答较少。此外，非病毒基因载体可以递送更大的 DNA 结构。因此，我们将重点关注用于基因洗脱支架的非病毒载体，如脂质体及生物降解的天然聚合物。

1）脂质体

阳离子脂质体是基因传递方法中最常用的载体之一。脂质体是包裹着一种水相的球形脂质双层，这种水相可以储存药物[264]。多西林是多西霉素的脂质体制剂，在 1995 年被美国食品和药物管理局批准[265]。

用于基因传递的脂质载体是由带正电的脂质，如 N-[1-（2, 3-二醇基）丙基]-N, N, N-三甲基氯化铵，N-（2-羟基乙基）-N, N-二甲基-2, 3-双（四甲氧基）-1-丙二胺，2, 3-二醇洛西-N-[2-（精碱）乙基]-N, N-二甲基-1-丙基戊二酚和 N, N, N-二辛基-N-4, 8-重氮-10-氨基甲酰基甲酰胺，以及脂质（二烯-乙基）胆固醇和二油基磷脂醇（多巴）组成[266]。Sharif 等在支架表面直接包覆了由脂质素和 eNOs 基因组成的脂质体。结果表明，在 28 天后，基因传递是有效的[267]。在同一组的另一项研究中，包覆磷酰胆碱的支架取得了最好的结果。此外，实验结果表明在兔血管的转染效率高于以往报道的腺病毒和腺相关病毒 2 的转基因表达[249]。各种不同的阳离子脂质制剂已被用于治疗再狭窄[268-270]。然而，内皮细胞的转染效率和 SMC 很低，这可能是由于细胞内吞能力低和阳离子脂质配方的内含体逃逸率低[270]。为了提高转染效率，一些研究使用了阳离子聚合物和阳离子磷脂的组合[271]。Brito 等设计了一种由聚（β-氨基酯）、1, 2-二烯基-3-三甲胺丙烷和基因编码组成的脂聚酰胺酯，它能高效地转化为化学物质。转染效率的提高可能是由于脂质体正电荷的增加，提高了细胞的摄取率[272]。

2）壳聚糖

壳聚糖是一种阳离子多糖，由线形 β-(1, 4)-连结 D-葡糖胺组成。由于其免疫原性低、生物相容性高和易于制备，被广泛用作一种药物/基因传递载体[273-276]。在一项研究中，不锈钢支架被喷涂壳聚糖-质粒 DNA 纳米颗粒，用于延长局部基因传递。结果表明，报告基因在体内和体外的血管内局部表达[277]。此外，由于壳聚糖是一种带正电的聚合物，它已广泛用于制造聚电解质支架表面的多层涂层[278-281]。克里斯蒂娜等利用分层多电解质沉积技术制备了乙二醇-壳聚糖/透明质酸薄膜。然后，他们将含有 pDNA 的脂质板嵌入到多层聚电解质中。他们证明，这种薄膜可以长效转录 7 天，因此可以作为支架涂层[282]。另一项研究利用 pDNA 和可水解的聚（β-氨基酯）在气球式不锈钢支架的表面产生离子交叉连接的多层涂层。通过两种动物模型（猪和兔）对支架介导的转染进行了研究，结果表明该支架具有促进体内局部基因表达的潜力[283]。

3）PLGA

PLGA 是一种可生物降解的聚合物，经 EMA 和 FDA 批准用于各种药物输送系统。最近，有许多文章回顾了 PLGA 纳米粒子在药物和基因传递、诊断和再生方面的应用[284]。由于 PLGA 代谢物通过 Krebs 循环被降解和代谢，因此在不同的研究中使用 PLGA 并没有显著的毒性[285]。因此有许多研究使用 PLGA 作为支架涂层，将不同的药物甚至基因输送到患病的血管中。Klugherz 等报道了第一个成功在体内使用 DNA 控制的释放支架用于转染，它被涂上 PLGA[286]。Perlstein 等使用变性胶原蛋白-PLGA 复合涂层，证明变性胶原蛋白与 $\alpha_v\beta_3$ 整合蛋白相互作用，使细胞骨架平衡有利于肌动蛋白，从而降低 pDNA 的破坏，转染效率提高了 33 倍[287]。

4）其他

最近的研究使用了不同类型的纳米颗粒和载体来制造纳米活性平台。Paul 等开发了一种纤维蛋白基质的纳米复合水凝胶，如图 10.9 所示，它与其他含有带正电荷的纳米粒子一层一层地组装在一起，这些纳米粒子携带的 *pDNA* 编码为 *VEGF* 和血管生成素-1（*Ang-1*），单壁碳纳米管被聚丙烯酸酯包裹。他们证明碳纳米管降低了支架扩张后纳米颗粒的瞬间损失，并表明结合的基因（*VEGF* 和 *Ang-1*）显著降低了动脉再狭窄[259]。以前的研究表明，碳纳米管是不溶于水的，它们必须功能化才能分散在水中[288]。Paul 等没有说明碳纳米管在体内的降解情况，

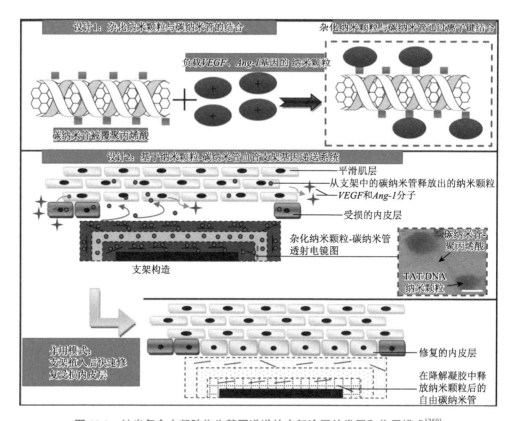

图 10.9　纳米复合水凝胶作为基因递送的支架涂层的发展和作用模式[259]

但他们证明残留的碳纳米管在研究期间没有触发免疫反应[289]。尽管如此，碳纳米管的细胞毒性仍然是一个重大的挑战，这主要是由于碳纳米管在生物环境中的溶解性低。目前有许多旨在降低碳纳米管细胞毒性的研究，例如，通过对碳纳米管表面进行修饰等[290, 291]。

10.5.4　基因类型及支架介导基因递送系统

小干扰 RNA 被用作特定序列的基因沉默因子，其主要作用于引起疾病蛋白质的 mRNA。此外，质粒 DNA（pDNA）也是冠状动脉基因治疗的有吸引力的选择。近年来，有一系列的研究表明，使用裸质粒 DNA 包裹或分散在生物可降解合成聚合物或天然高分子涂层支架上进行基因递送，例子包括聚乳酸和编码治疗基因的脂质复合涂层，治疗基因包括编码人类血管内皮生长因子的基因[292, 293]、内皮型一氧化氮合酶（eNOS）[294]、诱导型一氧化氮合酶[295]、血小板衍生生长因子（PGDF）和前列环素基因等[296]。

1. 质粒 DNA-洗脱支架

Klugherz 等首先报道了利用 DNA 洗脱支架将绿色荧光蛋白（GFP）质粒 DNA 成功导入猪冠状动脉用于心血管疾病治疗[297]。他们合成了一种冠状动脉支架，涂层是 PLGA 和 DNA 的混合物。他们观察了 DNA 的持续释放，并在整个研究过程中获得了结构完整和功能齐全的 DNA 样本。该研究的主要障碍之一是 DNA 在冠状动脉下游和远端器官的生物分布。他们还研究了通过合成一种胶原涂层支架与抗体连接进行特异性 DNA 传递。采用共价键将胶原涂层支架与腺病毒单克隆抗体偶联，并将编码缺陷腺病毒的 GFP 偶联到抗体上。在猪动脉平滑肌细胞中，该涂层具有良好的 DNA 传递效率。在一项生物分布研究实验中，他们没有在下游或远端器官中发现任何载体。虽然他们观察到胶原涂层在展开时偶尔撕裂，但胶原涂层并没有从支架上脱落，也没有观察到由于胶原的血液相容性而引发血栓的形成[298]。

1）VEGF 基因洗脱支架

人们研究了以血管内皮生长因子（pHVEGF）-2 编码的裸质粒 DNA 包覆在磷酸胆石聚合物支架上。结果表明，通过加速再内皮化过程，减少新内膜的形成，这被认为是预防再狭窄（ISR）的一种选择。*VEGF* 基因与血管生成素-1（*Ang-1*）基因联合应用可预防 ISR。将 *VEGF* 和 *Ang-1* 基因分别装入纳米颗粒中，将其传递到靶部位。该支架被设计为一种纳米混合水凝胶型血管内支架，其中治疗基因通过纤维蛋白水凝胶携带，并与在支架上的碳纳米管涂层结合。水凝胶将基因传递到目标位置，从而增强再内皮化，而碳纳米管有助于调节支架的生物活性。结果表明，这种支架可以很好地增强再内皮化、减小再狭窄和预防新内膜的形成。

2）*7ND* 基因洗脱支架

由于 *7ND* 基因具有抑制单核细胞趋化蛋白-1（MCP-1）的作用，而 MCP-1 对新内膜的形成至关重要，因此使用基因洗脱支架递送 *7ND* 基因（cDNA）可以抑制新内膜的形成，从而在没有任何不良影响的情况下阻止新内膜的形成。此外，据报道 *7ND* 基因对人内皮细胞的增殖没有任何影响，表明动脉壁的愈合不会受到影响[299]。

3）eNOS 洗脱支架

eNOS 的过表达可抑制内皮细胞的增殖，促进支架表面的再内皮化。因此，它可以用于预防 ISR 发生。Sharif 等首次证明，使用基因洗脱支架递送 eNOS 可抑制 ISR 并加速再内皮化。他们使用 PC 涂层支架，并使用腺病毒载体递送 eNOS。这可能被认为是治疗 ISR 问题的理想策略[294]。Brito 等也报道了 eNOS 的非病毒传递载体系统。编码 eNOS 的质粒 DNA 被包裹在一种脂质体内，脂质体被固定在不锈钢胶原涂层支架上；植入后，这些支架被发现可以高效地促进基因表达，表明 ISR 可被有效抑制并通过使用非病毒载体运送 eNOS 使其再内皮化[300]。相比之下，Sharif 等报道 eNOS 的非病毒传递却不能减少术后再狭窄。他们利用脂质体介导 eNOS 基因传递，并且观察到脂质体/eNOS 传递给损伤血管，虽然可以加速再内皮化过程，但无抑制新内膜形成的作用[301]。

4）pENTPDase 洗脱支架

腺苷二磷酸（ADP）的降解或阻塞可以帮助预防 ISR，因为 ADP 是血小板聚集的一个主要因素[302]。通过基因洗脱支架将人胎盘外核苷二磷酸水解酶（pENTPDase）局部递送到病变冠状动脉部位，证明可以快速抑制血小板的聚集，表明该策略能有效抑制新生内膜的增生和抑制 ISR。

2. 干扰 RNA-洗脱支架

Mitra 和 Agarwal 报道了 VSMC 在 ISR 中起重要作用[303]。内侧 VSMC 因支架植入损伤而发生凋亡，其修复机制涉及血栓沉积、白细胞转移和 VSMC 有丝分裂刺激等。ISR 的产生是由于修复机制的失调而导致 VSMC 增殖增加。内皮损伤后，miR-21、miR-145、miR-221 等三种 microRNAs 参与血管再狭窄过程[304]。Ji 等报道，如果 miR-21 下调，新内膜形成将会被抑制[305]。此外，他们还发现 miR-21 通过活化 Akt 和 Bcl-2，增强 VSMC 增殖，磷酸盐的抑制和 10 号染色体张力同源性的缺失，是 miR-21 沉默的一个常见靶点。颈动脉球囊损伤后 miR-145 的过表达促进了 VSMC 标志物的表达，降低了新生内膜的形成[306]。血小板衍生生长因子（PDGF）B 是刺激诱导 miR-221 激活的最有效的 VSMC 有丝分裂原；它还下调 cKit，抑制 p27kip1，从而促进新内膜的形成[307]。这表明 miR-145 的过表达及 miR-21 及 miR-221 的下调可以阻断新内膜的形成。

10.5.5 基因洗脱支架治疗心血管疾病实例

1）基因洗脱支架促进再内皮化

Paul 等研究了一种纳米生物混合水凝胶型血管支架，该支架携带有溶内毒素 Tat 肽/DNA 纳米颗粒或与碳纳米管偶联的聚丙烯酸杂交的纳米颗粒[259]。水凝胶的作用是作为一个储存、携带、保护并同时传递促血管生成、血管内皮生长因子（Vegf）和血管生成素-1 基因到靶部位，增强再内皮化，而碳纳米管有助于调节支架的生物活性。结果表明，该方法具有一定的增强再内皮化的效果，降低再狭窄和防止新内膜的形成。然而这项研究仍然需要临床前研究来阐明这种新一代支架的应用潜力。在正常胆固醇血症家兔中，由磷酸胆碱聚合物涂层支架传递局部 *phVEGF-2* 基因，结果显示支架部位早期内皮化程度大大改善，而且 3 个月时血管内超声成像评估显示新内膜增殖减少。这项研究需要对基因释放量进行额外的剂量依赖性分析和研究[293]。最近报道的另一种基因和药物共递送的冠状动脉支架，支架被双层 PLGA 纳米颗粒包裹，其外层含有 VEGF 质粒，内层含有紫杉醇。体外试验和体内动物试验都证实，该系统可以通过释放特定的基因和药物促进内皮早期组织的愈合，抑制平滑肌细胞的增殖[308]。使用 GES 提供 eNOS 被认为是治疗 ISR 的理想策略。该动物研究使用磷酸胆酸涂层支架，并使用腺病毒载体递送 eNOS，实验结果表明该载体可以抑制 ISR 和加速再内皮化。相反，有研究表明 eNOS 可以促进内皮细胞再生，但不能显示对支架内血栓形成的抑制作用[294]。

2）基因洗脱支架减少内膜形成

人 *pE-NTPDase*（血管外核苷二磷酸水解酶，或 *CD39*）基因通过阳离子明胶涂层支架实施递送。在兔血栓模型中，结果表明该支架抑制了支架内急性血栓形成及抑制新内膜增生和炎症的发生。尽管需要进一步的研究，没有使用抗血小板药物，表明可能会加速再内皮化[302]。Egashira 等的研究测试了含有抗单核细胞趋化蛋白-1 基因的聚合物在灵长类动物中植入的生物相容性。结果显示减少了支架相关单核细胞的浸润和新内膜的形成。在六个月的时间里，没有任何证据表明有系统或局部的不良反应发生。进一步的详细研究可能有助于证实它可以作为临床相关和治疗 ISR 的可行策略[299]。采用装载有 Akt1 siRNA 纳米颗粒的透明质酸涂层冠状动脉支架，兔模型结果表明，从支架中释放的 Akt1 抑制了平滑肌的生长，从而预防了支架植入后再狭窄的发生[309]。

3）防止血栓形成

目前尚未明确抗血栓基因治疗在介入心脏病学中的作用。然而，抗血栓基因治疗的靶点（即血小板聚集和纤维蛋白凝块形成）以及编码关键蛋白的候选基因（尿激酶、t-PA、环氧化酶和水蛭素）在动物模型中具有良好的效果。由于支架植入术的技术进步和抗血小板药物（阿司匹林、氯吡格雷、肝素、阿昔单抗）的治疗，冠状动脉支架植入术后血栓形成的发生率降低到不足 1%[310]。这种降低的血栓形成率减少了抗血栓基因治疗的临床应用。然而，血管成形术和支架植入术后抗血栓基因治疗的有效优势在于它能够提供特定部位的基因传递，从而减少静脉抗血小板药物引起的全身出血并发症。此外，一些动物研究表明某些抗凝血剂可减少新内膜的形成，这一事实为探索这一治疗途径提供了理论依据。

10.5.6　展望

近年来，以支架为基础的 GES 在预防和治疗 ISR 方面引起了人们的关注。这是一种将基因传递到动脉粥样硬化冠状动脉血管的合适方法，因为它针对的是再狭窄的结构和生物学基础，目前的 DES 装置在提供长期效果方面存在不足。在逐步了解导致 ISR 的机制之后，GES 在未来有可能成为传统疗法外的另一种选择。GES 所具有的好处是①长期控制治疗性基因表达；②通过靶向不同的信号通路选择性抑制或减缓动脉粥样硬化的发生进程；③将手术相关的缺血性并发症最小化；④通过载体固定使用较小载体递送的可能性，防止基因载体的远端传播，从而减少接种到非靶向组织。

尽管 GES 可以克服 DES 存在的问题，但是其局限性也值得关注，如载体选择、经皮部署和基因编入等。GES 的潜在缺点是：①支架表面积的限制导致载体的不适当加载，从而迅速影响基因表达；②需要设计出一个理想的选择性涂层，具有强有力的结合能力，促进基因的定向和持续释放；③储存涂层支架材料所面临的技术难题；④机体对涂层材料的免疫反应会影响基因结构的稳定性，从而干扰编码蛋白的高效转录和翻译；⑤装载在 GES 中颗粒的大小限制（即更大的颗粒会被巨噬细胞而不是靶细胞吞噬）。在很大程度上，选择用来预防 ISR 的基因仍然是不明确的，因此进一步的 GES 试验应该集中于优化和应对 GES 的所有机制，即所青睐的治疗性基因，理想的载体和安全的传递系统。

由于临床上对基因传递安全性和有效性的关注，基因洗脱支架的研究仍在进行中。

参 考 文 献

[1] Murugesan S, Xie J, Linhardt R J. Immobilization of heparin: approaches and applications. Current Topics in Medicinal Chemistry, 2008, 8(2): 80-100.

[2] Spicer C D, Davis B G. Selective chemical protein modification. Nature Communications, 2014, 5: 4740.

[3] Melchiorri A J, Hibino N, Fisher J P. Strategies and techniques to enhance the *in situ* endothelialization of small-diameter biodegradable polymeric vascular grafts. Tissue Engineering Part B: Reviews, 2013, 19(4): 292-307.

[4] Coyle C H, Mendralla S, Lanasa S, et al. Endothelial cell seeding onto various biomaterials causes superoxide-induced cell death. Journal of Biomaterials Applications, 2007, 22(1): 55-69.

[5] Hirano Y, Mooney D J. Peptide and protein presenting materials for tissue engineering. Advanced Materials, 2010, 16(1): 17-25.

[6] Brewster L P, Bufallino D, Ucuzian A, et al. Growing a living blood vessel: insights for the second hundred years. Biomaterials, 2007, 28(34): 5028-5032.

[7] Krijgsman B, Seifalian A M, Salacinski H J, et al. An assessment of covalent grafting of RGD peptides to the surface of a compliant poly(carbonate-urea) urethane vascular conduit versus conventional biological coatings: its role in enhancing cellular retention. Tissue Engineering, 2002, 8(4): 673-680.

[8] Chen Y K, Zheng X B, Ji H, et al. Effect of Ti—OH formation on bioactivity of vacuum plasma sprayed titanium coating after chemical treatment. Surface and Coatings Technology, 2007, 202(3): 494-498.

[9] Tamura H, Tanaka A, Mita K Y, et al. Surface hydroxyl site densities on metal oxides as a measure for the ion-exchange capacity. Journal of Colloid and Interface Science, 1999, 209(1): 225-231.

[10] Petersen S, Strohbach A, Busch R, et al. Site-selective immobilization of anti-CD34 antibodies to poly(L-lactide) for endovascurar impbant sulfaces. Journal of Biomedical Materials Research Part B: Applied Biomaterials, 2014, 102(2): 345-355.

[11] Ikada Y. Surface modification of polymers for medical applications. Biomaterials, 1994, 15(10): 725-736.

[12] Wise S G, Waterhouse A, Kondyurin A, et al. Plasma-based biofunctionalization of vascular implants. Nanomedicine, 2012, 7(12): 1907-1916.

[13] Waterhouse A, Yin Y B, Wise S G, et al. The immobilization of recombinant human tropoelastin on metals using a plasma-activated coating to improve the biocompatibility of coronary stents. Biomaterials, 2010, 31(32): 8332-8340.

[14] Yin Y B, Wise S G, Nosworthy N J, et al. Covalent immobilisation of tropoelastin on a plasma deposited interface for enhancement of endothelialisation on metal surfaces. Biomaterials, 2009, 30(9): 1675-1681.

[15] Bolbasov E N, Rybachuk M, Golovkin A S, et al. Surface modification of poly(L-lactide) and polycaprolactone bioresorbable polymers using RF plasma discharge with sputter deposition of a hydroxyapatite target. Materials Letters, 2014, 132: 281-284.

[16] Mizutani M, Arnold S C, Matsuda T. Liquid, phenylazide-end-capped copolymers of ε-caprolactone and trimethylene carbonate: preparation, photocuring characteristics, and surface layering. Biomacromolecules, 2002, 3(4): 668-675.

[17] Tsai M Y, Chen Y C, Lin T J, et al. Vapor-based multicomponent coatings for antifouling and biofunctional synergic modifications. Advanced Functional Materials, 2014, 24(16): 2281-2287.

[18] Natarajan A, Xiong C Y, Albrecht H, et al. Characterization of site-specific ScFv PEGylation for tumor-targeting pharmaceuticals. Bioconjugate Chemistry, 2005, 16(1): 113-121.

[19] Khan M, Yang J, Shi C C, et al. Surface tailoring for selective endothelialization and platelet inhibition via a combination of SI-ATRP and click chemistry using Cys-Ala-Gly-peptide. Acta Biomaterialia, 2015, 20: 69-81.

[20] Slee J B, Alferiev I S, Nagaswami C, et al. Enhanced biocompatibility of CD47-functionalized vascular stents. Biomaterials, 2016, 87: 82-92.

[21] 张琳华, 张超, 宋存先, 等. 血管支架固定化抗体携带和靶向投递基因研究. 中国动脉硬化杂志, 2008, 6: 424-428.

[22] Inoue T, Croce K, Morooka T, et al. Vascular inflammation and repair: implications for re-endothelialization, restenosis, and stent thrombosis. JACC: Cardiovascular Interventions, 2011, 4(10): 1057-1066.

[23] Lu J, Zhuang W H, Wang Y B, et al. Micelle-Embedded layer-by-layer coating with catechol and phenylboronic acid for tunable drug loading, sustained release, mild tissue response, and selective cell fate for re-endothelialization. ACS Applied Materials & Interfaces, 2019, 11(10): 10337-10350.

[24] Meyers S R, Grinstaff M W. Biocompatible and bioactive surface modifications for prolonged *in vivo* efficacy. Chemical Reviews, 2012, 112(3): 1615-1632.

[25] Weng Y J, Chen J Y, Tu Q F, et al. Biomimetic modification of metallic cardiovascular biomaterials: from function mimicking to endothelialization *in vivo*. Interface Focus, 2012, 2(3): 356-365.

[26] Aoki J, Serruys P W, van Beusekom H, et al. Endothelial progenitor cell capture by stents coated with antibody against CD34: the HEALING-FIM(healthy endothelial accelerated lining inhibits neointimal growth-first in man)registry. Journal of the American college of Cardiology, 2005, 45(10):1574-1579.

[27] Lim W H, Seo W W, Choe W, et al. Stent coated with antibody against vascular endothelial-cadherin captures endothelial progenitor cells, accelerates re-endothelialization, and reduces neointimal formation. Arteriosclerosis, Thrombosis, and Vascular Biology, 2011, 31(12): 2798-2805.

[28] Wasserman S R, Tao Y T, Whitesides G M. Structure and reactivity of alkylsiloxane monolayers formed by reaction of alkyltrichlorosilanes on silicon substrates. Langmuir, 1989, 5(4): 1074-1087.

[29] Ha S W, Hauert R, Ernst K H, et al. Surface analysis of chemically-etched and plasma-treated polyetheretherketone(PEEK)for biomedical applications. Surface and Coatings Technology, 1997, 96(2/3): 293-299.

[30] Ye S H, Johnson C A, Woolley J R, et al. Covalent surface modification of a titanium alloy with a phosphorylcholine-containing copolymer for reduced thrombogenicity in cardiovascular devices. Journal of Biomedical Materials Research Part A, 2009, 91(1): 18-28.

[31] Sevilla P, Godoy M, Salvagni E, et al. Biofunctionalization of titanium surfaces for osseintegration process improvement. Journal of Physics: Conference Series, 2010, 252: 012009.

[32] Shen Y, Wang G X, Chen L, et al. Investigation of surface endothelialization on biomedical nitinol(NiTi)alloy: effects of surface micropatterning combined with plasma nanocoatings. Acta Biomaterialia, 2009, 5(9): 3593-3604.

[33] Porté-Durrieu M C, Guillemot F, Pallu S, et al. Cyclo-(DfKRG) peptide grafting onto Ti-6Al-4V: physical characterization and interest towards human osteoprogenitor cells adhesion. Biomaterials, 2004, 25(19): 4837-4846.

[34] Karam L, Jama C, Dhulster P, et al. Study of surface interactions between peptides, materials and bacteria for setting up antimicrobial surfaces and active food packaging. Journal of Materials and Environmental Science, 2013, 4(5): 798-821.

[35] Taylor D L, Thevarajah J J, Narayan D K, et al. Real-time monitoring of peptide grafting onto chitosan films using capillary electrophoresis. Analytical and Bioanalytical Chemistry, 2015, 407(9): 2543-2555.

[36] Vidal G, Blanchi T, Mieszawska A J, et al. Enhanced cellular adhesion on titanium by silk functionalized with titanium binding and RGD peptides. Acta Biomaterialia, 2013, 9(1): 4935-4943.

[37] Godoy-Gallardo M, Mas-Moruno C, Yu K, et al. Antibacterial properties of hLf1-11 peptide onto titanium surfaces: a

comparison study between silanization and surface initiated polymerization. Biomacromolecules, 2015, 16(2): 483-496.

[38] Sano K I, Shiba K. A hexapeptide motif that electrostatically binds to the surface of titanium. Journal of the American Chemical Society, 2003, 125(47): 14234-14235.

[39] Yoshinari M, Matsuzaka K, Inoue T. Surface modification by cold-plasma technique for dental implants-bio-functionalization with binding pharmaceuticals. Japanese Dental Science Review, 2011, 47(2): 89-101.

[40] Sano K I, Sasaki H, Shiba K. Specificity and biomineralization activities of Ti-binding peptide-1(TBP-1). Langmuir, 2005, 21(7): 3090-3095.

[41] Estephan E, Dao J, Saab M B, et al. SVSVGMKPSPRP: a broad range adhesion peptide. Biomedical Engineering-Biomedizinische Technik, 2012, 57(6): 481-489.

[42] Meyers S R, Hamilton P T, Walsh E B, et al. Endothelialization of titanium surfaces. Advanced Materials, 2007, 19(18): 2492-2498.

[43] Yazici H, Fong H, Wilson B, et al. Biological response on a titanium implant-grade surface functionalized with modular peptides. Acta Biomaterialia, 2013, 9(2): 5341-5352.

[44] Kabat E A. Antibody complementarity and antibody structure. Journal of Immunology, 1988, 141(7): S25-S36.

[45] Li B, Fouts A E, Stengel K F, et al. In vitro affinity maturation of a natural human antibody overcomes a barrier to in vivo affinity maturation. mAbs, 2014, 6(2): 437-445.

[46] Srivastava A, O'Connor I B, Pandit A, et al. Polymer-antibody fragment conjugates for biomedical applications. Progress in Polymer Science, 2014, 39(2): 308-329.

[47] O'Connor I B, Wall J G. 16-Immobilization of Antibodies on Cardiovascular Stents. Functionalised Cardiovascular Stents, Amsterdam: Elsevier, 2018.

[48] Kohler G, Milstein C. Continuous culture of fused cells secreting antibody of predefined specificity. Nature, 1975, 256(5517): 495-497.

[49] Bird R E, Hardman K D, Jacobson J W, et al. Single-chain antigen-binding proteins. Science, 1988, 242(4877): 423-426.

[50] Skerra A, Pluckthun A. Assembly of a functional immunoglobulin Fv fragment in Escherichia coli. Science, 1988, 240(4855): 1038-1041.

[51] Hu X J, O'Dwyer R, Wall J G. Cloning, expression and characterisation of a single-chain Fv antibody fragment against domoic acid in Escherichia coli. Journal of Biotechnology, 2005, 120(1): 38-45.

[52] Hu X J, O'Hara L, White S, et al. Optimisation of production of a domoic acid-binding scFv antibody fragment in Escherichia coli using molecular chaperones and functional immobilisation on a mesoporous silicate support. Protein Expression and Purification, 2007, 52(1): 194-201.

[53] Cheng J L, Wang X B, Zhang Z, et al. Construction and expression of a reshaped VH domain against human CD28 molecules. Preparative Biochemistry & Biotechnology, 2002, 32(3): 239-251.

[54] Ahmad Z A, Yeap S K, Ali A M, et al. ScFv antibody: principles and clinical application. Clinical and Developmental Immunology, 2012: 980250.

[55] Ferrer-Miralles N, Domingo-Espín J, Corchero J L, et al. Microbial factories for recombinant pharmaceuticals. Microbial Cell Factories, 2009, 8: 17.

[56] Carter P, Kelley R F, Rodrigues M L, et al. High level Escherichia coli expression and production of a bivalent humanized antibody fragment. Nature Biotechnology, 1992, 10(2): 163-167.

[57]   Chen W F, Hu L, Liu A P, et al. Expression and characterization of single-chain variable fragment antibody against staphylococcal enterotoxin A in *Escherichia coli*. Canadian Journal of Microbiology, 2014, 60(11): 737-743.

[58]   Thiel M A, Coster D J, Mavrangelos C, et al. An economical 20 litre bench-top fermenter. Protein Expression and Purification, 2002, 26(1): 14-18.

[59]   Intachai K, Singboottra P, Leksawasdi N, et al. Enhanced production of functional extracellular single chain variable fragment against HIV-1 matrix protein from *Escherichia coli* by sequential simplex optimization. Preparative Biochemistry & Biotechnology, 2015, 45(1): 56-68.

[60]   Kolaj O, Spada S, Robin S, et al. Use of folding modulators to improve heterologous protein production in *Escherichia coli*. Microbial Cell Factories, 2009, 8(1): 1-17.

[61]   Srivastava A, Cunningham C, Pandit A, et al. Improved gene transfection efficacy and cytocompatibility of multifunctional polyamidoamine-cross-linked hyaluronan particles. Macromolecular Bioscience, 2015, 15(5): 682-690.

[62]   Kaur S, Venktaraman G, Jain M, et al. Recent trends in antibody-based oncologic imaging. Cancer Letters, 2012, 315(2): 97-111.

[63]   Hu X F, Spada S, White S, et al. Adsorption and activity of a domoic acid binding antibody fragment on mesoporous silicates. The Journal of Physical Chemistry B, 2006, 110(37): 18703-18709.

[64]   Denzin L K, Voses E W. Construction, characterization, and mutagenesis of an anti-fluorescein single chain antibody idiotype family. Journal of Biological Chemistry, 1992, 267(13): 8925-8931.

[65]   Irving R A, Kortt A A, Hudson P J. Affinity maturation of recombinant antibodies using *E. coli* mutator cells. Immunotechnology, 1996, 2(2): 127-143.

[66]   Dolezal O, Pearce L A, Lawrence L J, et al. ScFv multimers of the anti-neuraminidase antibody NC10: shortening of the linker in single-chain Fv fragment assembled in VL to VH orientation drives the formation of dimers, trimers, tetramers and higher molecular mass multimers. Protein Engineering, Design and Selection 2000, 13(8): 565-574.

[67]   Holliger P, Hudson P J. Engineered antibody fragments and the rise of single domains. Nature Biotechnology, 2005, 23(9): 1126-1136.

[68]   Le Gall F, Kipriyanov S M, Moldenhauer G, et al. Di-, tri- and tetrameric single chain Fv antibody fragments against human CD19: effect of valency on cell binding. FEBS Letters, 1999, 453(1/2): 164-168.

[69]   Scheuer W, Thomas M, Hanke P, et al. Anti-tumoral, anti-angiogenic and anti-metastatic efficacy of a tetravalent bispecific antibody(TAvi6)targeting VEGF-A and angiopoietin-2. mAbs, 2016, 8(3): 562-573.

[70]   Schmohl J U, Gleason M K, Dougherty P R, et al. Heterodimeric bispecific single chain variable fragments(scFv)killer engagers(BiKEs)enhance NK-cell activity against CD133+ colorectal cancer cells. Targeted Oncology, 2016, 11(3): 353-361.

[71]   Xu M H, Jin H Z, Chen Z G, et al. A novel bispecific diabody targeting both vascular endothelial growth factor receptor 2 and epidermal growth factor receptor for enhanced antitumor activity. Biotechnology Progress, 2016, 32(2): 294-302.

[72]   Wronska M A, O'connor I B, Tilbury M A, et al. Adding functions to biomaterial surfaces through protein incorporation. Advanced Materials, 2016, 28(27): 5485-5508.

[73]   McCafferty J, Schofield D. Identification of optimal protein binders through the use of large genetically encoded display libraries. Current Opinion in Chemical Biology, 2015, 26: 16-24.

[74]   Hammers C M, Stanley J R. Antibody phage display: technique and applications. The Journal of Investigative

Dermatology, 2014, 134(2): 1-5.

[75] Shen Z H, Yan H P, Parl F F, et al. Recombinant antibody piezoimmunosensors for the detection of cytochrome P450 1B1. Analytical Chemistry, 2007, 79(4): 1283-1289.

[76] Hortigüela M J, Aumailley L, Srivastava A, et al. Engineering recombinant antibodies for polymer biofunctionalization. Polymers for Advanced Technologies, 2015, 26(12): 1394-1401.

[77] Nissim A, Chernajovsky Y. Historical development of monoclonal antibody therapeutics. Handbook of Experimental Pharmacology, 2008, 181: 3-18.

[78] Presta L G. Engineering of therapeutic antibodies to minimize immunogenicity and optimize function. Advanced Drug Delivery Reviews, 2006, 58(5/6): 640-656.

[79] Walsh G. Biopharmaceutical benchmarks 2006. Nature Biotechnology, 2006, 24(7): 769-776.

[80] Cho I H, Paek E H, Lee H, et al. Site-directed biotinylation of antibodies for controlled immobilization on solid surfaces. Analytical Biochemistry, 2007, 365(1): 14-23.

[81] Jung Y, Jeong J Y, Chung B H. Recent advances in immobilization methods of antibodies on solid supports. The Analyst, 2008, 133(6): 697-701.

[82] Hermanson G. Bioconjugate Techniques. New York: Academic Press, 2013.

[83] Deonarain M P, Yahioglu G, Stamati I, et al. Emerging formats for next-generation antibody drug conjugates. Expert Opinion on Drug Discovery, 2015, 10(5): 463-481.

[84] Fowers K D, Callahan J, Byron P, et al. Preparation of fab' from murine IgG2a for thiol reactive conjugation. Journal of Drug Targeting, 2001, 9(4): 281-294.

[85] Batalla P, Fuentes M, Grazu V, et al. Oriented covalent immobilization of antibodies on physically inert and hydrophilic support surfaces through their glycosidic chains. Biomacromolecules, 2008, 9(2): 719-723.

[86] Gering J P, Quaroni L, Chumanov G. Immobilization of antibodies on glass surfaces through sugar residues. Journal of Colloid and Interface Science, 2002, 252(1): 50-56.

[87] Choi B H, Choi Y S, Hwang D S, et al. Facile surface functionalization with glycosaminoglycans by direct coating with mussel adhesive protein. Tissue Engineering Part C: Methods, 2012, 18(1): 71-79.

[88] Yin M, Yuan Y, Liu C S, et al. Combinatorial coating of adhesive polypeptide and anti-CD34 antibody for improved endothelial cell adhesion and proliferation. Journal of Materials Science: Materials in Medicine, 2009, 20(7): 1513-1523.

[89] Kim C S, Choi Y S, Ko W, et al. A mussel adhesive protein fused with the BC domain of protein A is a functional linker material that efficiently immobilizes antibodies onto diverse surfaces. Advanced Functional Materials, 2011, 21(21): 4101-4108.

[90] J Gerard Wall H P, Magdalena Wawrzyńska. Functionalised Cardiovascular Stents//Functionalized Cardiovascular Stents: Cardiovascular Stents Incorporated with Stem Cells, 2018.

[91] Nakanishi K, Sakiyama T, Kumada Y, et al. Recent advances in controlled immobilization of proteins onto the surface of the solid substrate and its possible application to proteomics. Current Proteomics, 2008, 5(3): 161-175.

[92] Slootstra J W, Kuperus D, Plückthun A, et al. Identification of new tag sequences with differential and selective recognition properties for the anti-FLAG monoclonal antibodies M1, M2 and M5. Molecular Diversity, 1997, 2(3): 156-164.

[93] Hortigüeela M J, Wall J G. Improved detection of domoic acid using covalently immobilised antibody fragments. Marine Drugs, 2013, 11(3): 881-895.

[94] Prater D N, Case J, Ingram D A, et al. Working hypothesis to redefine endothelial progenitor cells. Leukemia, 2007, 21(6): 1141-1149.

[95] Avci-Adali M, Perle N, Ziemer G, et al. Current concepts and new developments for autologous *in vivo* endothelialisation of biomaterials for intravascular applications. European Cells & Materials, 2011, 21: 157-176.

[96] Chen Q, Zhang H, Liu Y, et al. Endothelial cells are progenitors of cardiac pericytes and vascular smooth muscle cells. Nature Communication, 2016, 12422(7):1-10.

[97] Padfield G J, Newby D E, Mills N L. Understanding the role of endothelial progenitor cells in percutaneous coronary intervention. Journal of the American College of Cardiology, 2010, 55(15): 1553-1565.

[98] Ji H Y, Atchison L, Chen Z Z, et al. Transdifferentiation of human endothelial progenitors into smooth muscle cells. Biomaterials, 2016, 85: 180-194.

[99] Fernández F J, Vega M C. Technologies to keep an eye on: alternative hosts for protein production in structural biology. Current Opinion in Structural Biology, 2013, 23(3): 365-373.

[100] He Y, Wang K, Yan N E. The recombinant expression systems for structure determination of eukaryotic membrane proteins. Protein & Cell, 2014, 5(9): 658-672.

[101] Jin X, Mei L, Song C X, et al. Immobilization of plasmid DNA on an anti-DNA antibody modified coronary stent for intravascular site-specific gene therapy. The Journal of Gene Medicine, 2008, 10(4): 421-429.

[102] Zhang L H, Luo T, Zhang C, et al. Anti-DNA antibody modified coronary stent for plasmid gene delivery: results obtained from a porcine coronary stent model. The Journal of Gene Medicine, 2011, 13(1): 37-45.

[103] Hu M, Jia F, Huang W P, et al. Substrate stiffness differentially impacts autophagy of endothelial cells and smooth muscle cells. Bioactive Materials, 2021,6(5): 1413-1422.

[104] Galbusera M, Zoja C, Donadelli R, et al. Fluid shear stress modulates von Willebrand factor release from human vascular endothelium. Blood, 1997, 90(4): 1558-1564.

[105] Grabowski E F, Reininger A J, Petteruti P G, et al. Shear stress decreases endothelial cell tissue factor activity by augmenting secretion of tissue factor pathway inhibitor. Arteriosclerosis, Thrombosis, and Vascular Biology, 2001, 21(1): 157-162.

[106] Westmuckett A D, Lupu C, Roquefeuil S, et al. Fluid flow induces upregulation of synthesis and release of tissue factor pathway inhibitor *in vitro*. Arteriosclerosis Thrombosis, and Vascular Biology, 2000, 20(11): 2474-2482.

[107] Pompe T, Kobe F, Salchert K, et al. Fibronectin anchorage to polymer substrates controls the initial phase of endothelial cell adhesion. Journal of Biomedical Materials Research Part A, 2003, 67(2): 647-657.

[108] Gimbrone M A. Vascular endothelium: nature's blood-compatible containera. Annals of the New York Academy of Sciences, 1987, 516(1): 5-11.

[109] Saha P, Humphries J, Modarai B, et al. Leukocytes and the natural history of deep vein thrombosis: current concepts and future directions. Arteriosclerosis Thrombosis and Vascular Biology, 2011, 31(3): 506-512.

[110] Pate M, Damarla V, Chi D S, et al. Endothelial cell biology: role in the inflammatory response. Advances in Clinical Chemistry, 2010, 52: 109-130.

[111] Zimmerman G A, Mcintyre T M, Mehra M, et al. Endothelial cell-associated platelet-activating factor: a novel mechanism for signaling intercellular adhesion. The Journal of Cell Biology, 1990, 110(2): 529-540.

[112] Leung D W, Cachianes G, Kuang W J, et al. Vascular endothelial growth factor is a secreted angiogenic mitogen. Science, 1989, 246(4935): 1306-1309.

[113] Garlanda C, Dejana E. Heterogeneity of endothelial cells. Arteriosclerosis, Thrombosis, and Vascular Biology,

1997, 17(7): 1193-1202.

[114] Hamilton K K, Ji Z, Rollins S, et al. Regulatory control of the terminal complement proteins at the surface of human endothelial cells: neutralization of a C5b-9 inhibitor by antibody to CD59.Blood , 76(12): 2572-2577.

[115] Lidington E A, Haskard D O, Mason J C. Induction of decay-accelerating factor by thrombin through a protease-activated receptor 1 and protein kinase C-dependent pathway protects vascular endothelial cells from complement-mediated injury. Blood, 2000, 96(8): 2784-2792.

[116] Tedesco F, Fischetti F, Pausa M, et al. Complement-endothelial cell interactions: pathophysiological implications. Molecular Immunology, 1999, 36(4/5): 261-268.

[117] Boccafoschi F, Mosca C, Cannas M. Cardiovascular biomaterials: when the inflammatory response helps to efficiently restore tissue functionality? Journal of Tissue Engineering and Regenerative Medicine, 2014, 8(4): 253-267.

[118] Otsuka F, Finn A V, Yazdani S K, et al. The importance of the endothelium in atherothrombosis and coronary stenting. Nature Reviews Cardiology, 2012, 9(8): 439-453.

[119] Xu C Y, Inai R, Kotaki M, et al. Electrospun nanofiber fabrication as synthetic extracellular matrix and its potential for vascular tissue engineering. Tissue Engineering, 2004, 10(7/8): 1160-1168.

[120] Asahara T, Murohara T, Sullivan A, et al. Isolation of putative progenitor endothelial cells for angiogenesis. Science, 1997, 275(5302): 964-967.

[121] Hristov M, Erl W, Weber P C. Endothelial progenitor cells: mobilization, differentiation, and homing. Arteriosclerosis Thrombosis and Vascular Biology, 2003, 23(7): 1185-1189.

[122] Shi Q, Rafii S, Wu M H D, et al. Evidence for circulating bone marrow-derived endothelial cells. Blood, 1998, 92(2): 362-367.

[123] Szmitko P E, Fedak P W M, Weisel R D, et al. Endothelial progenitor cells-New hope for a broken heart. Circulation, 2003, 107(24): 3093-3100.

[124] Woywodt A, Bahlmann F H, de Groot K, et al. Circulating endothelial cells: life, death, detachment and repair of the endothelial cell layer. Nephrology Dialysis Transplantation, 2002, 17(10): 1728-1730.

[125] Kipshidze N, Dangas G, Tsapenko M, et al. Role of the endothelium in modulating neointimal formation: vasculoprotective approaches to attenuate restenosis after percutaneous coronary interventions. Journal of the American College of Cardiology, 2004, 44(4): 733-739.

[126] Werner N, Junk S, Laufs U, et al. Intravenous transfusion of endothelial progenitor cells reduces neointima formation after vascular injury. Circulation Research, 2003, 93(2): e17-e24.

[127] Walter D H, Rittig K, Bahlmann F H, et al. Statin therapy accelerates reendothelialization: a novel effect involving mobilization and incorporation of bone marrow-derived endothelial progenitor cells. Circulation, 2002, 105(25): 3017-3024.

[128] Griese D P, Ehsan A, Melo L G, et al. Isolation and transplantation of autologous circulating endothelial cells into denuded vessels and prosthetic grafts: implications for cell-based vascular therapy. Circulation, 2003, 108(21): 2710-2715.

[129] Kaushal S, Amiel G E, Guleserian K J, et al. Functional small-diameter neovessels created using endothelial progenitor cells expanded ex vivo. Nature Medicine, 2001, 7(9): 1035-1040.

[130] Shirota T, He H B, Yasui H, et al. Human endothelial progenitor cell-seeded hybrid graft: proliferative and antithrombogenic potentials in vitro and fabrication processing. Tissue Engineering, 2003, 9(1): 127-136.

[131] Vartanian K B, Kirkpatrick S J, McCarty O J T, et al. Distinct extracellular matrix microenvironments of progenitor and carotid endothelial cells. Journal of Biomedical Materials Research Part A, 2009, 91(2): 528-539.

[132] Hur J, Yoon C H, Kim H S, et al. Characterization of two types of endothelial progenitor cells and their different contributions to neovasculogenesis. Arteriosclerosis, Thrombosis, and Vascular Biology, 2004, 24(2): 288-293.

[133] Rehman J, Li J L, Orschell C M, et al. Peripheral blood "endothelial progenitor cells" are derived from monocyte/macrophages and secrete angiogenic growth factors. Circulation, 2003, 107(8): 1164-1169.

[134] Rohde E, Malischnik C, Thaler D, et al. Blood monocytes mimic endothelial progenitor cells. Stem Cells, 2006, 24(2): 357-367.

[135] Yoder M C, Mead L E, Prater D, et al. Redefining endothelial progenitor cells via clonal analysis and hematopoietic stem/progenitor cell principals. Blood, 2007, 109(5): 1801-1809.

[136] Zhang S J, Zhang H, Wei Y J, et al. Adult endothelial progenitor cells from human peripheral blood maintain monocyte/macrophage function throughout *in vitro* culture. Cell Research, 2006, 16(6): 577-584.

[137] Ingram D A, Mead L E, Tanaka H, et al. Identification of a novel hierarchy of endothelial progenitor cells using human peripheral and umbilical cord blood. Blood, 2004, 104(9): 2752-2760.

[138] Lin Y, Weisdorf D J, Solovey A, et al. Origins of circulating endothelial cells and endothelial outgrowth from blood. The Journal of Clinical Investigation, 2000, 105(1): 71-77.

[139] Gulati R, Jevremovic D, Peterson T E, et al. Diverse origin and function of cells with endothelial phenotype obtained from adult human blood. Circulation Research, 2003, 93(11): 1023-1025.

[140] Harraz M, Jiao C H, Hanlon H D, et al. CD34(−)blood-derived human endothelial cell progenitors. Stem Cells, 2001, 19(4): 304-312.

[141] Schmeisser A, Garlichs C D, Zhang H, et al. Monocytes coexpress endothelial and macrophagocytic lineage markers and form cord-like structures in Matrigel® under angiogenic conditions. Cardiovascular Research, 2001, 49(3): 671-680.

[142] Schmeisser A, Strasser R H. Phenotypic overlap between hematopoietic cells with suggested angioblastic potential and vascular endothelial cells. Journal of Hematotherapy & Stem Cell Research, 2002, 11(1): 69-79.

[143] Walenta K, Friedrich E B, Sehnert F, et al. *In vitro* differentiation characteristics of cultured human mononuclear cells: implications for endothelial progenitor cell-biology. Biochemical and Biophysical Research Communications, 2005, 333(2): 476-482.

[144] Schatteman G C, Dunnwald M, Jiao C H. Biology of bone marrow-derived endothelial cell precursors. American Journal of Physiology Heart and Circulatory Physiology, 2007, 292(1): H1-H18.

[145] Radke D, Jia W, Sharma D, et al. Tissue engineering at the blood-contacting surface: a review of challenges and strategies in vascular graft development. Advanced Healthcare Materials, 2018, 7(15): 1701461.

[146] Peichev M, Naiyer A J, Pereira D S, et al. Expression of VEGFR-2 and AC133 by circulating human CD34+ cells identifies a population of functional endothelial precursors. Blood, 2000, 95(3): 952-958.

[147] Timmermans F, Plum J, Yöeder M C, et al. Endothelial progenitor cells: identity defined? Journal of Cellular and Molecular Medicine, 2009, 13(1): 87-102.

[148] Beijk M A, Damman P, Klomp M, et al. Twelve-month clinical outcomes after coronary stenting with the Genous Bio-engineered R Stent in patients with a bifurcation lesion: from the e-HEALING(Healthy Endothelial Accelerated Lining Inhibits Neointimal Growth)registry. Coronary Artery Disease, 2012, 23(3): 201-207.

[149] Haude M, Lee S W L, Worthley S G, et al. The REMEDEE trial a randomized comparison of a combination

sirolimus-eluting endothelial progenitor cell capture stent with a paclitaxel-eluting stent. JACC: Cardiovascular Interventions, 2013, 6(4): 334-343.

[150] Song C L, Li Q, Yu Y P, et al. Study of novel coating strategy for coronary stents: simutaneous coating of VEGF and anti-CD34 antibody. The Brazilian Journal of Cardiovascular Surgery/Revista Brasileira de Cirurgia Cardiovascular, 2015, 30(2): 159-163.

[151] Power K A, Grad S, Rutges J P H J, et al. Identification of cell surface-specific markers to target human nucleus pulposus cells: expression of carbonic anhydrase XII varies with age and degeneration. Arthritis and Rheumatism, 2011, 63(12): 3876-3886.

[152] Petersen S, Häcker C, Turan G, et al. Implications for the biofunctionalization of drug-eluting devices at the example of a site-selective antibody modification for drug eluting stents. BioNanoMaterials, 2015, 16(4): 275-284.

[153] Yuan Y, Yin M, Qian J C, et al. Site-directed immobilization of antibodies onto blood contacting grafts for enhanced endothelial cell adhesion and proliferation. Soft Matter, 2011, 7(16): 7207-7216.

[154] Tan A, Goh D, Farhatnia Y, et al. An anti-CD34 antibody-functionalized clinical-grade POSS-PCU nanocomposite polymer for cardiovascular stent coating applications: a preliminary assessment of endothelial progenitor cell capture and hemocompatibility. PLOS One, 2013, 8(10): e77112.

[155] Zhang S X, Zhang F, Feng B, et al. Hematopoietic stem cell capture and directional differentiation into vascular endothelial cells for metal stent-coated chitosan/hyaluronic acid loading CD133 antibody. Tissue Engineering Part A, 2015, 21(5/6): 1173-1183.

[156] Wu X, Yin T Y, Tian J, et al. Distinctive effects of CD34- and CD133-specific antibody-coated stents on re-endothelialization and in-stent restenosis at the early phase of vascular injury. Regenerative Biomaterials, 2015, 2(2): 87-96.

[157] Li J, Li D, Gong F, et al. Anti-CD133 antibody immobilized on the surface of stents enhances endothelialization. Biomed Research International, 2014: 902782.

[158] Asahara T, Bauters C, Pastore C, et al. Local delivery of vascular endothelial growth factor accelerates reendothelialization and attenuates intimal hyperplasia in balloon-injured rat carotid artery. Circulation, 1994, 91(11): 2793-2801.

[159] Markway B D, McCarty O J T, Marzec U M, et al. Capture of flowing endothelial cells using surface-immobilized anti-kinase insert domain receptor antibody. Tissue Engineering Part C, Methods, 2008, 14(2): 97-105.

[160] Takabatake S, Hayashi K, Nakanishi C, et al. Vascular endothelial growth factor-bound stents: application of *in situ* capture technology of circulating endothelial progenitor cells in porcine coronary model. Journal of Interventional Cardiology, 2014, 27(1): 63-72.

[161] Ma X L, Hibbert B, McNulty M, et al. Heat shock protein 27 attenuates neointima formation and accelerates reendothelialization after arterial injury and stent implantation: importance of vascular endothelial growth factor up-regulation. The FASEB Journal, 2014, 28(2): 594-602.

[162] Lee J M, Choe W, Kim B K, et al. Comparison of endothelialization and neointimal formation with stents coated with antibodies against CD34 and vascular endothelial-cadherin. Biomaterials, 2012, 33(35): 8917-8927.

[163] Tang H F, Wang Q, Wang X B, et al. Effect of a novel stent on re-endothelialization, platelet adhesion, and neointimal formation. Journal of Atherosclerosis and Thrombosis, 2016, 23(1): 67-80.

[164] Cui S, Liu J H, Song X T, et al. A novel stent coated with antibodies to endoglin inhibits neointimal formation of porcine coronary arteries. BioMed Research International, 2014, 2014: 428619.

[165] Cui S, Song X T, Ding C, et al. Comparison of reendothelialization and neointimal formation with stents coated with antibodies against endoglin and CD34 in a porcine model. Drug Design Development and Therapy, 2015, 9: 2249-2256.

[166] Meinhart J G, Schense J C, Schima H, et al. Enhanced endothelial cell retention on shear-stressed synthetic vascular grafts precoated with RGD-cross-linked fibrin. Tissue Engineering, 2005, 11(5/6): 887-895.

[167] 李长文, 郑启新, 郭晓东, 等. RGD 多肽修饰的改性 PLGA 仿生支架材料对骨髓间充质干细胞粘附、增殖及分化影响的研究. 中国生物医学工程学报, 2006, 2: 142-146, 157.

[168] Ruoslahti E, Pierschbacher M D. Arg-Gly-Asp: a versatile cell recognition signal. Cell, 1986, 44(4): 517-518.

[169] Xiao Y, Truskey G A. Effect of receptor-ligand affinity on the strength of endothelial cell adhesion. Biophysical Journal, 1996, 71(5): 2869-2884.

[170] Peled A, Kollet O, Ponomaryov T, et al. The chemokine SDF-1 activates the integrins LFA-1, VLA-4, and VLA-5 on immature human CD34(+) cells: role in transendothelial/stromal migration and engraftment of NOD/SCID mice. Blood, 2000, 95(11): 3289-3296.

[171] Blindt R, Vogt F, Astafieva I, et al. A novel drug-eluting stent coated with an integrin-binding cyclic Arg-Gly-Asp peptide inhibits neointimal hyperplasia by recruiting endothelial progenitor cells. Journal of the American College of Cardiology, 2006, 47(9): 1786-1795.

[172] Veleva A N, Cooper S L, Patterson C. Selection and initial characterization of novel peptide ligands that bind specifically to human blood outgrowth endothelial cells. Biotechnology and Bioengineering, 2007, 98(1): 306-312.

[173] Veleva A N, Heath D E, Cooper S L, et al. Selective endothelial cell attachment to peptide-modified terpolymers. Biomaterials, 2008, 29(27): 3656-3661.

[174] Li J H, Ding M M, Fu Q, et al. A novel strategy to graft RGD peptide on biomaterials surfaces for endothelization of small-diamater vascular grafts and tissue engineering blood vessel. Journal of Materials Science: Materials in Medicine, 2008, 19(7): 2595-2603.

[175] Fittkau M H, Zilla P, Bezuidenhout D, et al. The selective modulation of endothelial cell mobility on RGD peptide containing surfaces by YIGSR peptides. Biomaterials, 2005, 26(2): 167-174.

[176] Jun H W, West J. Development of a YIGSR-peptide-modified polyurethaneurea to enhance endothelialization. Journal of Biomaterials Science, Polymer Edition, 2004, 15(1): 73-94.

[177] Jun H W, West J L. Modification of polyurethaneurea with PEG and YIGSR peptide to enhance endothelialization without platelet adhesion. Journal of Biomedical Materials Research Part B: Applied Biomaterials, 2005, 72(1): 131-139.

[178] Jun H W, West J L. Endothelialization of microporous YIGSR/PEG-modified polyurethaneurea. Tissue Engineering, 2005, 11(7/8): 1133-1140.

[179] Kang T Y, Lee J H, Kim B J, et al. In vivo endothelization of tubular vascular grafts through in situ recruitment of endothelial and endothelial progenitor cells by RGD-fused mussel adhesive proteins. Biofabrication, 2015, 7(1): 015007.

[180] De Falco E, Porcelli D, Torella A R, et al. SDF-1 involvement in endothelial phenotype and ischemia-induced recruitment of bone marrow progenitor cells. Blood, 2004, 104(12): 3472-3482.

[181] Yamaguchi J I, Kusano K F, Masuo O, et al. Stromal cell-derived factor-1 effects on ex vivo expanded endothelial progenitor cell recruitment for ischemic neovascularization. Circulation, 2003, 107(9): 1322-1328.

[182] Kuwabara F, Narita Y, Yamawaki-Ogata A, et al. Novel small-caliber vascular grafts with trimeric peptide for

acceleration of endothelialization. The Annals of Thoracic Surgery, 2012, 93(1): 156-163.

[183] Hao D K, Xiao W W, Liu R W, et al. Discovery and characterization of a potent and specific peptide ligand targeting endothelial progenitor cells and endothelial cells for tissue regeneration. ACS Chemical Biology, 2017, 12(4): 1075-1086.

[184] Pislaru S V, Harbuzariu A, Gulati R, et al. Magnetically targeted endothelial cell localization in stented vessels. Journal of the American College of Cardiology, 2006, 48(9): 1839-1845.

[185] McCarthy J R, Weissleder R. Multifunctional magnetic nanoparticles for targeted imaging and therapy. Advanced Drug Delivery Reviews, 2008, 60(11): 1241-1251.

[186] Biancone L, Cantaluppi V, Duò D, et al. Role of L-selectin in the vascular homing of peripheral blood-derived endothelial progenitor cells. Journal of Immunology, 2004, 173(8): 5268-5274.

[187] Suuronen E J, Zhang P C, Kuraitis D, et al. An acellular matrix-bound ligand enhances the mobilization, recruitment and therapeutic effects of circulating progenitor cells in a hindlimb ischemia model. The FASEB Journal, 2009, 23(5): 1447-1458.

[188] Ellington A D, Szostak J W. In vitro selection of RNA molecules that bind specific ligands. Nature, 1990, 346(6287): 818-822.

[189] Tuerk C, Gold L. Systematic evolution of ligands by exponential enrichment: RNA ligands to bacteriophage T4 DNA polymerase. Science, 1990, 249(4968): 505-510.

[190] Breaker R R. Natural and engineered nucleic acids as tools to explore biology. Nature, 2004, 432(7019): 838-845.

[191] Nimjee S M, Rusconi C P, Sullenger B A. Aptamers: an emerging class of therapeutics. Annual Review of Medicine, 2005, 56: 555-583.

[192] Vaughn M W, Kuo L, Liao J C. Estimation of nitric oxide production and reaction rates in tissue by use of a mathematical model. The American Journal of Physiology, 1998, 274(6): H2163-H2176.

[193] Villanueva C, Giulivi C. Subcellular and cellular locations of nitric oxide synthase isoforms as determinants of health and disease. Free Radical Biology and Medicine, 2010, 49(3): 307-316.

[194] Omar S A, Webb A J. Nitrite reduction and cardiovascular protection. Journal of Molecular and Cellular Cardiology, 2014, 73: 57-69.

[195] Smith B C, Marletta M A. Mechanisms of S-nitrosothiol formation and selectivity in nitric oxide signaling. Current Opinion in Chemical Biology, 2012, 16(5/6): 498-506.

[196] Stamler J S, Jaraki O, Osborne J, et al. Nitric oxide circulates in mammalian plasma primarily as an S-nitroso adduct of serum albumin. Proceedings of the National Academy of Sciences of the United States of America, 1992, 89(16): 7674-7677.

[197] Rhodes P M, Leone A M, Francis P L, et al. The L-arginine: nitric oxide pathway is the major source of plasma nitrite in fasted humans. Biochemical and Biophysical Research Communications, 1995, 209(2): 590-596.

[198] Lidder S, Webb A J. Vascular effects of dietary nitrate(as found in green leafy vegetables and beetroot)via the nitrate-nitrite-nitric oxide pathway. British Journal of Clinical Pharmacology, 2013, 75(3): 677-696.

[199] Lauer T, Preik M, Rassaf T, et al. Plasma nitrite rather than nitrate reflects regional endothelial nitric oxide synthase activity but lacks intrinsic vasodilator action. Proceedings of the National Academy of Sciences of the United States of America, 2001, 98(22): 12814-12819.

[200] Gladwin M T, Shelhamer J H, Schechter A N, et al. Role of circulating nitrite and S-nitrosohemoglobin in the regulation of regional blood flow in humans. Proceedings of the National Academy of Sciences of the United

States of America, 2000, 97(21): 11482-11487.

[201] Fitch K V, Stavrou E, Looby S E, et al. Associations of cardiovascular risk factors with two surrogate markers of subclinical atherosclerosis: endothelial function and carotid intima media thickness. Atherosclerosis, 2011, 217(2): 437-440.

[202] Kitta Y, Obata J E, Nakamura T, et al. Persistent impairment of endothelial vasomotor function has a negative impact on outcome in patients with coronary artery disease. Journal of the American College of Cardiology, 2009, 53(4): 323-330.

[203] Yusuf S, Sleight P, Pogue J, et al. Effects of an angiotensin-converting-enzyme inhibitor, ramipril, on cardiovascular events in high-risk patients. The New England Journal of Medicine, 2000, 342(3): 145-153.

[204] Ignarro L J. Nitric oxide as a unique signaling molecule in the vascular system: a historical overview. Journal of Physiology and Pharmacology, 2002, 53(4): 503-514.

[205] Napoli C, Ignarro L J. Nitric oxide and pathogenic mechanisms involved in the development of vascular diseases. Archives of Pharmacal Research, 2009, 32(8): 1103-1108.

[206] Weksler B B, Ley C W, Jaffe E A. Stimulation of endothelial cell prostacyclin production by thrombin, trypsin, and the ionophore A 23187. The Journal of Clinical Investigation, 1978, 62(5): 923-930.

[207] Radomski M W, Palmer R M J, Moncada S. Endogenous nitric-oxide inhibits human platelet adhesion to vascular endothelium. The Lancet, 1987, 330(8567): 1057-1058.

[208] de Belder A J, MacAllister R, Radomski M W, et al. Effects of *S*-nitroso-glutathione in the human forearm circulation: evidence for selective-inhibition of platelet activation. Cardiovascular Research, 1994, 28(5): 691-694.

[209] Langford E J, Brown A S, Wainwright R J, et al. Inhibition of platelet activity by *S*-nitrosoglutathione during coronary angioplasty. The Lancet, 1994, 344(8935): 1458-1460.

[210] Kadan M, Doganci S, Yildirim V, et al. *In vitro* effect of sodium nitrite on platelet aggregation in human platelet rich plasma: preliminary report. European Review for Medical and Pharmacological Sciences, 2015, 19(20): 3935-3939.

[211] Omar S A, Artime E, Webb A J. A comparison of organic and inorganic nitrates/nitrites. Nitric Oxide, 2012, 26(4): 229-240.

[212] Mowery K A, Schoenfisch M H, Saavedra J E, et al. Preparation and characterization of hydrophobic polymeric films that are thromboresistant via nitric oxide release. Biomaterials, 2000, 21(1): 9-21.

[213] Zhang H P, Annich G M, Miskulin J, et al. Nitric oxide releasing silicone rubbers with improved blood compatibility: preparation, characterization, and *in vivo* evaluation. Biomaterials, 2002, 23(6): 1485-1494.

[214] Hetrick E M, Schoenfisch M H. Antibacterial nitric oxide-releasing xerogels: cell viability and parallel plate flow cell adhesion studies. Biomaterials, 2007, 28(11): 1948-1956.

[215] Koh A, Carpenter A W, Slomberg D L, et al. Nitric oxide-releasing silica nanoparticle-doped polyurethane electrospun fibers. ACS Applied Materials and Interfaces, 2013, 5(16): 7956-7964.

[216] Koh A, Riccio D A, Sun B, et al. Fabrication of nitric oxide-releasing polyurethane glucose sensor membranes. Biosensors and Bioelectronics, 2011, 28(1): 17-24.

[217] Shin J H, Schoenfisch M H. Inorganic/organic hybrid silica nanoparticles as a nitric oxide delivery scaffold. Chemistry of Materials, 2008, 20(1): 239-249.

[218] Sun B, Slomberg D L, Chudasama S L, et al. Nitric oxide-releasing dendrimers as antibacterial agents. Biomacromolecules, 2012, 13(10): 3343-3354.

[219] Seabra A B, Marcato P D, de Paula L B, et al. New strategy for controlled release of nitric oxide. Journal of Nano Research, 2012, 20: 61-67.

[220] Singh R J, Hogg N, Joseph J, et al. Mechanism of nitric oxide release from S-nitrosothiols. Journal of Biological Chemistry, 1996, 271(31): 18596-18603.

[221] Dicks A P, Williams D L H. Generation of nitric oxide from S-nitrosothiols using protein-bound Cu^{2+} sources. Chemistry and Biology, 1996, 3(8): 655-659.

[222] Wright R S, Reeder G S, Herzog C A, et al. Acute myocardial infarction and renal dysfunction: a high-risk combination. Annals of Internal Medicine, 2002, 137(7): 563-570.

[223] Naghavi N, de Mel A, Alavijeh O S, et al. Nitric oxide donors for cardiovascular implant applications. Small, 2013, 9(1): 22-35.

[224] Fleser P S, Nuthakki V K, Malinzak L E, et al. Nitric oxide-releasing biopolymers inhibit thrombus formation in a sheep model of arteriovenous bridge grafts. Journal of Vascular Surgery, 2004, 40(4): 803-811.

[225] McCarthy C W, Guillory R J, Goldman J, et al. Transition-metal-mediated release of nitric oxide(NO)from S-nitroso-N-acetyl-D-penicillamine(SNAP): potential applications for endogenous release of NO at the surface of stents via corrosion products. ACS Applied Materials and Interfaces, 2016, 8(16): 10128-10135.

[226] Zhang B, Yao R, Wang Y B, et al. Epigallocatechin gallate mediated sandwich-like coating for mimicking endothelium with sustained therapeutic nitric oxide generation and heparin release. Biomaterials, 2021, 269(120418): 1-15.

[227] Cosby K, Partovi K S, Crawford J H, et al. Nitrite reduction to nitric oxide by deoxyhemoglobin vasodilates the human circulation. Nature Medicine, 2003, 9(12): 1498-1505.

[228] Shiva S, Huang Z, Grubina R, et al. Deoxymyoglobin is a nitrite reductase that generates nitric oxide and regulates mitochondrial respiration. Circulation Research, 2007, 100(5): 654-661.

[229] Tiso M, Tejero J, Basu S, et al. Human neuroglobin functions as a redox-regulated nitrite reductase. Journal of Biological Chemistry, 2011, 286(20): 18277-18289.

[230] Fordel E, Thijs L, Moens L, et al. Neuroglobin and cytoglobin expression in mice, evidence for a correlation with reactive oxygen species scavenging. The FEBS Journal, 2007, 274(5): 1312-1317.

[231] Kozlov A V, Staniek K, Nohl H. Nitrite reductase activity is a novel function of mammalian mitochondria. FEBS Letters, 1999, 454(1/2): 127-130.

[232] Godber B L, Doel J J, Sapkota G P, et al. Reduction of nitrite to nitric oxide catalyzed by xanthine oxidoreductase. Journal of Biological Chemistry, 2000, 275(11): 7757-7763.

[233] Kundu T K, Velayutham M, Zweier J L. Aldehyde oxidase functions as a superoxide generating NADH oxidase: an important redox regulated pathway of cellular oxygen radical formation. Biochemistry, 2012, 51(13): 2930-2939.

[234] Immoos C E, Chou J, Bayachou M, et al. Electrocatalytic reductions of nitrite, nitric oxide, and nitrous oxide by thermophilic cytochrome P450 CYP119 in film-modified electrodes and an analytical comparison of its catalytic activities with myoglobin. Journal of the American Chemical Society, 2004, 126(15): 4934-4942.

[235] Aamand R, Dalsgaard T, Jensen F B, et al. Generation of nitric oxide from nitrite by carbonic anhydrase: a possible link between metabolic activity and vasodilation. American Journal of Physiology Heart and Circulatory Physiology, 2009, 297(6): H2068-H2074.

[236] Gautier C, van Faassen E, Mikula I, et al. Endothelial nitric oxide synthase reduces nitrite anions to NO under anoxia. Biochemical and Biophysical Research Communications, 2006, 341(3): 816-821.

[237] Mugesh G, Singh H B. Synthetic organoselenium compounds as antioxidants: glutathione peroxidase activity. Chemical Society Reviews, 2000, 29(5): 347-357.

[238] Yang J, Welby J L, Meyerhoff M E. Generic nitric oxide(NO)generating surface by immobilizing organoselenium species via layer-by-layer assembly. Langmuir, 2008, 24(18): 10265-10272.

[239] Reynolds M M, Frost M C, Meyerhoff M E. Nitric oxide-releasing hydrophobic polymers: preparation, characterization, and potential biomedical applications. Free Radical Biology and Medicine, 2004, 37(7): 926-936.

[240] Karjalainen P P, Ylitalo A, Niemela M, et al. Two-year follow-up after percutaneous coronary intervention with titanium-nitride-oxide-coated stents versus paclitaxel-eluting stents in acute myocardial infarction. Annals of Medicine, 2009, 41(8): 599-607.

[241] Lehtinen T, Airaksinen K E J, Ylitalo A, et al. Stent strut coverage of titanium-nitride-oxide coated stent compared to paclitaxel-eluting stent in acute myocardial infarction: TITAX-OCT study. The International Journal of Cardiovascular Imaging, 2012, 28(8): 1859-1866.

[242] Karjalainen P P, Nammas W, Ylitalo A, et al. Long-term clinical outcome of titanium-nitride-oxide-coated stents versus everolimus-eluting stents in acute coronary syndrome: final report of the BASE ACS trial. International Journal of Cardiology, 2016, 222: 275-280.

[243] Karjalainen P P, Niemelä M, Airaksinen J K E, et al. A prospective randomised comparison of titanium-nitride-oxide-coated bioactive stents with everolimus-eluting stents in acute coronary syndrome: the BASE-ACS trial. EuroIntervention, 2012, 8(3): 306-315.

[244] Foldvari M, Chen D W, Nafissi N, et al. Non-viral gene therapy: gains and challenges of non-invasive administration methods. Journal of Controlled Release, 2016, 240: 165-190.

[245] Ibraheem D, Elaissari A, Fessi H. Gene therapy and DNA delivery systems. International Journal of Pharmaceutics, 2014, 459(1/2): 70-83.

[246] Gupta K, Singh S, Garg K N. Gene therapy in dentistry: tool of genetic engineering. Revisited. Archives of Oral Biology, 2015, 60(3): 439-446.

[247] Krishnagopal A, Reddy A, Sen D. Stent-mediated gene and drug delivery for cardiovascular disease and cancer: a brief insight. The Journal of Gene Medicine, 2017, 19(5): e2954.

[248] Virmani R, Guagliumi G, Farb A, et al. Localized hypersensitivity and late coronary thrombosis secondary to a sirolimus-eluting stent: should we be cautious? Circulation, 2004, 109(6): 701-705.

[249] Ganly S, Hynes S O, Sharif F, et al. Liposomal surface coatings of metal stents for efficient non-viral gene delivery to the injured vasculature. Journal of Controlled Release, 2013, 167(2): 109-119.

[250] Lüscher T F, Steffel J, Eberli F R, et al. Drug-eluting stent and coronary thrombosis: biological mechanisms and clinical implications. Circulation, 2007, 115(8): 1051-1058.

[251] Martinez A W, Chaikof E L. Microfabrication and nanotechnology in stent design. WIREs Nanomedicine and Nanobiotechnology, 2011, 3(3): 256-268.

[252] Godin B, Sakamoto J H, Serda R E, et al. Emerging applications of nanomedicine for the diagnosis and treatment of cardiovascular diseases. Trends in Pharmacological Sciences, 2010, 31(5): 199-205.

[253] Tepe G, Schmehl J, Wendel H P, et al. Reduced thrombogenicity of nitinol stents: *in vitro* evaluation of different surface modifications and coatings. Biomaterials, 2006, 27(4): 643-650.

[254] Haidopoulos M, Turgeon S, Sarra-Bournet C, et al. Development of an optimized electrochemical process for

subsequent coating of 316 stainless steel for stent applications. Journal of Materials Science Materials in Medicine, 2006, 17(7): 647-657.

[255] Sharif F, Daly K, Crowley J, et al. Current status of catheter- and stent-based gene therapy. Cardiovascular Research, 2004, 64(2): 208-216.

[256] Lacin N T, Utkan G G. Role of biomaterials in prevention of in-stent restenosis. Journal of Biomedical Materials Research Part B: Applied Biomaterials, 2014, 102(5): 1113-1120.

[257] Nabel E G, Plautz G, Nabel G J. Site-specific gene expression *in vivo* by direct gene transfer into the arterial wall. Science, 1990, 249(4974): 1285-1288.

[258] Rolling F, Nong Z, Pisvin S, et al. Adeno-associated virus-mediated gene transfer into rat carotid arteries. Gene Therapy, 1997, 4(8): 757-761.

[259] Paul A, Shao W, Shum-Tim D, et al. The attenuation of restenosis following arterial gene transfer using carbon nanotube coated stent incorporating TAT/DNA(Ang1+Vegf)nanoparticles. Biomaterials, 2012, 33(30): 7655-7664.

[260] Williams P D, Ranjzad P, Kakar S J, et al. Development of viral vectors for use in cardiovascular gene therapy. Viruses, 2010, 2(2): 334-371.

[261] Fishbein I, Forbes S P, Adamo R F, et al. Vascular gene transfer from metallic stent surfaces using adenoviral vectors tethered through hydrolysable cross-linkers. Journal of Visualized Experiments, 2014, 90: e51653.

[262] Li S, Huang L. Nonviral gene therapy: promises and challenges. Gene Therapy, 2000, 7(1): 31-34.

[263] Guo X, Huang L. Recent advances in nonviral vectors for gene delivery. Accounts of Chemical Research, 2011, 45(7): 971-979.

[264] Malam Y, Loizidou M, Seifalian A M. Liposomes and nanoparticles: nanosized vehicles for drug delivery in cancer. Trends in Pharmacological Sciences, 2009, 30(11): 592-599.

[265] Shakib K, Tan A, Soskic V, et al. Regenerative nanotechnology in oral and maxillofacial surgery. British Journal of Oral and Maxillofacial Surgery, 2014, 52(10): 884-893.

[266] Xiong F, Mi Z, Gu N. Cationic liposomes as gene delivery system: transfection efficiency and new application. Die Pharmazie, 2011, 66(3): 158-164.

[267] Sharif F, Hynes S O, McCullagh K J A, et al. Gene-eluting stents: non-viral, liposome-based gene delivery of eNOS to the blood vessel wall *in vivo* results in enhanced endothelialization but does not reduce restenosis in a hypercholesterolemic model. Gene Therapy, 2012, 19(3): 321-328.

[268] Pfeiffer T, Wallich M, Sandmann W, et al. Lipoplex gene transfer of inducible nitric oxide synthase inhibits the reactive intimal hyperplasia after expanded polytetrafluoroethylene bypass grafting. Journal of Vascular Surgery, 2006, 43(5): 1021-1027.

[269] Iwata A, Sai S, Nitta Y, et al. Liposome-mediated gene transfection of endothelial nitric oxide synthase reduces endothelial activation and leukocyte infiltration in transplanted hearts. Circulation, 2001, 103(22): 2753-2759.

[270] Brito L, Little S, Langer R, et al. Poly(β-amino ester) and cationic phospholipid-based lipopolyplexes for gene delivery and transfection in human aortic endothelial and smooth muscle cells. Biomacromolecules, 2008, 9(4): 1179-1187.

[271] Goncalves C, Berchel M, Gosselin M P, et al. Lipopolyplexes comprising imidazole/imidazolium lipophosphoramidate, histidinylated polyethyleneimine and siRNA as efficient formulation for siRNA transfection. International Journal of Pharmaceutics, 2014, 460(1/2): 264-272.

[272] Bai L C, Zhao J, Wang M Y, et al. Matrix-metalloproteinase-responsive gene delivery surface for enhanced *in situ* endothelialization. ACS Applied Materials & Interfaces, 2020, 12: 40121-40132.

[273] Oliveira A V V, Silva G A, Chung D C. Enhancement of chitosan-mediated gene delivery through combination with phiC31 integrase. Acta Biomaterialia, 2015, 17: 89-97.

[274] Raftery R, O'brien F J, Cryan S A. Chitosan for gene delivery and orthopedic tissue engineering applications. Molecules(Basel, Switzerland), 2013, 18(5): 5611-5647.

[275] Wang B, Zhang S B, Cui S H, et al. Chitosan enhanced gene delivery of cationic liposome via non-covalent conjugation. Biotechnology Letters, 2012, 34(1): 19-28.

[276] Bao H Q, Pan Y Z, Ping Y, et al. Chitosan-functionalized graphene oxide as a nanocarrier for drug and gene delivery. Small, 2011, 7(11): 1569-1578.

[277] Zhu D W, Jin X, Leng X G, et al. Local gene delivery via endovascular stents coated with dodecylated chitosan-plasmid DNA nanoparticles. International Journal of Nanomedicine, 2010, 5: 1095-1102.

[278] Hossfeld S, Nolte A, Hartmann H, et al. Bioactive coronary stent coating based on layer-by-layer technology for siRNA release. Acta Biomaterialia, 2013, 9(5): 6741-6752.

[279] Luo L L, Wang G X, Li Y L, et al. Layer-by-layer assembly of chitosan and platelet monoclonal antibody to improve biocompatibility and release character of PLLA coated stent. Journal of Biomedical Materials Research, Part A, 2011, 97(4): 423-432.

[280] Schweizer S, Schuster T B, Junginger M, et al. Surface modification of nickel/titanium alloy and titanium surfaces via a polyelectrolyte multilayer/calcium phosphate hybrid coating. Macromolecular Materials and Engineering, 2010, 295(6): 535-543.

[281] Thierry B, Winnik F M, Merhi Y, et al. Bioactive coatings of endovascular stents based on polyelectrolyte multilayers. Biomacromolecules, 2003, 4(6): 1564-1571.

[282] Holmes C A, Tabrizian M. Substrate-mediated gene delivery from glycol-chitosan/hyaluronic acid polyelectrolyte multilayer films. ACS Applied Materials and Interfaces, 2013, 5(3): 524-531.

[283] Saurer E M, Jewell C M, Roenneburg D A, et al. Polyelectrolyte multilayers promote stent-mediated delivery of DNA to vascular tissue. Biomacromolecules, 2013, 14(5): 1696-1704.

[284] Danhier F, Ansorena E, Silva J M, et al. PLGA-based nanoparticles: an overview of biomedical applications. Journal of Controlled Release, 2012, 161(2): 505-522.

[285] Kumari A, Yadav S K, Yadav S C. Biodegradable polymeric nanoparticles based drug delivery systems. Colloids and Surfaces B: Biointerfaces, 2010, 75(1): 1-18.

[286] Ye C R, Wang J, et al. Atorvastatin eluting coating for magnesium-based stents: control of degradation and endothelialization in a microfluidic assay and *in vivo*. Advanced Materials Technologies, 2020, 5: 1900947.

[287] Perlstein I, Connolly J M, Cui X, et al. DNA delivery from an intravascular stent with a denatured collagen-polylactic-polyglycolic acid-controlled release coating: mechanisms of enhanced transfection. Gene Therapy, 2003, 10(17): 1420-1428.

[288] Rechenmacher F, Steigerwald K, Laufer B, et al. The integrin ligand c(RGDf(NMe)nal) reduces neointimal hyperplasia in a polymer-free drug-eluting stent system. ChemMedChem, 2014, 9(7): 1413-1418.

[289] Gogas B D. Bioresorbable scaffolds for percutaneous coronary interventions. Global Cardiology Science & Practice, 2014, 2014(4): 409-427.

[290] Li X M, Liu X, Huang J, et al. Biomedical investigation of CNT based coatings. Surface and Coatings Technology,

2011, 206(4): 759-766.

[291] Madani S Y, Mandel A, Seifalian A M. A concise review of carbon nanotube's toxicology. Nano Reviews, 2013, 4(1): 21521.

[292] Kumar A H S, Martin K, Doyle B, et al. Intravascular cell delivery device for therapeutic VEGF-induced angiogenesis in chronic vascular occlusion. Biomaterials, 2014, 35(32): 9012-9022.

[293] Walter D H, Cejna M, Diaz-Sandoval L, et al. Local gene transfer of phVEGF-2 plasmid by gene-eluting stents: an alternative strategy for inhibition of restenosis. Circulation, 2004, 110(1): 36-45.

[294] Ye W J, Chen Y M, Tang W X, et al. Reduction-responsive nucleic acid delivery systems to prevent inStent restenosis in rabbits. ACS Applied Materials & Interfaces, 2019, 11: 28307-28316.

[295] Muhs A, Heublein B, Schletter J, et al. Preclinical evaluation of inducible nitric oxide synthase lipoplex gene therapy for inhibition of stent-induced vascular neointimal lesion formation. Human Gene Therapy, 2003, 14(4): 375-383.

[296] Levonen A L, Vähäkangas E, Koponen J K, et al. Antioxidant gene therapy for cardiovascular disease: current status and future perspectives. Circulation, 2008, 117(16): 2142-2150.

[297] Klugherz B D, Jones P L, Cui X M, et al. Gene delivery from a DNA controlled-release stent in porcine coronary arteries. Nature Biotechnology, 2000, 18(11): 1181-1184.

[298] Klugherz B D, Song C X, DeFelice S, et al. Gene delivery to pig coronary arteries from stents carrying antibody-tethered adenovirus. Human Gene Therapy, 2002, 13(3): 443-454.

[299] Egashira K, Nakano K, Ohtani K, et al. Local delivery of anti-monocyte chemoattractant protein-1 by gene-eluting stents attenuates in-stent stenosis in rabbits and monkeys. Arteriosclerosis, Thrombosis, and Vascular Biology, 2007, 27(12): 2563-2568.

[300] Brito L, Chandrasekhar S, Little S R, et al. Non-viral eNOS gene delivery and transfection with stents for the treatment of restenosis. BioMedical Engineering Online, 2010, 9: 56.

[301] Sharif F, Hynes S O, Cooney R, et al. Gene-eluting stents: adenovirus-mediated delivery of eNOS to the blood vessel wall accelerates re-endothelialization and inhibits restenosis. Molecular Therapy, 2008, 16(101): 1674-1680.

[302] Takemoto Y, Kawata H, Soeda T, et al. Human placental ectonucleoside triphosphate diphosphohydrolase gene transfer via gelatin-coated stents prevents in-stent thrombosis. Arteriosclerosis, Thrombosis, and Vascular Biology, 2009, 29(6): 857-862.

[303] Mitra A K, Agrawal D K. In stent restenosis: bane of the stent era. Journal of Clinical Pathology, 2006, 59(3): 232-239.

[304] Schaer G L, Zhang C X. Implementation of miRNAs to reduce in-stent restenosis in the future. Journal of the American College of Cardiology, 2015, 65(21): 2328-2330.

[305] Ji R R, Cheng Y H, Yue J M, et al. MicroRNA expression signature and antisense-mediated depletion reveal an essential role of microRNA in vascular neointimal lesion formation. Circulation Research, 2007, 100(11): 1579-1588.

[306] Cheng Y H, Liu X J, Yang J, et al. MicroRNA-145, a novel smooth muscle cell phenotypic marker and modulator, controls vascular neointimal lesion formation. Circulation Research, 2009, 105(2): 158-166.

[307] Davis B N, Hilyard A C, Nguyen P H, et al. Induction of microRNA-221 by platelet-derived growth factor signaling is critical for modulation of vascular smooth muscle phenotype. The Journal of Biological Chemistry, 2009, 284(6): 3728-3738.

[308] Yang J, Zeng Y, Zhang C, et al. The prevention of restenosis *in vivo* with a VEGF gene and paclitaxel co-eluting stent. Biomaterials, 2013, 34(6): 1635-1643.

[309] Che H L, Bae I H, Lim K S, et al. Suppression of post-angioplasty restenosis with an Akt1 siRNA-embedded coronary stent in a rabbit model. Biomaterials, 2012, 33(33): 8548-8556.

[310] Mak K H, Belli G, Ellis S G, et al. Subacute stent thrombosis: evolving issues and current concepts. Journal of the American College of Cardiology, 1996, 27(2): 494-503.

心血管支架发展的方向与挑战

　　随着人口老龄化的不断加剧和饮食结构的变化，冠状动脉疾病的发病率不断上升。作为威胁人类健康的第一杀手，每 10 例死亡中就有 4 例是由心血管疾病引起的。血管支架植入术作为创新的治疗方法，其多年来的临床应用已经拯救了千千万万的患者。本书血管支架部分主要综述和分析了动脉粥样硬化发病机制，支架植入术的发展和演变，各阶段支架发展带来的技术性突破及带来的额外临床问题和挑战等。总的看来，无论是金属裸支架，还是金属基药物洗脱支架，抑或是目前新兴临床应用的生物可吸收支架，使用中均会一定概率地导致各种不良事件，包括支架内再狭窄（ISR）、新生组织增生和支架血栓形成（ST）。针对这些问题，研究集中在开发各种心血管支架材料上，希望能够采用不同方法降低支架植入后的心血管不良事件发生率。总体而言，生物可吸收血管支架已成为血管支架发展的未来。然而，由于生物可吸收支架的本体和涂层设计还有待进一步优化，目前药物洗脱不可降解金属支架在全球支架市场依旧占据主导地位，如何有效地提升生物可吸收支架的服役效果，是学者以及产品研发者们需要努力攻关的方向。

　　目前，金属和聚合物都已用于制造生物可吸收支架。生物可吸收的聚合物支架与金属支架相比，基底支架的机械强度较低，也就意味着支架加工制造尺寸较大。另一方面，可降解镁金属支架的降解时间短，能否在力学支撑有效期内完成血管组织修复也存在挑战。除此之外，不同类型的可降解金属支架的临床试验显示了不同的临床效果。虽然目前已经开发出多种可生物降解支架材料，但下一代心血管支架的最适合的材料及制备方式还有待进一步探索。

　　纵览血管支架的发展历程，可称为一部结合临床反馈进而驱动技术创新的发展史。球囊成形术用于疏通血管，但伴随血管弹性回缩和急性闭塞；金属裸支架应对球囊成形术缺陷，使用具有机械支撑强度的金属维持血运通畅，但伴随新生内膜过度增生造成支架内再狭窄概率较高；药物洗脱支架通过载药涂层设计实现抗增生药物的局部递送，有效抑制平滑肌细胞过度增殖，但药物也非选择性地抑制了内皮愈合过程，造成临床上一定概率的晚期血管再狭窄及血栓的发生；全降解支架的研发目标是为了从根本上解决异物永久残留带来的风险,恢复血管的生理脉动功能,但目前仍沿用了传统药物洗脱支架的涂层策略,依旧有可能面临晚期血管再狭窄等风险。从以往的设计来看,均是哪里出了问题,自觉性地通过某种策略进行修改。但到了现阶段,传统的设计策略或者性能评价、临床试验标准并不一定完全适用于生物可吸收聚合物支架或金属支架。例如,生物可吸收支架的检测方法多是针对永久性支架提出的,两者之间存在明显的差异。因此,在设计和评价临床应用的生物可吸收支架时,需要有新的特定的标准。

目前临床上大量使用的非降解金属药物洗脱支架,由于支架植入后起永久支撑作用,要求管腔丢失越小越好,换言之新生内膜越薄越好。但对于生物可吸收支架而言,如果新生血管组织厚度太薄,当支架处于降解后期时,有可能发生少量降解碎片脱落至血管中的风险,进而有可能发生晚期血栓事件,这是全降解生物可吸收血管支架开发中面临的一个易被很多研究者和管理者忽视的特殊挑战。因此,生物可吸收支架的研发不能再套用原有药物洗脱支架设计的标准,否则不但难以实现血管组织再生,反而有可能会导致晚期血栓等不良事件发生。

对于生物可吸收支架的研究而言,支架降解与血管修复是两个核心的话题,这与支架的本体改进和表面涂层优化性能密不可分。针对目前的全降解支架研发,如何对支架本体材料及加工工艺进行优化,如何根据血管组织修复重建功能的需求开发降解性能可控、力学性能优异且具有良好血管组织修复能力的全降解支架将成为未来血管支架研制与开发的主要发展方向。与此同时,血管支架作为血液接触的介入器械,其面临的组织微环境十分复杂,尤其是其置入的病理动脉粥样硬化斑块区,处于氧化应激损伤后的持续的炎症反应状态,因此支架植入后通常会面临如氧化应激损伤、炎症反应及凝血反应的刺激。通过合理的药物涂层和表面功能化改性设计,获取支架表面增强的血管组织修复能力,是支架降解后血管恢复生理脉动功能的一个前提。值得一提的是,近年来支架植入后的新生动脉粥样硬化已成为一个新的临床关注点。支架植入区的炎症反应、钙化反应等对于血管组织修复的影响预计也将成为未来新一代支架研究的一个重点方向。

关键词索引

B

瓣膜反流 11
瓣膜内皮细胞（VEC）.................. 10
瓣膜狭窄 11
瓣叶 5
本体改性 29
表面修饰 29

C

侧倾碟瓣 15
层层自组装 185
促内皮化 33

D

单叶瓣 15
等离子体浸没离子注入 188
动脉粥样硬化 95

E

二尖瓣 5

F

防瓣周漏 33
仿生内皮 222

非

非离子表面活性剂 55
肺动脉瓣 5

G

钙化 27
钴铬合金 108
光学相干断层成像 130
硅烷偶联剂 182

H

合成高分子瓣膜 23
化学气相沉积法 187

J

机械瓣膜 14
基因洗脱支架 233
激光切割 130
胶原蛋白 6
结构性退化 27
介入二尖瓣 22
介入肺动脉瓣 21
介入三尖瓣 23
介入生物瓣膜 20
介入主动脉瓣 20
经导管主动脉瓣置换术 20

经皮冠状动脉介入治疗 100
经皮冠状动脉腔内成形术............100
聚氨酯 47
聚硅氧烷 46
聚乳酸 134
聚四氟乙烯 46

K

抗钙化 33
抗凝血 38
可吸收瓣膜 70
可预装干燥瓣膜....................33

L

雷帕霉素 119
笼碟瓣 15
笼球瓣 14

M

免疫调节 33

N

内膜增生 106
内皮化 27

P

膨体聚四氟乙烯.................... 46
平滑肌细胞 205

R

热固性弹性体 72
热塑性弹性体 72
溶胶-凝胶法 186

S

三尖瓣 5
三叶瓣 17
生物瓣膜 18
生物可吸收金属支架 145
生物可吸收聚合物支架 128
生物可吸收支架 102
十二烷基硫酸钠 55
室肌 9
双叶瓣 16
双重抗血小板治疗 120
松质层 9

T

弹性蛋白 6
糖胺聚糖 9
糖蛋白 6
同种生物瓣膜 19
脱细胞心脏瓣膜 53
脱氧胆酸钠 55

W

外科生物瓣膜 13
晚期血栓 127

X

戊二醛交联 30
纤维层 9
心脏瓣膜 3
血管内超声 130
血管内皮祖细胞....................219

血管重构 129
血栓原性 27
血运重建 129

Y

药物洗脱支架 101
依维莫司 119
胰蛋白酶 56
异种生物瓣膜 19
阴离子表面活性剂 55

Z

支架内再狭窄 101
支架吸收 129
主动脉瓣 5
紫杉醇 112
组织工程瓣膜 23
佐他莫司 119